2020年版
スポーツ栄養学最新理論

寺田　新　編著

CHI
市村出版

【編著者】

寺田　新　東京大学 大学院総合文化研究科　准教授

【著　者】

藤平　杏子　東京都健康長寿医療研究センター研究所　研究員

東田　一彦　滋賀県立大学 人間文化学部生活栄養学科　准教授

石橋　彩　国立スポーツ科学センター スポーツメディカルセンター　研究員
日本学術振興会　特別研究員（東京大学　大学院総合文化研究科）

加藤　弘之　味の素株式会社 食品研究所 主席研究員

川中健太郎　福岡大学 スポーツ科学部　教授

近藤　衣美　国立スポーツ科学センター スポーツメディカルセンター　研究員

近藤　早希　日本学術振興会　特別研究員（東京大学　大学院総合文化研究科）
国立研究開発法人 医薬基盤・健康・栄養研究所 協力研究員

松井　崇　筑波大学 体育系　助教

宮下　政司　早稲田大学 スポーツ科学学術院　准教授

元永　恵子　国立スポーツ科学センター スポーツ研究部　研究員

下山　寛之　筑波大学 体育系　助教

須永美歌子　日本体育大学 児童スポーツ教育学部　教授

吉野　昌恵　山梨学院大学 健康栄養学部　准教授

はじめに

オリンピック・パラリンピックや世界選手権などでのメダル獲得のためには，選手の弛まぬ努力が必要なのはもちろんのこと，周囲のスタッフによるサポートも欠かすことができません.「栄養サポート」もそのような選手に対する重要なサポートの一つであり，その実践活動を支える学問分野である「スポーツ栄養学」に対する関心も高まっています．トップレベルの選手ではごく僅かな差で勝敗が決するため，スポーツ栄養士には，基本的な食事を整える手助けをすることに加えて，最新の知見・情報を取り入れてライバルに少しでも差をつけられるような栄養・食事サポートを行うことが求められます．本書では，スポーツ栄養に関する研究・論文報告を積極的に行っている日本人研究者の方々に，自身の研究成果も含めながら，世界のスポーツ栄養学における最新の知見について紹介・解説をしていただき，現場で活躍されているスポーツ栄養士の方々にその理論を広く知っていただくことを目的としています.

近年，スポーツ栄養学に対する興味関心が高まり，様々な書籍が出版されています．その多くが，スポーツ栄養学の基礎的な知識についての解説を目的として書かれていますが，本書は，そのような書籍とは一線を画した内容となっています．つまり，基本的な内容・知識を系統立てて説明したり，間違いのない確実な知識・理論を解説したりするのではなく，未だ可能性の段階にある手法も含めて最新・最先端の内容を中心に紹介する，というものになっています．したがって，スポーツ栄養学のすべての分野を網羅するというものではなく，この数年間で話題になっている・注目されている分野・手法に限定した内容となっています. この本の中で紹介されている新たな手法・理論を実際に現場で試してみたところ，素晴らしい成果が得られることもあれば，期待していたような成果が得られなかったということもあるかもしれません．そのような場合には，事例報告・症例報告として学会などで積極的に報告し，その情報を研究者と共有していただきたいと思っています．そのようにして，研究者とスポーツ栄養士との間で情報のやり取りが行われることで，その手法の改良や新たな手法の開発が進み，スポーツ栄養学が益々発展していくことになります．

上述したように，本書はスポーツ栄養学の「応用編」といった，やや難解な内容になりますので，初学者の方は，「エッセンシャル・スポーツ栄養学」（市村出版）などで基礎的な勉強をしてから，本書に進まれることをお勧めいたします．本書のタイトルに「2020年版」という言葉が入っていますが，これは，もし本書の内容が好評であれば，また次のオリンピック・パラリンピックイヤーに「2024年版」として内容を全面改訂したものを発刊したいという希望を持っているためです（残念ながら，東京オリンピック・パラリンピックは2021年に延期となってしまいましたが…）．改訂の際には，その時点でスポーツ栄養学研究の最前線にいる研究者に執筆をお願いする予定です．私を含めて，著者が大幅に入れ替わる可能性もあります．4年後も研究の最前線で活躍し，この本の執筆者となれるように，スポーツ選手の方々と同様に，研究者もお互いに切磋琢磨していきたいと思っています．

2020.8.

編集者　寺田　新

目　次

1章 糖質摂取とパフォーマンス

スポーツ競技において糖質は必要不可欠なエネルギー源である．しかし，身体に貯蔵できる糖質量は少なく，「いかにして貯蔵糖質の枯渇を防ぐか」が競技成績の決め手となる．ところで，食事から摂取した糖質の多くは骨格筋や肝臓にグリコーゲンとして貯蔵される．スポーツ生理学・栄養学の分野では，1960年代から「筋や肝のグリコーゲンと運動能力」について活発な研究が行われ，「グリコーゲンローディング」をはじめとした「運動能力向上のための糖質摂取」について科学的知見が蓄積されている．また，最近では量的には少ないが脳にもグリコーゲンが貯蔵されることが知られるようになり，著者らは脳グリコーゲンが運動能力に重要な影響を及ぼす可能性を明らかにしている．本稿では，「スポーツ選手のための糖質摂取」という観点から，これまでの「筋・肝グリコーゲンに関連した研究」を振り返るとともに，最近の「脳グリコーゲン研究」に関する話題を紹介する．

1．筋と肝のグリコーゲンに関連した研究

(1) 運動中の糖質利用と疲労

1) 運動強度と糖質利用：血液中の乳酸レベルが急上昇を始める運動強度が存在し，これを乳酸性作業閾値（lactate threshold：LT）と呼ぶが，大体，最大酸素摂取量の55～65%（55～65% VO_2max）の中強度（例：一般成人であればジョギング）に相当する．LT未満の25% VO_2maxに相当する低強度運動（例：普通歩行）では，骨格筋は体脂肪に由来する脂肪酸を主なエネルギー源として利用する（図1-1）[30]．しかし，65% VO_2max（LT）以上の中～高強度運動（例：ジョギング～速めのランニング）では脂肪酸利用は減少して，糖質，特に筋グリコーゲンの利用量が増加する（図1-1）[30]．

図1-1　異なる強度の運動中における各エネルギー源の利用量.
自転車競技選手を対象に，30分間の自転車運動中における核エネルギー源の利用量を測定した.
(Romijin JA, Coyle EF, Sidossis LS, Gastaldelli A, Horowitz JF, Endert E, Wolfe RR.: Regulation of endogenous fat and carbohydrate metabolism in relation to exercise intensity and duration. Am J Physiol 265: E380-E391, 1993より引用改変)

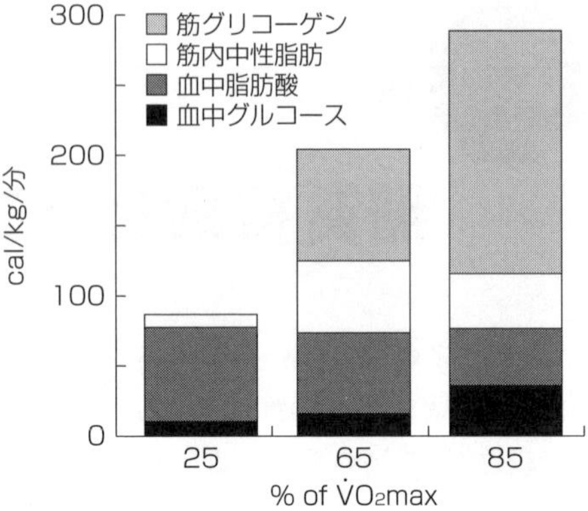

これは，脂質の代謝には多くのステップが必要であり，筋グリコーゲンを分解したほうが素早くATPを再合成できるためと考えられる．すなわち，運動強度が高まると筋グリコーゲンが不可欠のエネルギー源となる.

2）筋グリコーゲンと疲労：ヒトの身体の場合，体脂肪の貯蔵量は約80,000kcal以上と非常に多く，運動中に貯蔵脂質が枯渇することはない.一方，骨格筋のグリコーゲン貯蔵量には限りがあり（約1,600 kcal)，中～高強度運動（65～85% VO_2max）を60～90分間以上持続すると枯渇する．筋グリコーゲンが枯渇すると活動筋がエネルギー不足となり，筋疲労が生じる．また，骨格筋内でグリコーゲンは，①筋線維膜（サルコレンマ）の直下（subsarcolemmal glycogen)，②筋原線維と筋原線維の間（intermyofibrillar glycogen)，さらに，③筋原線維の内部で三連構造（triad）の近傍（intramyofibrillar glycogen）に局在している（図1-2）[29]．ヒトの骨格筋では，筋グリコーゲン全体量のうち筋原線維間のグリコーゲンが約75%，筋線維膜直下と筋原線維内部のグリコーゲンがそれぞれ5～15%を占める（図1-2）[29]．さらに，筋原線維内部のグリコーゲン（intramyofibrillar glycogen）は量的には少ないものの，横行小管の脱分極や筋小胞体におけるカルシウムイオンの放出と取り込み機能に関わっており，疲労との密接な関係が示唆される（図1-2）[29]．90% VO_2maxを超えるような高強度運動の場合には30分以内で疲労困憊するので，筋グリコーゲンの全体量が枯渇することはない．したがっ

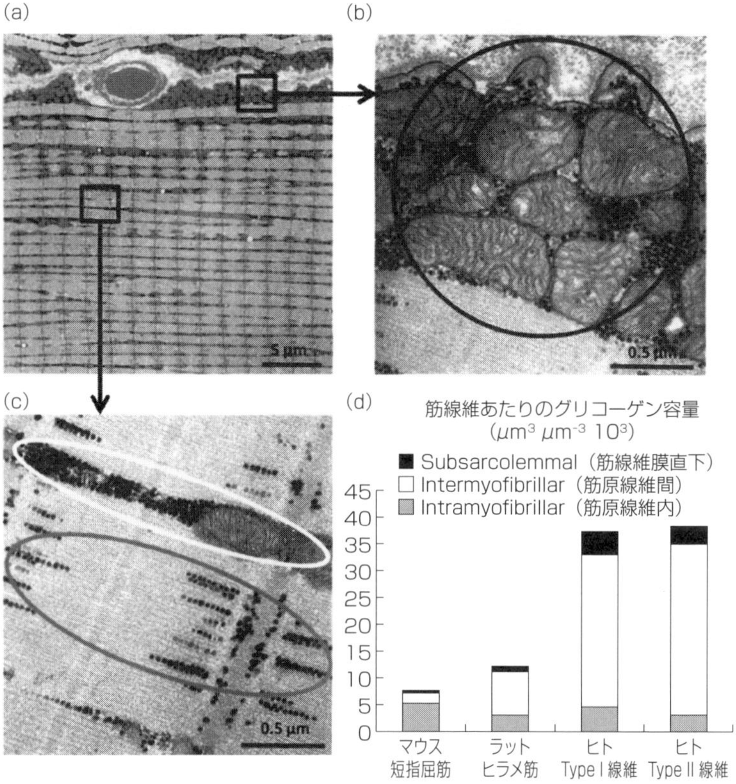

図1−2　(a) ヒト骨格筋線維の電子顕微鏡（×3200倍），(b) 筋線維膜直下の電子顕微鏡像（×40,000倍）．円内にはsubsarcolemmal glycogen顆粒（黒い点）がミトコンドリア周囲に観察される．(c) 筋原線維領域の電子顕微鏡像（×40,000倍）．白円内の筋原線維間にはintermyofibrillar glycogen顆粒，灰円内の筋原線維内（Z線近傍）にはintramyofibrillar glycogen顆粒が観察される．(d) マウス，ラット，ならびにヒト筋線維におけるグリコーゲンの局在性．
(Ortenblad N, Nielsen J.: Muscle glycogen and cell function-Location, location, location. Scand. J Med Sci Sports 25 (Suppl. 4): 34−40, 2015より引用改変)

て，従来，このような運動による疲労は筋グリコーゲン枯渇とは無関係と考えられてきた．しかし，高強度運動中に筋原線維内部のグリコーゲンが選択的に消費されて枯渇するならば，それが原因で疲労が生じる可能性も想定できる．

また，一定強度の運動を長時間にわたって持続する場合，筋グリコーゲンが減少するにつれてエネルギー源としての糖質利用が減少し，それを補うように脂質利用が増える．同じ量のATPを再合成するために必要な酸素量は糖質よりも脂質を利用すると多くなるので，一定強度の運動を持続すると徐々に酸素消費量が高まる．ところで，2時間10分前後でフルマラソン（42.195 km）を走破する一流選手の場合，その運動強度は80％ VO_2max を超える．サッカーやバスケットボールなどの運動量が多い球技スポーツの場合も，試合中の平均運動強度は70～80％ VO_2max の高強度である．このような高強度運動を持続する場合，酸素運搬・消費機能は最大に近いレベルで活動を続ける．したがって，筋グリコーゲン減少にともなった脂質利用亢進と酸素消費量増加が酸素運搬・消費機能に負担をかけて疲労が生じる可能性も考えられる（自覚的には呼吸が荒くなり“きつさ”が増す）．

3）肝グリコーゲンと疲労：血液中にはグルコース（血糖）が存在するが，中～高強度運動中，活動筋はエネルギー源として活発に血糖を消費する．そこで，血糖値を一定に保つために肝臓は貯蔵グリコーゲンをグルコースに分解して血液中に放出する．しかし，肝臓のグリコーゲン貯蔵量にも限りがあり（約400 kcal），中～高強度運動を60～90分間以上持続すると枯渇する．すると，肝臓からのグルコース放出が減少し，血糖値が低下する．これは，脳のエネルギー不足を引き起こして中枢性疲労の原因となる．また，血糖は活動筋のエネルギー源でもあり，血糖値低下は筋疲労の原因にもなる．

なお，最近，中枢性疲労の原因として脳グリコーゲンの減少が注目されている．これについては，「2. 脳グリコーゲンに関連した研究」で述べる．

（2）試合前日までの糖質補給

1）筋グリコーゲンローディング：1966年，Bergström とHultmanは筋グリコーゲン超回復現象をNature誌上にて発表した［3］．これは，運動によってグリコーゲンを枯渇させた後に3日間高糖質食を摂取することで，筋グリコーゲンが運動前レベルの約2倍に増加するという現象である．この筋グリコーゲン超回復現象に基づいて，Åstrandは“スポーツ選手が試合前に筋グリコーゲン貯蔵量を増やして持久力を高める処方”としてグリコーゲンロー

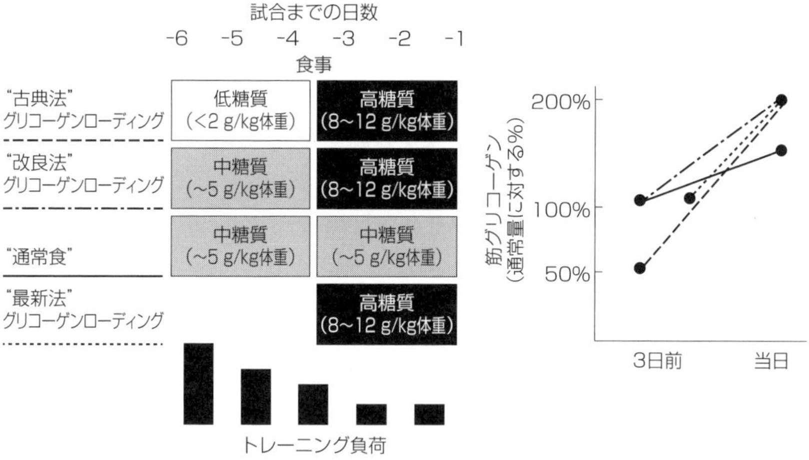

図1-3　グリコーゲンローディングの方法．持久性競技者の場合，"改良法"あるいは"最新法"を行う場合が多い．
(Burke LM, van Loon LJC, Hawley JA.: Postexercise muscle glycogen resynthesis in humans. J Appl Physiol 122: 1055–1067, 2017より引用改変)

ディングを提唱した［2］．図1-3に示すようにグリコーゲンローディングは試合の約1週間前に開始する．まず，強めの運動によって筋グリコーゲンを減少させた後に低糖質食(2 g/kg体重/日未満)を3日間摂取する．これによって筋グリコーゲンを枯渇させる．グリコーゲン枯渇筋では糖輸送担体(GLUT4)の働きが活発となり，血糖を取り込んでグリコーゲンを回復させる機能が高まる［21］．そこで，筋グリコーゲンが枯渇したタイミングで，高糖質食（8～12 g/kg体重/日）を3日間摂取すると，乾いたスポンジが水を吸収するかのごとくに，筋は活発に血糖を取り込んで，元のレベルの2倍程度にまで筋グリコーゲンが超回復する（図1-3）．このÅstrandが提唱した処方は古典法と呼ばれるが，前半3日間の低糖質食は選手にとって大きな負担となる．スポーツ現場では，前半3日間の低糖質食を普通食（約5 g/kg体重/日）に置き換えた改良法がよく利用されており，改良法と古典法による筋グリコーゲンの増え方には大差ない（図1-3）［7］．

　また，BergströmとHultman［3］の研究結果にならって高糖質食期間は

3日間とされてきた．しかし，よく鍛えられた持久性競技者の場合，高糖質食の摂取開始後24時間で筋グリコーゲンレベルはピークに達する．これは，持久性競技者は，骨格筋のGLUT4たんぱく質発現量が多いために血糖取り込み能力に優れており，筋グリコーゲン合成速度が速いためである．したがって，競技レベルの高い持久性競技者であれば，試合2日前の夕食から普通食を高糖質食に切り替えればグリコーゲン貯蔵量を十分に増やせる（図1–3）[7]．

なお，1 gのグリコーゲンは3～5 gの水分を保持する［7］．筋グリコーゲン貯蔵量は約400 gであるが，ローディングによって筋グリコーゲンが800 gに増えると，400 g×3～5 g=1,200～2,000 gの水分が増加する．したがって，体重が1～2%増加していたらグリコーゲンローディングが成功した目安となる．もちろん，スポーツ種目によっては，身体が重くなることのデメリットを考慮しなければならない．

2）ファットローディング：試合前の5～6日間に高脂肪・低糖質食（総エネルギーに占める脂質割合が60～70%，糖質摂取量は2.5 g/kg体重/日程度の食事）を摂取することで脂質利用能力を高めることができる．これには，骨格筋における脂質代謝関連たんぱく質（CD36に代表される脂肪酸輸送担体，ホルモン感受性リパーゼ，カルニチンパルミトイルトランスフェラーゼ等）の発現量増加や筋内中性脂肪増加，さらには血中脂肪酸濃度上昇が関係している［40］．しかし，そのままでは，グリコーゲンが減少したまま試合に臨むことになるので，試合前日には低脂肪・高糖質食（総エネルギーに占める糖質割合が70～80%，糖質摂取量は9 g/kg体重/日以上の食事）に切り替えてグリコーゲンを補充する．この処方をファットローディングと呼ぶ．これによって，試合での運動中に脂質を優先利用して，貯蔵量に限りがあるグリコーゲンの利用を節約できる［5］．したがって，持久力向上が期待できるが，実際には持久性パフォーマンスが上昇したとの報告は皆無である．その原因としては，高脂肪食が糖質利用の律速酵素であるピルビン酸脱水素酵素（PDH）の活性を抑制して糖質利用能力を低下させる可能性が示されている［33］．また，高脂肪食がミトコンドリアの呼吸能力を低下させる可能性もある［33］．さらに，運動中の脂質利用量の増加にともなう酸素運搬・

消費機能への負担増も想定される［6］．“ファットローディング”の是非については，本稿後半で述べる“糖質制限下でのトレーニング”の是非と考え方が共通する．“糖質制限下でのトレーニング”の箇所も参照していただきたい．

(3) 試合当日の糖質補給

安静時にも血糖値を維持するために肝臓はグリコーゲンを分解して，血液中にグルコースを放出する．実際，寝ていても肝グリコーゲンは一晩で60％程度に減少する．したがって，競技者は試合前日の夕食で肝グリコーゲンを満タン状態に補充したうえで，試合当日の朝食や昼食によって肝グリコーゲンを再補充する必要がある．

体重75 kg程度の成人が，140 g（1.82 g/kg体重）のグルコースを摂取すると，一晩絶食で半減した肝グリコーゲンが4～6時間で元のレベルに回復する［37］．したがって，試合3～4時間前の最終食事では最低限1.5～2.0 g/kg体重程度の糖質を摂取する必要がある．これは，ご飯を主食とした一般的な朝定食にデザートを加えれば摂取できる量であり，試合当日の最終食事では殊更，糖質を大量に摂取することを考える必要はない．

ただし，運動開始4時間前に約4.5 g/kg体重の大量糖質を摂取した場合，約2.0 g/ kg体重の糖質を摂取した場合よりも持久性運動パフォーマンスが向上するとの報告もある［31］．小腸におけるグルコース吸収の限界速度が1.0 g/kg体重であることを考えると（次項参照），4.5 g/kg体重の糖質を摂取した場合には摂取した糖質が完全に吸収されるには4時間以上を有する．したがって，この場合，運動開始後も糖質吸収が持続していた可能性があり，運動中の血糖値低下を防止できたことがパフォーマンス向上の理由かもしれない．試合前の1回の食事で約4.5 g/kg体重の糖質を摂取することは胃腸にかかる負担を考えると現実的ではない．したがって，最終食事で1.5～2.0 g/kg体重程度の糖質を摂取した後，試合まではエネルギーゼリー等を利用して1時間毎に1.0 g/kg体重の糖質を摂取するのは効果的かもしれない．

ところで，運動開始の30分程前に糖質を摂取すると血糖値ならびに血中インスリンレベルが上昇した状態で運動を開始することになる．インスリンは体脂肪の分解を抑制するので，その結果，運動中の脂質利用が抑制されるとともに糖質利用が亢進する．これは貯蔵糖質の早期枯渇を引き起こし，持久力を低下させるとの報告がある［12］．したがって，運動開始30分前〜直前の糖質摂取は避けるべきと信じられた時期がある．しかし，持久力低下を報告しているのはFosterら［12］の1編のみであり，運動開始30分前〜直前に糖質摂取しても持久力は低下しないとの報告が多勢を占める［16］．

（4）試合中の糖質補給

LT強度（55〜65% $\dot{V}O_2max$）以上の中〜高強度運動を60〜90分間以上持続する運動の際には肝グリコーゲンが枯渇するので，血糖値が低下して疲労が生じる．また，運動時間の延長にともなって筋グリコーゲンが減少するにつれて糖質利用が漸減し，補償的に脂質利用が増加する．これは酸素消費量の増加を引き起こす．したがって，80% $\dot{V}O_2max$を超えるような酸素摂取水準の高い高強度運動を持続する場合，酸素運搬・消費機能に負担がかかって疲労が生じる可能性が考えられる．

これらを防ぐためには運動中の糖質補給が重要となる．マラソンのような持久性種目はもちろん，サッカーやバスケットボールなどの運動量の多い球技種目の場合も，60〜90分間以上にわたって試合に出場し続ける場合，糖質補給が有効である．

1）グルコース摂取：中〜高強度運動では，活動筋が0.5〜1.0 g/分（30〜60 g/時間）の速度で血糖を消費する［9, 30］．したがって，運動中には血糖消費速度に合わせて，1時間に30〜60 gのグルコースもしくはグルコースポリマーを摂取することが推奨されている［8］．運動中には，発汗量（500〜1,000 mL）に相当する分量のスポーツドリンク（市販のものは糖質濃度が4〜8%に調整済み）を摂取すれば，30〜60 g/時間の糖質量を摂取できて都合がよい．

ところで，グルコースはガラクトースとともに小腸の吸収上皮細胞に存在するSGLT1と呼ばれる糖輸送担体によって血液中に吸収されるが（図1-4），SGLT1を介したグルコース吸収は約1.0 g/分（約60 g/時間）が限界と考えられている［8］．持久性運動のパフォーマンスは運動中の糖質摂取量に依存

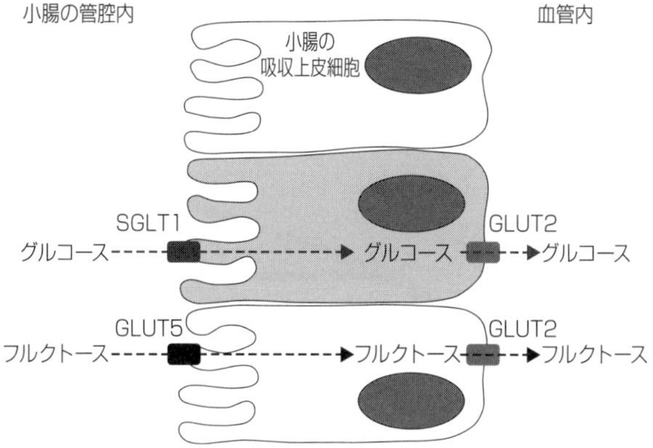

図1-4　小腸における糖質の吸収．グルコースとフルクトースは異なる糖輸送担体によって吸収される．
（Jeukendrup AE.: Training the gut for athletes. Sports Med 47: S101-S110, 2017より引用改変）

して高まるが，約60 g/時間（約1.0 g/分）でその効果が頭打ちに達する［8］．これは，小腸におけるグルコース吸収能力が限界に達するためと考えられる．

2）グルコースとフルクトースの混合摂取：鍛錬されたマラソン選手のような持久性アスリートは，高い絶対強度の運動を持続できる．したがって，彼らが中～高強度運動を持続する場合，活動筋の血糖消費速度は1.0 g/分（60 g/時間）を超えて1.5 g/分（90 g/時間）以上に達する．したがって，吸収限界の約1.0 g/分（約60 g/時間）を超えたグルコース摂取が有効である．都合のよいことに，フルクトースはグルコースとは異なりGLUT5と呼ばれる糖輸送担体を介して小腸から血液中に吸収される（図1-4）．したがって，グルコース（1.0 g/分）とフルクトース（0.5 g/分）を混合して摂取すれば，1.5 g/分（90 g/時間）の糖質吸収・利用が可能となる（図1-5）［8］．実際に，グルコースとフルクトースの混合摂取によって，グルコース単独摂取のときに比べて鍛錬された持久性競技者のパフォーマンスが8～9％向上することも報告されている［14］．このような背景を受けて，最近では，一流マラソンランナーの多くがレース中に約90 g/時間の混合糖質を摂取しているようだ．

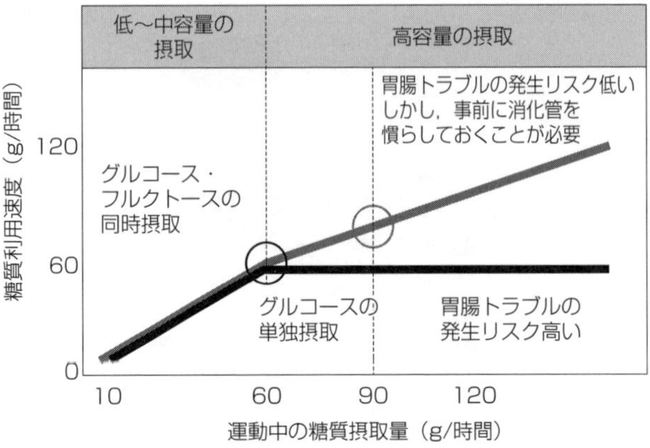

図1-5　運動中の糖質摂取量と糖質利用速度の関係.
グルコース単独摂取（黒色線）とグルコース・フルクトースの同時摂取（灰色線）を比較すると，60 g/時間の摂取量までは糖質利用速度に差はない．しかし，摂取量が60 g/時間を超えると，グルコース単独摂取の場合は利用速度が頭打ちに達する．これは糖輸送担体SGLT1が飽和状態に陥るためと考えられる．しかし，別の輸送担体GLUT5を介して吸収されるフルクトースを添加すれば糖質利用速度は頭打ちにならない．推奨される糖質摂取パターンを○で示している．
（Jeukendrup AE.: Training the gut for athletes. Sports Med 47: S101–S110, 2017より引用改変）

(5) 試合終了後の糖質補給

運動によって枯渇した筋グリコーゲンが元のレベルに回復するには，十分な糖質を摂取しても20～24時間を要する．したがって，1日に複数回の試合（あるいは練習）に臨む場合，初めの運動で減少した筋グリコーゲンを次の運動までの数時間で完全に回復させることはできない．しかし，下記に述べる工夫によって，筋グリコーゲンの回復を早めることはできる．

1）糖質摂取のタイミングと量：運動終了後の早いタイミング（30分以内）で糖質を摂取することで筋グリコーゲン回復が早まる（図1-6）．さらに，その後も1時間毎に1.0～1.2 g/kg体重の割合で糖質を摂取することで筋グリコーゲンの回復を最大に高めることができる（図1-6）[8, 39]．これは体重60～75 kgの選手であれば，1時間毎に60～90 gの糖質（おにぎり2個分

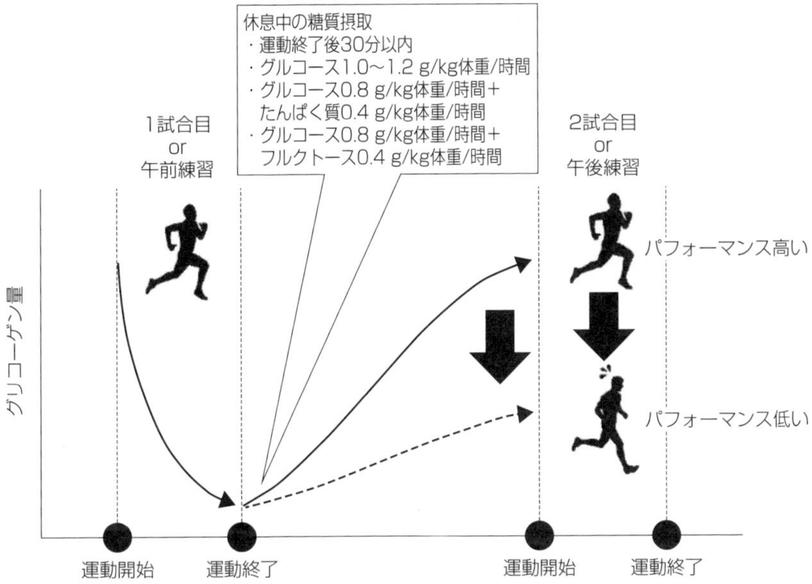

図1-6　1日に複数回の試合・練習を行う場合のグリコーゲン急速回復法.
（寺田新：スポーツ栄養学．東京大学出版会，p.87，2017の掲載図を川中が改変）

あるいはエネルギーゼリー1個半分に相当）を摂取することに相当する．この量の糖質摂取は小腸の吸収限界である約60 g/時間に相当するので，試合日にいきなり実践すれば消化管にトラブルが発生するリスクがある．普段のトレーニングで予行演習を行って消化管を慣らしておく必要がある．また，1時間毎ではなくて，15〜30分毎に小分けして20〜30 g（エネルギーゼリー1/2個分に相当）の糖質を摂取したほうが消化管への負担も少なく，また，高い血糖値を維持できるので筋グリコーゲン回復を促進するためにも効果的である．

2）たんぱく質と糖質の同時摂取：糖質とともにたんぱく質やアミノ酸を同時に摂取することで膵臓からのインスリン分泌が高まる．このインスリンの働きによって筋グリコーゲン回復が早まる［6］．しかし，十分量の糖質（1.0〜1.2 g/kg体重/時間以上）を摂取する場合にはたんぱく質の効果はない［6, 8］．運動終了後に1.0 g/kg体重/時間未満の糖質しか摂取できない場合は，同時に0.2～0.4 g/kg体重/時間程度のたんぱく質を摂取することで筋グリコーゲン回復を促進できる（図1-6）．

3）摂取する糖質の種類：フルクトースは肝臓に取り込まれるとフルクトキナーゼによってリン酸化されてフルクトース－1－リン酸となる．このフルクトース－1－リン酸はグルコキナーゼを活性化することで肝臓のグルコース取り込みとグリコーゲン合成を促進する．すなわち，グルコースとフルクトースの混合摂取は運動終了後の肝グリコーゲン回復を促進する可能性がある［14］．実際にグルコースとフルクトースの混合摂取によって，運動終了後の肝グリコーゲン回復が2倍に上昇したとの報告もある［10, 13］．さらに，疲労回復が促進されて持久運動パフォーマンスが高まるとの報告もある［27］．したがって，運動終了後に果物（フルクトースを多く含む）や砂糖（グルコースとフルクトースの2量体）を摂取することは有効と考えられる（図1-6）．フルクトースはインスリン抵抗性や脂質異常症などの代謝異常を引き起こすことで問題視される場合が多いが，運動はフルクトースによる代謝異常を防ぐ働きがある［14］．アスリートにとってフルクトースは利用価値のある糖質といえる．しかし，グルコースとフルクトースの混合摂取は運動終了後の筋グリコーゲン回復の促進には効果がない［14］．

（6）トレーニング期の糖質補給

スポーツ栄養学の分野では，「スポーツ選手はトレーニング期間中に十分な糖質を摂取しなければならない」との考え方が強い．しかし，最近では，糖質摂取を制限することでトレーニング効果を高める戦略も提案されている．ここでは，一般的なガイドラインとともに糖質摂取に関する新しい考え方とその是非を述べる．

1）ガイドラインで推奨されている糖質摂取量：アメリカスポーツ医学会とカナダ栄養士会による最新の公式声明には，スポーツ選手が1日に必要とすべき糖質摂取量の目安について，通常トレーニング期（運動時間約1時間/日）では5～7 g/kg体重/日，激しいトレーニング期（運動時間1～3時間/日）では6～10 g/kg体重/日，強化練習などの特別トレーニング期（運動時間4～5時間以上/日）では8～12 g/kg体重/日と示されている［39］．これは，枯渇した筋グリコーゲンを24時間でほぼ元のレベルに回復するには7～10 g/日の糖質摂取が必要との知見に基づいている［7］．

ケニアのエリート長距離選手の場合，トレーニング期間に9.7 g/kg体重/日の高糖質食を摂取しているとの報告がある［15］．このように持久性競技者が十分な糖質を摂取しながらトレーニングを行っているとの事例がある一方，オランダや英国のプロサッカー選手では糖質摂取量が5 g/kg体重/日を下回るとの報告もある［1, 4］．このようにガイドラインで推奨されている糖質摂取量を満たしていないスポーツ選手も多数存在するし，次項で述べる糖質制限を経験的に取り入れている選手も数多い．

2）糖質制限下でのトレーニング：国内の陸上長距離や競泳の選手は朝食前に1時間程度の持続運動を早朝練習として行うことを日々のルーティンとしている．そして，早朝練習で，一旦，筋グリコーゲンを減らした状態で，午後にメイントレーニングを行うのが伝統的なトレーニング方法である．実は，筋グリコーゲンが少ない状態でメイントレーニングを行えば，運動効果を引き起こすシグナル酵素として知られるAMP依存性プロテインキナーゼ（AMPK）の活性レベルがより高まる（図1–7）．これによって，骨格筋におけるミトコンドリアや脂質代謝関連たんぱく質（脂肪酸輸送担体，ホルモン感受性リパーゼ等）の遺伝子発現に対するトレーニング効果が高まる（図1–7）［17］．このトレーニング方法は，最近，“train low”と呼ばれ，その有効性が主張されている．

食事からの糖質摂取を制限しながらトレーニングを継続すれば，筋グリコーゲンが減少した状態でのトレーニング，すなわち，“train low”を実施できる．これによって，トレーニング効果を高めようとの戦略も存在する．Burkeら［6］は，一流の競歩選手を対象として，食事からの糖質摂取を極端に制限しながら（糖質摂取量は1.0 g/kg体重/日未満），6週間のトレーニングを実施したところ，運動中のエネルギー源としての脂質利用が高まることを報告している．これには骨格筋のミトコンドリアや脂質代謝関連たんぱく質の適応が関係している．その結果，貯蔵量の少ない筋グリコーゲンを節約できるので持久力が高まることが期待できるが，話は単純ではない．実際

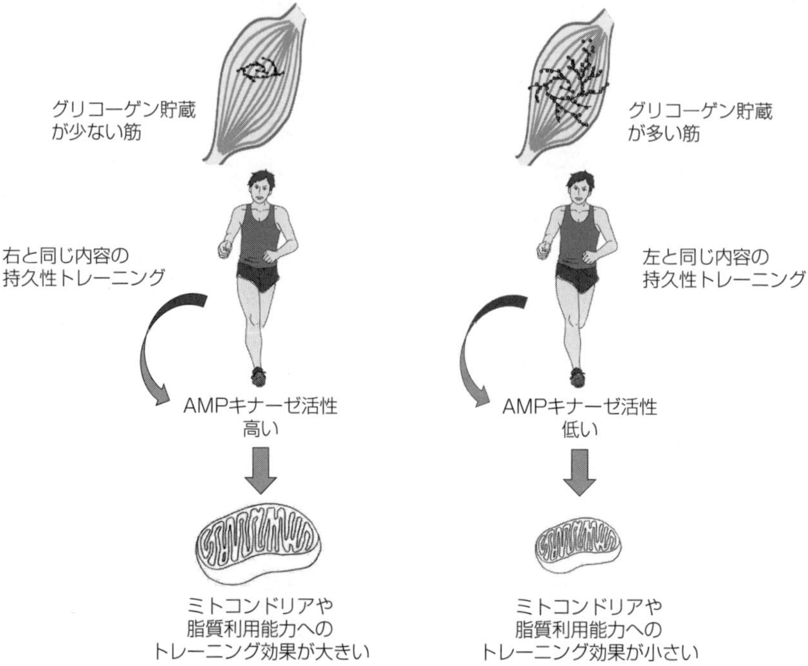

図1-7　運動トレーニングの分子機序.
運動すると骨格筋ではAMP依存性プロテインキナーゼ（AMPK）が活性化する．それによってミトコンドリアや脂質代謝関連たんぱく質の遺伝子発現が高まる．筋グリコーゲン濃度が低い状態では，同じ運動を行ってもAMPK活性がより高まるので，トレーニング効果が増強される.

には，Burkeら［6］の先行研究では，糖質制限下でのトレーニングによって脂質利用能力は高まったにもかかわらず，高強度運動（10 km競歩タイムトライアル：90% $\dot{V}O_2max$に相当）の持久性パフォーマンスは向上しなかった．その理由として，次のような可能性が考えられる．

同じ量のATPを再合成するために必要な酸素は糖質よりも脂質を利用したほうが多くなるので，糖質制限に伴った脂質利用促進は運動中の酸素需要を増やす［6］．高強度運動中には酸素運搬・消費機能を最大に近いレベルで活動させるので，酸素需要を増やす糖質制限食は高強度運動中の酸素運搬・消費機能に過負荷をかける可能性がある．これがパフォーマンスにネガティブな影響を及ぼしているのかもしれない．

また，糖質制限下でのトレーニングは脂質利用能力を高めるものの，糖質利用能力を低下させる可能性が考えられる．これは，糖質利用の律速酵素であるピルビン酸脱水素酵素（PDH）の活性が糖質制限によって低下するためかもしれない［33］．80% VO_2maxを超えるような高強度運動中の主要なエネルギー源は糖質であり，脂質利用の貢献度は低い．したがって，糖質制限下でのトレーニングは糖質利用能力を低下させるので，高強度運動パフォーマンスが向上しないのかもしれない．

なお，糖質制限を実施する場合，エネルギー摂取量を一定に保つためには脂質摂取量を増やすのが一般的である．糖質制限による糖質利用能力低下は，糖質制限自体ではなくて，脂質摂取増加の効果であることが報告されている［22］．したがって，脂質摂取量を増やさずに，たんぱく質摂取量を増やした低糖質高たんぱく質食を摂取しながらトレーニングすれば，脂質と糖質利用能力の両方を高めて，高強度運動パフォーマンスを高めることができるかもしれない．しかし，現時点では，低糖質高たんぱく質食の効果についての報告は見当たらない．

国内外の一流トレイルランナーやクライマーが，普段，糖質制限（総エネルギーに占める糖質割合が約20%）を行いながらトレーニングを実施しているとの事例もある［18, 20］．糖質が枯渇した状態で身体を動かし続けるような超長時間の低～中強度運動の場合（競技時間が5時間を超えるようなトレイルランニングやトライアスロンなど），脂質を主要なエネルギー源として利用する．また，本格的な高所登山の場合，携帯できる食糧には限りがあるので，体内に大量に貯蔵されている脂質を優先利用して糖質を節約することが成功の鍵となる．糖質制限は脂質利用能力を高めるので，このような超長時間運動種目や高所登山のパフォーマンス向上には有効かもしれない．

2. 脳グリコーゲンに関連した研究

(1) 脳グリコーゲン：脳内唯一の貯蔵エネルギー

骨格筋同様，脳もニューロンを取り巻くアストロサイトに唯一の貯蔵エネ

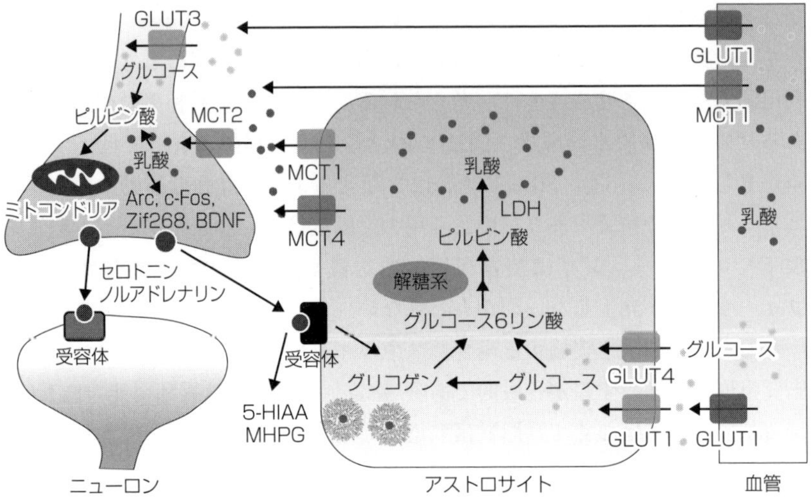

図1-8　アストロサイト－ニューロン乳酸シャトル.
脳内の神経を取り巻くアストロサイトに貯蔵されるグリコーゲンは，神経の機能維持に重要なエネルギーやシグナル因子となる乳酸を解糖系を通じて産生する．乳酸は，モノカルボン酸輸送担体（MCT）を介してニューロンに輸送され，酸化利用されながら，神経可塑性制御分子（c-Fos, Arc, Zif268, BDNFなど）を発現させる.

ルギーとしてグリコーゲンを保有する．アストロサイトのグリコーゲンは，セロトニン作動性やノルアドレナリン作動性の神経活動に応じて乳酸に分解され，モノカルボン酸トランスポーター（MCT）を介してニューロンへと輸送される（アストロサイト－ニューロン乳酸シャトル）（図1-8）[23]．これまでに，薬理的に事前に脳グリコーゲン量を高めると厳しい低血糖による神経細胞死が抑制されることから，脳グリコーゲンは血液からのエネルギー供給不足時に神経を保護する重要なエネルギーであることが明らかにされている [35]．さらに，脳グリコーゲンは断眠により低下し，その後の睡眠により回復することから，覚醒を維持するエネルギーとして重要と考えられる．

加えて，薬理的・遺伝的に脳，とりわけ海馬のグリコーゲン分解やMCTによる乳酸輸送を阻害すると，記憶学習能とその関連分子（Arc, c-fos, Zif268, BDNFなど）の量が低下することから，海馬のグリコーゲンに由来する乳酸が認知機能に重要なエネルギーやシグナル因子として働くことが知られる［11, 28, 36］.

(2) 運動による脳グリコーゲンの減少と超回復

著者らは，脳グリコーゲン定量のゴールドスタンダードである高エネルギーマイクロ波照射を導入し，この10年間に渡って運動による脳グリコーゲン代謝を明らかにしてきた．まず，筋グリコーゲンの枯渇や低血糖を引き起こす長時間の疲労困憊運動は，脳グリコーゲンの減少を引き起こすことを見出した（図1-9）［26］．減少した脳グリコーゲンは中枢疲労要因として知られる脳内セロトニンの増加と関連することから，脳グリコーゲンの減少は運動時の中枢疲労の統合要因になるとする新説を提唱した(図1-10)．加えて，グリコーゲン分解阻害薬を脳内に投与すると，疲労困憊に至る運動時間と脳内ATPが低下することも見出したことから（図1-11），この新説を支持した［25］．この知見は，記憶学習能と持久性能力を担う脳機構に脳グリコーゲン由来の乳酸シャトルという共通点を見出した点で興味深い．

また，脳グリコーゲンは，骨格筋同様，運動による減少後に運動前よりも高い水準に回復（超回復）することを明らかにした（図1-12）［24］．筋グリコーゲンローディング（筋GL）の基盤となるグリコーゲン超回復が脳でも生じることから，筋GLは脳でもグリコーゲン貯蔵を高め，脳，とりわけ海馬を標的として，持久性能力だけでなく認知機能をも高めるスポーツコンディショニングとなりうる．

(3) 筋グリコーゲンローディング（筋GL）が脳グリコーゲン貯蔵に及ぼす影響

はじめに，著者らはShinoharaらが確立した7日間の筋GL（現実的方法）のラットモデルを再現・改善しながら応用し［32］，筋GLが脳グリコーゲン量に及ぼす影響を検討した［34］．その結果，筋GLはラットの筋（ヒラメ筋）のグリコーゲン量を約80%増加させた（図1-13a）．このとき，脳でも，特に記憶学習中枢の海馬と持久性に関与するエネルギー代謝や体温の中枢である視床下部において，グリコーゲン量が約10%増加した（図1-13b）．こ

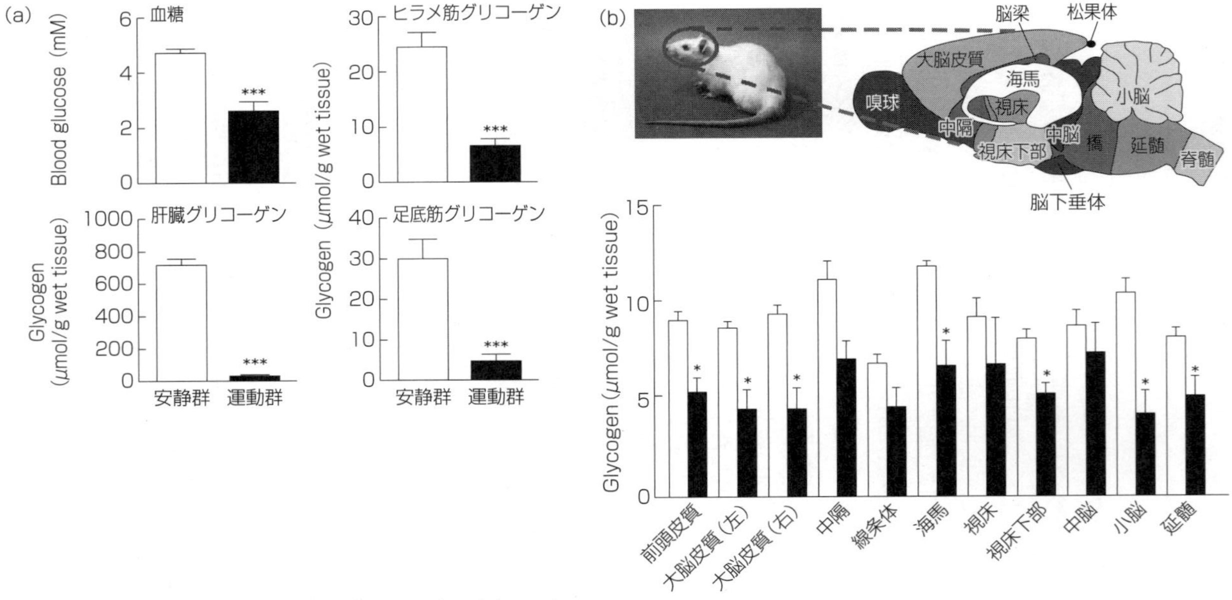

図1-9　長時間の疲労困憊による脳グリコーゲン減少.
各群n=6～11．データは平均値と標準誤差を示した.
*：p<0.05，***：p<0.001 vs 安静群（対応のないT−検定).
ラットに長時間のトレッドミル走運動（分速20m，LT強度，2時間）を課したところ，厳しい低血糖と筋・肝グリーコゲンの枯渇が引き起こされた（a)．このとき，脳グリコーゲンは脳全体で減少傾向を示し，大脳皮質，海馬，視床下部，小脳，延髄では有意な低値が認められた（b).
（Matsui T, Soya S, Okamoto M, Ichitani Y, Kawanaka K, Soya H.: Brain glycogen decreases during prolonged exercise. J Physiol 589: 3383−3393, 2011より引用改変）

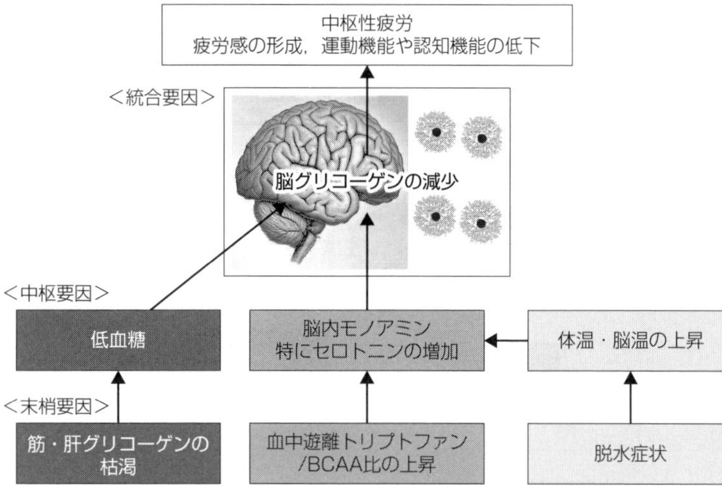

図1-10　運動による中枢疲労の統合要因としての脳グリコーゲン減少.

れらの結果は，筋GLが脳，とりわけ記憶学習の中枢である海馬にも奏功し，持久性と認知機能をともに高めるスポーツコンディショニング「脳GL」として有用である可能性を初めて示唆する．また，これまで筋GLによる持久性能力向上は筋グリコーゲン貯蔵量の増加でのみ説明されてきたが，高まった脳グリコーゲンが重要な役割を担う可能性があり興味深い.

(4) 海馬グリコーゲンローディング（海馬GL）の開発：海馬を標的とする，よりシンプルなGL条件探索

筋GLにおいて古典的方法から現実的方法が生み出されたのと同様に，より簡便に脳，とりわけ海馬のグリコーゲン貯蔵を高める「海馬GL」を見出すことは，脳を標的とするスポーツコンディショニングの普及を目指す上で必須であると考えられる．今回は，GLの構成要素である高糖質食と運動に着目し，それらが海馬グリコーゲン量に及ぼす影響を検討することで「海馬GL」の開発を目指す取り組みを紹介する.

1）高糖質食の影響：まず，エネルギー量を統一した3段階の異なる糖質

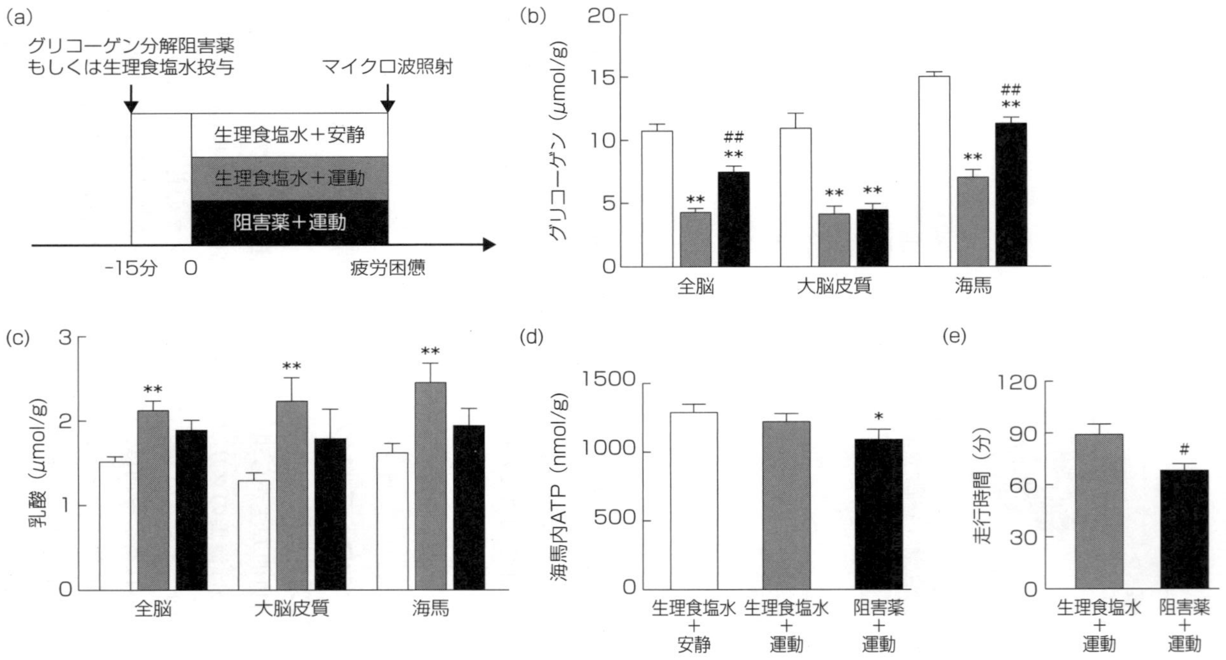

図1-11　運動持久性に寄与する脳グリコーゲン由来の乳酸.
（a）実験プロトコル,（b）脳グリコーゲン濃度,（c）脳内乳酸濃度,（d）海馬内ATP濃度,（e）疲労困憊に至る走行時間. *：p<0.05, **：p<0.01 vs 生理食塩水＋安静. #：p<0.05, ##：p<0.01 vs 生理食塩水＋運動.
（Matsui T, Omuro H, Liu YF, Soya M, Shima T, McEwen BS, Soya H.: Astrocytic glycogen-derived lactate fuels the brain during exhaustive exercise to maintain endurance capacity. Proc Natl Acad Sci 114: 6358-6363, 2017より引用改変）

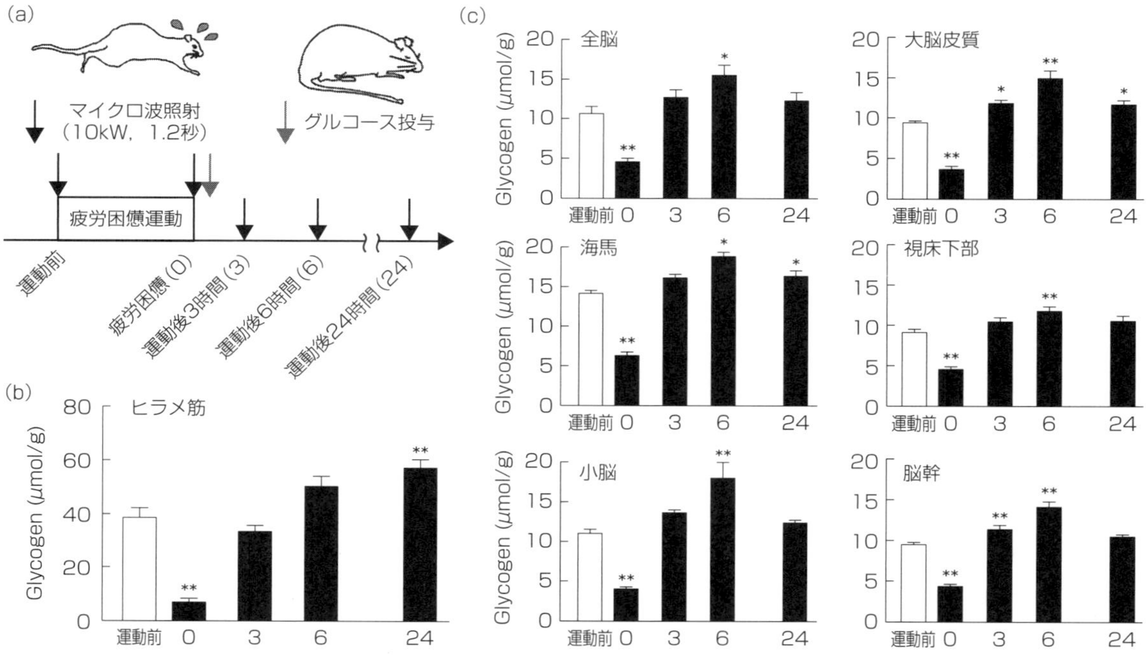

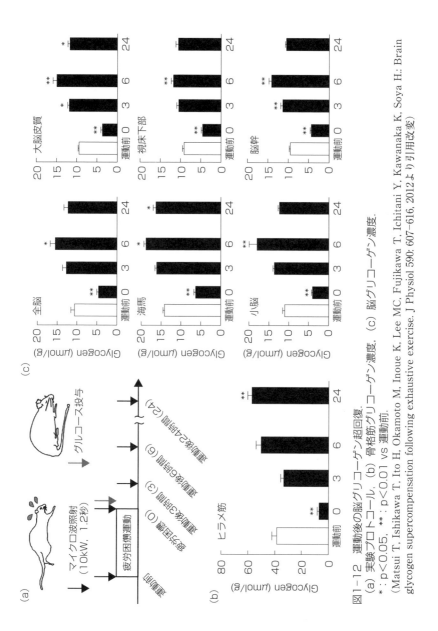

図1-12　運動後の脳グリコーゲン超回復.
(a) 実験プロトコール, (b) 骨格筋グリコーゲン濃度, (c) 脳グリコーゲン濃度.
*：$p<0.05$, **：$p<0.01$ vs 運動前.
(Matsui T, Ishikawa T, Ito H, Okamoto M, Inoue K, Lee MC, Fujikawa T, Ichitani Y, Kawanaka K, Soya H.: Brain glycogen supercompensation following exhaustive exercise. J Physiol 590: 607–616, 2012より引用改変)

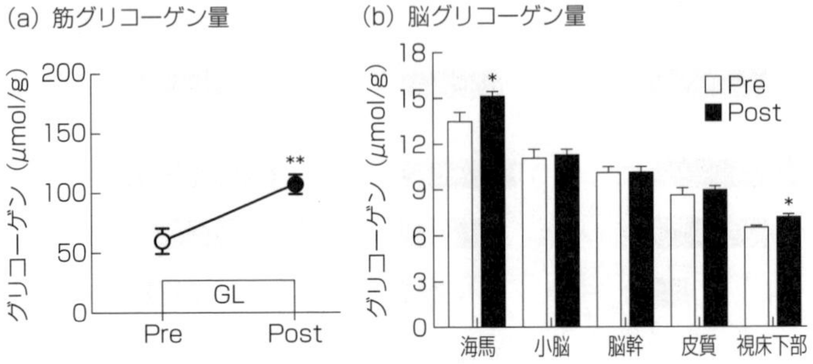

図1-13　筋GLによる脳グリコーゲン量の増加.
(a) 筋グリコーゲン量,(b) 脳グリコーゲン量. データは平均値±標準誤差を示した(n=5-8).
*p<0.05 vs Pre, ** p<0.01 vs Pre. (unpaired t-test).
(Soya M, Matsui T, Shima T, Jesmin S, Omi N, Soya H.: Hyper-hippocampal glycogen induced by glycogen loading with exhaustive exercise. Sci Rep 8: 1285, 2018より引用改変)

量の食餌（低糖質：5%，中糖質：35%，高糖質：70%）を用いて，GLが高める海馬グリコーゲン量に及ぼす高糖質食の影響を検討した．その結果，筋グリコーゲン量は糖質摂取量と正の相関を示しながら増加したが，海馬グリコーゲン量には糖質の影響は全く認められなかった．これらの結果から，GLによる海馬グリコーゲン量の増加に高糖質食は必須ではないことが明らかとなった［34］．

2）運動の影響：次に，GLが高める海馬グリコーゲン量に及ぼす運動の影響を検討するため，GL群とGL期間中の運動無負荷（安静）群を比較したところ，運動群の筋および海馬のグリコーゲン量が安静群と比較して有意な高値を示した．この結果は，GLによる海馬グリコーゲン量の増加に運動が必須であることを示唆する．

さらに，GLが高める海馬グリコーゲン量に及ぼす運動条件の影響を検討したところ（図1-14a），海馬グリコーゲンを増加させる条件として，GLの初日に実施する疲労困憊運動が必須であることを突き止めた（図1-14b）．このとき，筋や視床下部，大脳皮質などの他の脳部位ではGL効果は認められなかったことから，7日前に行う疲労困憊運動はより簡便に海馬グリコー

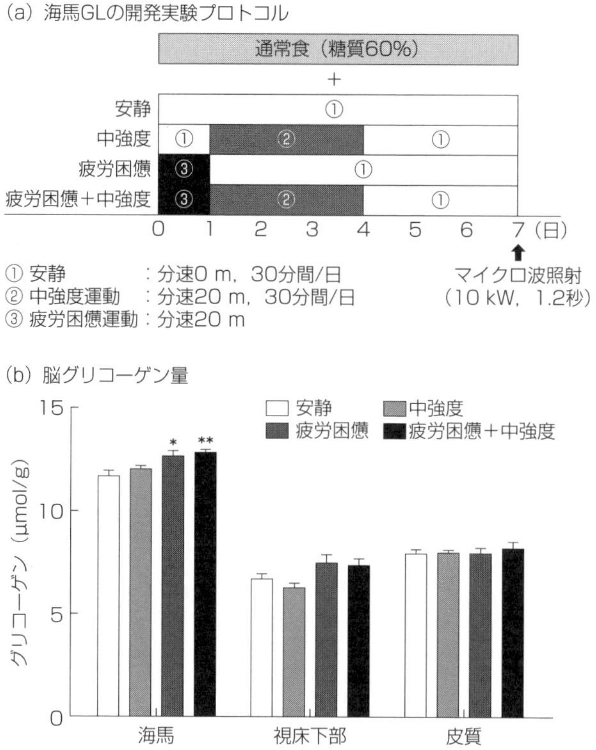

図1-14　海馬グリコーゲン貯蔵をより簡便に高める「海馬GL」の開発.
(a) 海馬GLの開発実験プロトコル，(b) 脳グリコーゲン量.
データは平均値±標準誤差を示した（n=5-10）．*$p<0.05$ vs 安静，**$p<0.01$ vs 安静.
(Soya M, Matsui T, Shima T, Jesmin S, Omi N, Soya H.: Hyper-hippocampal glycogen induced by glycogen loading with exhaustive exercise. Sci Rep 8: 1285, 2018より引用改変)

ゲン量を高める「海馬GL」として提案できる［34］．この処方は，持久性アスリートのみならず，高認知パフォーマンスを発揮したい球技系や対人競技系アスリート，さらには受験生や社会人にも有用なスポーツコンディショニングとして将来的に応用が期待できる.

おわりに

スポーツ生理学・栄養学分野における50年以上にわたる活発な研究によって，「筋や肝のグリコーゲンと運動能力の関連」については多くのことが明らかになった．しかし，「筋グリコーゲンが枯渇すると疲労するのは何故か？」「肝グリコーゲン貯蔵量を増やすのに有効な処方は？」「糖質制限によって筋や肝のグリコーゲンを減らした状態でトレーニングするのは有効か？」といった基本的な問いに対する答えが未だ明快ではない．知れば知るほど新たな疑問と課題が生じるのがグリコーゲンの研究分野である．

また，持久力を向上させる食事処方として古くから提唱されてきたグリコーゲンローディングの発展型が，脳とりわけ海馬に作用することで記憶学習能力の限界を引き上げることが動物実験により確認できた．今後，脳グリコーゲン濃度を反映するバイオマーカーの確立などを通じて，本当にグリコーゲンローディングがヒトの認知パフォーマンスを支援する新戦略となりうるかどうかを検証することが大きな課題となる．

[川中健太郎・松井　崇]

[文　献]

[1] Anderson LA, Orme P, Naughton RJ, Close GL, Milsom J, Rydings D, O'Boyle A, Di Michele R, Louis J, Hambly C, Speakman JR, Morgans R, Drust B, Morton JP.: Energy intake and expenditure of professional soccer players of the English premier league: Evidence of carbohydrate periodization. Int J Sports Nutr Exerc Metab 27: 228–238, 2017.

[2] Åtrand P-O.: Diet and athletic performance. Fed Proc 26: 1772–1777, 1967.

[3] Bergström J, Hultman E.: Muscle glycogen synthesis after exercise: an enhancing factor localized to the muscle cells in man. Nature 210: 309–310, 1966.

[4] Bettonviel AEO, Brinkmans NYJ, Russcher K, Wardenaar FC, Witard OC.: Nutritional status and daytime pattern of protein intake on match, post-match, rest and training days in senior professional and youth elite soccer players. Int J Sports Nutr Exerc Metab 26: 285–293, 2016.

[5] Burke LM, Hawley JA, Angus DJ, Cox GR, Clark SA, Cummings NK, Desbrow B, Hargreaves M.: Adaptations to short-term high-fat diet persist

during exercise despite high carbohydrate availability. Med Sci Sports Exerc 34: 83–91, 2002.
[6] Burke LM, Ross ML, Garvican-Lewis LA, Welvaert M, Heikura IA, Forbes SG, Mirtschin JG, Cato LE, Strobel N, Sharma AP, Hawley JA.: Low carbohydrate, high fat diet impairs exercise economy and negates the performance benefit from intensified training in elite race walkers. J Physiol 595: 2785–2807, 2017.
[7] Burke LM, van Loon LJC, Hawley JA.: Postexercise muscle glycogen resynthesis in humans. J Appl Physiol 122: 1055–1067, 2017.
[8] Cermak NM, van Loon LJC.: The use of carbohydrates during exercise as an ergogenic aid. Sports Med 43: 1139–1155, 2013.
[9] Coggan AR, Coyle EF.: Reversal of fatigue during prolonged exercise by carbohydrate infusion or ingestion. J Appl Physiol 63: 2388–2395, 1987.
[10] Decombaz J, Jentjens R, Ith M, Scheurer E, Buehler T, Jeukendrup A, Boesch C.: Fructose and galactose enhance postexercise human liver glycogen synthesis. Med Sci Sports Exerc 43: 1964–1971, 2011.
[11] Duran J, Saez I, Gruart A, Guinovart JJ, Delgado-García JM.: Impairment in long-term memory formation and learning-dependent synaptic plasticity in mice lacking glycogen synthase in the brain. J Cereb Blood Flow Metab 33: 550–556, 2013.
[12] Foster C, Costill DL, Fink WL.: Effects of preexercise feedings on endurance performance. Med Sci Sports 11: 1–5, 1979.
[13] Fuchs CJ, Gonzalez JT, Beelen M, Cermak NM, Smith FE, Thelwall PE, Taylor R, Trenell ML, Stevenson EJ, van Loon LJC.: Sucrose ingestion after exhaustive exercise accelerates liver, but not muscle glycogen repletion compared with glucose ingestion in trained athletes. J Appl Physiol 120: 1328–1334, 2016.
[14] Fuchs CJ, Gonzalez JT, van Loon LJC.: Fructose co-ingestion to increase carbohydrate availability in athletes. J Physiol 597: 3549–3560, 2019.
[15] Fudge BW, Westerterp KR, Kiplamai FK, Onywera VO, Boit MK, Kayser B, Pitsiladis YP.: Evidence of negative energy balance using doubly labelled water in elite Kenyan endurance runners prior to competition. Br J Nutr 95: 59–66, 2006.
[16] Hawley JA, Burke LM.: Effect of meal frequency and timing on physical

performance. Br J Nutr 77 (Suppl 1): S91–S103, 1997.

[17] Hawley JA, Lundby C, Cotter JD.: Maximizing cellular adaptation to endurance exercise in skeletal muscle. Cell Metabolism 27: 962–976, 2018.

[18] アレックス・ハッキンソン著，露久保由美子訳：限界は何が決めるのか？ 持久系アスリートのための耐久力の科学．TAC出版，2019.

[19] Jeukendrup AE.: Training the gut for athletes. Sports Med 47: S101–S110, 2017.

[20] 鏑木毅，菊池恵観子：低糖質＆抗酸化ランニングのすすめ．実務教育出版，2016.

[21] Kawanaka K, Han DH, Nolte LA, Hansen PA, Nakatani A, Holloszy JO.: Decreased insulin-stimulated GLUT-4 translocation in glycogen-supercompensated muscles of exercised rats. Am J Physiol 276: E907–E912, 1999.

[22] Leckey JL, Hoffman NJ, Parr EB, Devlin BL, Trewin AJ, Stepto NK, Morton JP, Burke LM, Hawley JA.: High dietary fat intake increases fat oxidation and reduces skeletal muscle mitochondrial respiration in trained humans. FASEB J 32: 2979–2991, 2018.

[23] Magistretti PJ, Allaman I.: Lactate in the brain: from metabolic end-product to signaling molecule. Nat Rev Neurosci 19: 235–249, 2018.

[24] Matsui T, Ishikawa T, Ito H, Okamoto M, Inoue K, Lee MC, Fujikawa T, Ichitani Y, Kawanaka K, Soya H.: Brain glycogen supercompensation following exhaustive exercise. J Physiol 590: 607–616, 2012.

[25] Matsui T, Omuro H, Liu YF, Soya M, Shima T, McEwen BS, Soya H.: Astrocytic glycogen-derived lactate fuels the brain during exhaustive exercise to maintain endurance capacity. Proc Natl Acad Sci 114: 6358–6363, 2017.

[26] Matsui T, Soya S, Okamoto M, Ichitani Y, Kawanaka K, Soya H.: Brain glycogen decreases during prolonged exercise. J Physiol 589: 3383–3393, 2011.

[27] Maunder E, Podlogar T, Wallis GA.: Postexercise Fructose-Maltodextrin Ingestion Enhances Subsequent Endurance Capacity. Med Sci Sports Exerc 50: 1039–1045, 2018.

[28] Newman LA, Korol DL, Gold PE.: Lactate Produced by Glycogenolysis in Astrocytes Regulates Memory Processing. PLoS One 6: e28427, 2011.

[29] Ortenblad N, Nielsen J.: Muscle glycogen and cell function - Location, location, location. Scand. J Med Sci Sports 25 (Suppl. 4): 34–40, 2015.

[30] Romijin JA, Coyle EF, Sidossis LS, Gastaldelli A, Horowitz JF, Endert E, Wolfe RR.: Regulation of endogenous fat and carbohydrate metabolism in relation to exercise intensity and duration. Am J Physiol 265: E380–E391, 1993.

[31] Sherman WM, Brodowicz C, Wright DA, Allen WK, Simonsen J, Dernbach A.: Effects of 4h preexercise carbohydrate feedings on cycling performance. Med Sci Sports Exerc 21: 598–604, 1989.

[32] Shinohara A, Takakura J, Yamane A, Suzuki M.: Effect of the classic 1-week glycogen-loading regimen on fat-loading in rats and humans. J Nutr Sci Vitaminol 56: 299–304, 2010.

[33] Stellingwerff T, Spriet LL, Watt MJ, Kimber NE, Hargreaves M, Hawley JA, Burke LM.: Decreased PDH activation and glycogenolysis during exercise following fat adaptation with carbohydrate restoration. Am J Physiol 290: E380–E388, 2006.

[34] Soya M, Matsui T, Shima T, Jesmin S, Omi N, Soya H.: Hyper-hippocampal glycogen induced by glycogen loading with exhaustive exercise. Sci Rep 8: 1285, 2018.

[35] Suh SW, Bergher JP, Anderson CM, Treadway JL, Fosgerau K, Swanson RA.: Astrocyte Glycogen Sustains Neuronal Activity during Hypoglycemia: Studies with the Glycogen Phosphorylase Inhibitor CP-316,819 ([R-R*,S*]-5-Chloro-N-[2-hydroxy-3- (methoxymethylamino) -3-oxo-1- (phenylmethyl) propyl]-1H-indole-2-carboxamide). J Pharmacol Exp Ther 321: 45–50, 2007.

[36] Suzuki A, Stern SA, Bozdagi O, Huntley GW, Walker RH, Magistretti PJ, Alberini CM.: Astrocyte-neuron lactate transport is required for long-term memory formation. Cell 144: 810–823, 2011.

[37] Taylor R, Magnusson I, Rothman DL, Cline GW, Caumo A, Cobelli C, Shulman GI.: Direct assessment of liver glycogen storage by 13C nuclear magnetic resonance spectroscopy and regulation of glucose homeostasis after a mixed meal in normal subjects. J Clin Invest 97: 126–132, 1996.

[38] 寺田新：スポーツ栄養学．東京大学出版会，2017.

[39] Thomas DT, Erdman KA, Burke LM.: American College of Sports Medicine Joint Position Statement. Nutrition and Athletic Performance.

Med Sci Sports Exerc 48: 543–568, 2016.

[40] Yeo WK, Carey AL, Burke L, Spriet LL, Hawley JA.: Fat adaptation in well-trained athletes: effects on cell metabolism. Appl Physiol Nutr Metab 36: 12–22, 2011.

2章

たんぱく質・アミノ酸摂取とパフォーマンス

たんぱく質は三大栄養素の一つであり，体の各種臓器の主要な構成成分である．たんぱく質は，主に20種のアミノ酸によって，構成されることで，様々な形，機能を有する．アミノ酸は，単にたんぱく質の構成成分となるだけではなく，様々な生理機能を有し，また，様々な代謝経路の中間代謝物としても機能する．運動中・運動後には，運動に伴う代謝変化により，アミノ酸やたんぱく質の代謝が活性化されることが知られている．そのため，運動選手のたんぱく質摂取推奨量は，非運動実施者に比べ，高く設定されている［99］．

本章では，最新の研究知見を元に，運動選手におけるたんぱく質・アミノ酸摂取とパフォーマンスに関する考え方を紹介する．

1．運動選手におけるたんぱく質摂取の３つの役割

(1) 運動後の筋肥大

たんぱく質摂取の役割の一つが，運動後の適応変化，つまり，トレーニング効果を引き出す，特に筋肥大を達成するための栄養素の供給である．人間の各組織は，外界の刺激に対して自らの性質を変化させることができる．特に，運動刺激に対して組織を適応させる変化をトレーニング効果と呼び，例えば，継続的なレジスタンス運動は，筋肥大を引き起こす．これは，長期的に見ると，筋たんぱく質の合成が分解を上回ることによって引き起こされる．レジスタンス運動は，運動後の筋たんぱく質合成を高めるが，同時に筋たんぱく質分解も高めることが知られており，栄養摂取がない場合には，合成と分解の差（ネットバランス）がプラスにならない［81］．一方，レジスタンス運動後に栄養，特にアミノ酸を摂取することで，ネットバランスがプラス

になることが報告されている［8, 9］．よって，運動後にアミノ酸源であるたんぱく質を摂取することが，筋肥大には重要となる．実際に，レジスタンストレーニングとたんぱく質の摂取による効果を検討した研究は数多く報告されており，それらのメタアナリシスによって，適切な負荷がかかっているレジスタンストレーニング期間中のたんぱく質摂取は，筋肥大および筋力の増加に効果的であることが報告されている［12, 72］．また，別のシステマチックレビューの結果，有酸素性および無酸素性のパフォーマンスの向上にも効果があると報告されている［79］．

(2) 運動後の筋損傷の回復

運動選手におけるたんぱく質摂取の役割の二つ目は，運動後の組織の損傷の回復に対する役割である［69］．運動時には，筋肉のみならず，様々な組織において損傷が起こる．筋肉の損傷からの回復には，壊れた組織を分解し，新しい組織を作り直すため，その材料としてたんぱく質・アミノ酸が必要となる．実際，運動後のたんぱく質摂取は，筋たんぱく質合成を高めることが知られており［70, 96］，運動後に起こる筋損傷の回復には，たんぱく質摂取が有効であると考えられている．実際に，数多くの研究が行われ，システマチックレビューによって，たんぱく質摂取の筋損傷に対する効果が報告されており，特に，運動後24時間以上に及ぶ回復期における筋肉痛の軽減や，トレーニング期間などの様な複数日にわたるたんぱく質摂取によって，筋損傷マーカーや筋肉痛の低減を報告している［77］．

(3) 運動中のエネルギー源の補給

三つ目の役割は，エネルギー源としての役割である［69］．運動中の主要なエネルギー源は糖質と脂質であるが，アミノ酸も運動中のエネルギー源として使われる．エネルギー消費量全体に対するアミノ酸由来のエネルギーの割合は，他の栄養素の摂取状況や運動強度などに応じて異なるが，4～10％に上るといわれている［57］．そのため，運動量が多い持久運動選手などは，運動中のアミノ酸のエネルギーとして多く使われ，アミノ酸消失量が多くなる．運動中に使用したアミノ酸を十分に補給できないと，運動後にはトレーニングの適応変化や筋損傷の回復などにアミノ酸を利用することができない．これらの理由により，運動後の十分なたんぱく質・アミノ酸摂取が不可欠である［69］．

2. 運動選手のたんぱく質摂取推奨量に関する最新動向

（1）現時点のたんぱく質摂取推奨量

前項で述べたように，運動後にはたんぱく質・アミノ酸の必要性が高まるため，運動選手は非運動実施者に比べて，1日のたんぱく質摂取量を増やすことが推奨されている［44, 99］．例えば，アメリカスポーツ医学会のガイドラインでは，運動選手は1日に1.2～2.0 g/kg体重のたんぱく質を摂取することを推奨している［99］．また，国際スポーツ栄養学会では，1.4～2.0 g/kg体重のたんぱく質摂取を推奨している［44］．一方，非運動実施者では，0.8 g/kg体重が推奨されており，運動選手では1.5～2.5倍量のたんぱく質を摂取することが推奨されていることになる．一方，近年の研究によって新しい知見が報告されている．そこで，本項ではその最新知見を紹介する．

（2）「推定平均必要量」と「摂取推奨量」

まず，1日に必要なたんぱく質摂取量を考える際に重要となる，必要量と摂取推奨量の考え方について説明する．必要量とは，その摂取量以下になると，体の機能が維持できないなどの欠乏状態を示す量のことである．この必要量は，個体差や環境要因によって，個人差があるため，一般的には，推定平均必要量，つまり，「ある対象集団において測定された必要量の分布に基づき，母集団における必要量の平均値の推定値を示す」ものとして「推定平均必要量」を定義される．つまり，この推定平均必要量は，当該集団に属する50％の人が必要量を満たす（同時に50％の人が必要量を満たさない）と推定される摂取量として定義されるものである．一方，推奨量とは，「ある対象集団において測定された必要量の分布に基づき，母集団に属するほとんどの人（97～98％）が充足している量」として「推奨量」を定義される．この推奨量は，推定平均必要量と，その集団におけるばらつきに基づいて，

95％信頼区間の上限値として算出された数値が採用される．この推奨値は，その集団に属する人が，その栄養素の不足状態に陥ることを回避させる目的で，設定されている．よって，本稿においても，運動選手が不足状態に陥るリスクを回避するため，主に，摂取推奨量の値を参照する．

(3) 筋肥大を目的とした場合のたんぱく質摂取推奨量に関する最新知見

スポーツ選手のたんぱく質摂取推奨量については，古くから，窒素出納法と呼ばれる方法を用いて求められてきた［65, 97, 98］．この方法は，体組成を維持するために必要なたんぱく質摂取量を算出する方法であり，非運動実施者などのたんぱく質摂取推奨量を求めるために，古くから広く使われている手法である．しかし，運動選手のたんぱく質摂取推奨量は，運動パフォーマンスや，トレーニング効果を最大化するために必要な量であるべきであり［82］，窒素出納法で算出される「体組成を維持するために必要な」たんぱく質摂取推奨量が，運動パフォーマンスや，トレーニング効果の最大化に最適であるかは明らかではない．近年，Mortonらは，長期的なレジスタンストレーニング期間中の筋肥大に対するたんぱく質摂取の効果を検討した研究のメタアナリシスを実施したところ，筋肥大を最大化するための平均たんぱく質摂取量は，1.6 g/kg体重/日であり，集団の大多数の人が筋肥大を最大化するのに必要なたんぱく質摂取量（95％信頼区間の上限値）は，2.2 g/kg体重/日であることを報告した（図2−1）［72］．一方，これまでに窒素出納法で求められたレジスタンス運動実施者のたんぱく質摂取推奨量は1.6～1.7 g/kg体重/日であった［58, 97］．このことは，窒素出納法で算出されたレジスタンス運動実施者におけるたんぱく質摂取推奨量は，約30％過小評価していた可能性を示している．実際に，窒素出納法は，原理上の理由からたんぱく質必要量を過小評価している可能性が示唆されており［40］，運動選手のたんぱく質摂取推奨量を評価するのには不適切であった可能性も考えられる．一方，近年，たんぱく質・アミノ酸摂取推奨量の評価法として開発された指標アミノ酸酸化法は，窒素出納法とは異なり，全身のネットバランスを最大化するために必要なたんぱく質摂取量を評価する方法であり［40］，より短期間でたんぱく質摂取推奨量を評価できる手法である（資料2−1，章末参照）．

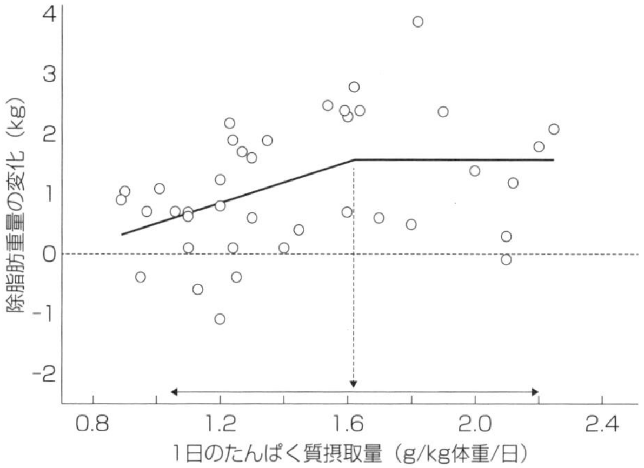

図2-1　レジスタンストレーニング期間中のたんぱく質摂取量と，除脂肪重量の変化の関係.
各点は，一つの試験の一つの群を示している. 実線は，二文節からなる回帰直線を示し（p=0.079），その変曲点は，1.62 g/kg体重/日であり，変曲点の95%信頼区間は1.03-2.20である.
（Morton RW, Murphy KT, McKellar SR, Schoenfeld BJ, Henselmans M, Helms E, Aragon AA, Devries MC, Banfield L, Krieger JW, Phillips SM.: A systematic review, meta-analysis and meta-regression of the effect of protein supplementation on resistance training-induced gains in muscle mass and strength in healthy adults. Br J Sports Med 52: 376–384, 2018）

Bandeganらは，この指標アミノ酸酸化法を用いて，ボディービルダーにおける平均たんぱく質必要量が，1.7 g/kg体重/日であり，95%信頼区間の上限値は，2.2 g/kg体重/日であることを報告した（図2-2）[6]．この指標アミノ酸酸化法で得られた値と，長期的に筋肥大を評価した試験のメタアナリシスの値が一致したことから，指標アミノ酸酸化法は，窒素出納法より正確に運動選手のたんぱく質摂取推奨量の評価ができる可能性を示している．

(4) 持久運動選手に関するたんぱく質摂取量に関する最新知見

前項では，筋肥大のためのたんぱく質摂取推奨量についての知見を紹介した．しかし，運動選手のたんぱく質摂取量は，その人のトレーニング形態や，

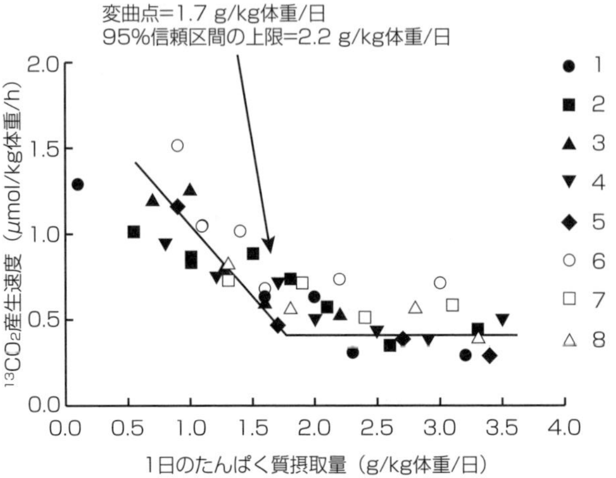

図2-2　指標アミノ酸酸化法を用いた男性ボディービルダーの運動非実施日における$^{13}CO_2$産生速度とたんぱく質摂取量の各点は，被験者ごとの各試行ごとのデータを示す．直線は，線形混合モデルを用いた二文節からなる回帰直線を，変曲点は，生体が利用できる最大のたんぱく質摂取量を示し，ここでは，たんぱく質要求量を意味する．また，95%信頼区間の上限が，たんぱく質摂取推奨量を示す．
（Bandegan A, Courtney-Martin G, Rafii M, Pencharz PB, Lemon PW.: Indicator Amino Acid-Derived Estimate of Dietary Protein Requirement for Male Bodybuilders on a Non-training Day Is Several-Fold Greater than the Current Recommended Dietary Allowance. J Nutr 147: 850–857, 2017）

その他の栄養摂取量，性別などによって影響を受けるため，個別に最適化したたんぱく質摂取量を考えていく必要がある．例えば，窒素出納法を用いて算出された持久運動選手のたんぱく質摂取推奨量は，1.2～1.4 g/kg体重/日とされていた［58］．一方，著者らは，指標アミノ酸酸化法を用いて，20 kmを走った日の持久運動選手の平均たんぱく質必要量が1.65 g/kg体重/日であり，95%信頼区間の上限値は，1.8 g/kg体重/日であることを見出した（図2-3）［50］．この値は，窒素出納量によって求められた値に比べて，非常に高い値を示しており，持久運動選手のたんぱく質摂取推奨量についても，過小評価されていた可能性がある．また，実際に，このたんぱく質摂取量の違

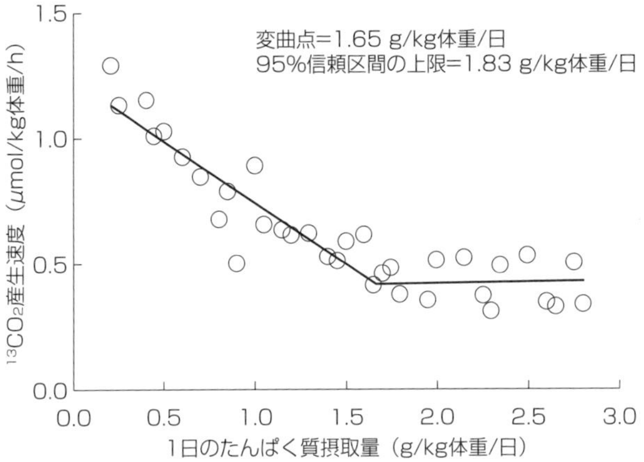

図2−3　指標アミノ酸酸化法を用いた男性持久運動選手が，20 km走った日における$^{13}CO_2$産生速度とたんぱく質摂取量の関係．各点は，被験者ごとの各試行ごとのデータを示す．直線は，線形混合モデルを用いた二文節からなる回帰直線を示す．変曲点は，生体が利用できる最大のたんぱく質摂取量を示し，ここでは，たんぱく質要求量を意味する．また，95%信頼区間の上限が，たんぱく質摂取推奨量を示す．
（Kato H, Suzuki K, Bannai M, Moore DR.: Protein Requirements Are Elevated in Endurance Athletes after Exercise as Determined by the Indicator Amino Acid Oxidation Method. PLoS One 11: e0157406, 2016）

いが持久的パフォーマンスへどのような影響を与えるか検討した．すると，4日間の持久トレーニング期間中に，1.2 g/kg体重/日のたんぱく質を摂取した場合よりも，1.8 g/kg体重/日のたんぱく質を摂取した場合の方が，4日間のトレーニング期間前後で測定した5 kmの走破タイムに改善傾向がみられた［107］．この結果は少数の被験者で行われたため，さらなる検証が必要ではあるが，指標アミノ酸酸化法で算出されたたんぱく質摂取推奨量の方が，窒素出納法で求められた値に比べて，パフォーマンス改善に適している可能性を示唆している．一方，この報告のようにたんぱく質摂取による短期的（運動後数日間）な持久的パフォーマンスの改善に効果がある可能性は示唆されている一方で，数週間の持久的トレーニング期間中に，たんぱく質サプリメントを摂取させた場合では，トレーニング効果に影響がない［24, 45, 86］とする報告もあり，持久運動選手におけるたんぱく質摂取量と長期的なトレーニング効果の関係については，未解明の部分がある．原因の一つとして，持久運動選手を対象とした，運動パフォーマンスを指標としたたんぱく質摂取推奨量の評価は，筋肥大を目的とする運動選手に比べて難しいことが考えられる．なぜならば，筋肥大のためのトレーニングプロトコルは，比較的決まったプロトコルがあり，最終的な評価項目が，筋肥大や筋力というわかりやすい指標であるのに対して，持久運動では，トレーニングプロトコルが多岐にわたることや，最終アウトカムの評価，つまり持久運動能力の評価には，筋グリコーゲン量や，種々の状態の違いが影響するためと考えられる［13］.

(5) たんぱく質摂取推奨量に影響を及ぼす因子

たんぱく質摂取推奨量は，様々な因子の影響を受けるが，その他の栄養素の影響も強く受ける．まずは，エネルギーバランスである．体重階級制のスポーツなどでは，体脂肪を減少させて制限体重を満たすため，摂取エネルギーが消費エネルギーを下回る状態を作り出す．そのようなエネルギー不足の状態では，筋たんぱく質合成が低下するため［4］，通常よりも多いたんぱく質量が必要となる．Helmsらは，エネルギー不足状態でのたんぱく質摂取推奨量として，2.3～3.1 g/kg除脂肪体重/日が必要であると報告している［33］.同様に，炭水化物摂取量にも影響を受ける．筋肉中のグリコーゲン量は，筋たんぱく質代謝に影響し，筋グリコーゲン量が少ない状況では筋たんぱく質合成が抑制されるため［38］，より多くのたんぱく質摂取が必要である．実際に，Gillenらは，低炭水化物食摂取の持久運動選手では，たんぱく質要求量が高まることを報告している［29］．一方，Bandeganらは，同様の指標アミノ酸酸化法を用いて，持久運動選手を評価したところ，平均たんぱく質必要量が2.1 g/kg体重/日であり，95%信頼区間の上限が2.6 g/kg/日であることを報告している［7］．この報告は，著者らの報告（1.65 g/kg体重/日，1.83 g/kg/日）に比べて，より多いたんぱく質が必要であることを示唆している．Bandeganらは，この違いは，試験食で用いた炭水化物の摂取量などが異なることに起因すると考察している [7].

最後にあげられるのは，性別である．女性ホルモンであるエストロゲンは，アミノ酸酸化を抑制する [31] ことが報告されており，性周期によって，必須アミノ酸の一つであるリジンの要求量が変わるといわれている[55]．よって，男性と女性では，たんぱく質要求量が異なる可能性を示唆している．トロント大学のMooreらは，サッカーなどの球技の運動を模した運動を75分間実施した際の，大学生のたんぱく質摂取推奨量を求め，男性では，1.4 g/kg体重/日である [75] のに対して，女性の黄体期におけるたんぱく質摂取推奨量は，1.7 g/kg体重/日と報告している [109]．しかし，実際，男性と女性で同様の条件で比較した研究は少なく，また，たんぱく質必要量に関する研究において，女性を被験者にした試験は少ないため，性別によるたんぱく質要求量の違いの有無については今後の検討が必要である．

3. 効果的なたんぱく質摂取法①：摂取タイミング

ここまでは，1日に摂取すべきたんぱく質量に関する最新の知見を紹介した．しかし，たんぱく質摂取においては1日の中で，どのように摂取するかが重要ともいわれている [53]．タイミングを考える上では，「1回の摂取量」と「摂取するタイミング」を考慮する必要がある．そこで，本項では，効果的なたんぱく質の摂取タイミングについて概説する．

(1) 運動後のタイミング

アミノ酸・たんぱく質は，運動直後に摂取した方が，運動3時間後に摂取した場合に比べて，ネットバランスの改善に有効である [59]．また，高齢者の研究ではあるが，12週間のレジスタンストレーニング期間中に，運動直後にたんぱく質を含むサプリメントを摂取するか，運動2時間後に摂取するかによって，筋肥大の効果が変わり，運動直後のほうが望ましいという報告がある [21]．一方，近年の研究では，運動直後の摂取には課題もあるとされる．運動中には，筋肉への血流が増え，内臓への血流が低下する結果，消化管の機能が低下することが知られている．実際，運動直後には胃排出速度（胃の内容物を十二指腸に送る速度）の遅延が起こる［47］．また，運動後には，虚血状態から再度血液が循環する際に，酸化ストレスが発生するなどの原因により，消化管にダメージが起こる．これらの結果として，運動後には，摂取したたんぱく質の消化吸収が遅延することが報告されている［103］．実際に，運動5分後に，たんぱく質を摂取した場合には，摂取したたんぱく質が分解されて，血中にアミノ酸として出現するまでの時間が遅延する一方，運動30分後にたんぱく質を摂取した場合には，その遅延が見られない［47, 48］．この摂取したたんぱく質の消化吸収の遅延の原因は，胃からの排出遅延によるものであると考えられるため，消化が必要ではないアミノ酸のかたちでの摂取であれば，胃での滞留時間も短く，消化管に届けることができ，運動直後のタイミングでは，より好ましい可能性が考えられる．

(2) 運動前と運動後

一般的に，たんぱく質の摂取については，運動後摂取の検討が多く，運動前のたんぱく質摂取による効果に関する情報は少ない．Tiptonらは，運動直前と運動直後に，炭水化物を含む必須アミノ酸混合物を摂取した場合の筋たんぱく質合成の違いを調べ，運動前に摂取した場合の方が，筋たんぱく質合成量が高いことを示している［100］．一方，Fujitaらは，運動1時間前に炭水化物と必須アミノ酸の混合物を摂取した場合，運動後までは，その摂取の効果は持続せず，運動後の筋たんぱく質合成には影響がないことを報告している［27］．このように，運動前，運動後に摂取すべきかについては，どれぐらい運動開始までの時間に近いかによっても異なる可能性が考えられる．一方，Schoenfeldらは，10週間のレジスタンストレーニング期間中に，運動前にたんぱく質を摂取する群と，運動後にたんぱく質を摂取する群に分け，その後のトレーニング効果を比較したところ，二群間で差は見られなかった［90］．このように，運動前後での違いについて，明確な結論はでていないが，運動直前のたんぱく質摂取は，運動中の内臓への血流量制限下では，内臓への負担がかかる場合もあり，場合によっての使い分けが重要であると考えられる．

(3) 1日を通じたたんぱく質の最適な摂取パターンとは

ここまでは，運動の前後でのタイミングについて述べたが，1日を通じて最適な摂取パターンについて言及する．まず，1回の摂取量と，そのタイミングに分けて考える．

1）1回の摂取量：Mooreらは，脚部のレジスタンス運動を実施した後に摂取するたんぱく質の量によって，筋たんぱく質合成速度がどのように変化するかを検討した．卵たんぱく質を5，10，20，40 gそれぞれ摂取した場合，5，10，20 gまでは，用量依存的に筋たんぱく質合成が高まったが，20 gと40 gを摂取した場合では，その後の筋たんぱく質合成に差が見られなかった[70]．また，Witardらも同様に，乳清たんぱく質を用いて評価したところ，20 gと40 gでは差がないことを報告している [108]．一方，McNaughtonらは，上半身も含む全身のレジスタンス運動を実施した後に，20 gと40 gの乳清たんぱく質を摂取した場合には，40 gを摂取した方が，筋たんぱく質合成が高いことを報告している [60]．この報告では，全身での運動を実施したため，より多くの筋肉が動員され，より多くのアミノ酸が必要となった可能性を指摘している．実際には，筋たんぱく質合成を最大化するのに必要な最小量は，20 gと40 gの間にあると考えられ，今後の検討課題と考えられる．これらの報告では，被験者の体重に依存せず，均一にたんぱく質量を設定している．しかし，実際には，体重の大きさによって，必要なたんぱく質摂取量は，変わるはずであり，体重当たりどれくらいの量を摂取すべきかで評価されるべきである．そこで，Mooreらは，これまでに報告されている乳清たんぱく質などを摂取した際の筋たんぱく質合成速度に関する報告をまとめ，二分節からなる直線による回帰分析に供したところ，0.31 g/kg体重のたんぱく質を摂取すると筋たんぱく質合成を最大化できると報告している[71]．

これまでの報告は，欧米人を試験対象としており，体重が75～100 kgの間の被験者を対象としていたことから，1回当たり23～31 gの乳清たんぱく質摂取によって，筋たんぱく質合成を最大化できるものと考えられる．

2）何回に分けて摂取するべきか：このように，1回に多くのたんぱく質を摂取しても，ある一定以上の量になると用量依存的に筋たんぱく質合成を

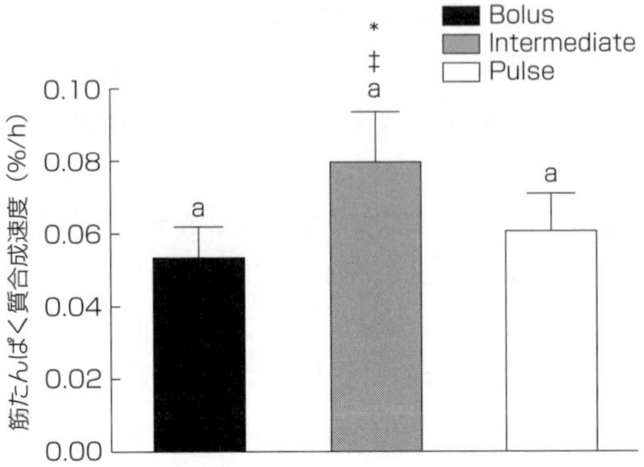

図2-4　レジスタンス運動後に，異なるたんぱく質摂取パターンを実施した際の12時間における筋たんぱく質合成速度の違い.
Bolus：40 gを6時間ごとに計2回摂取した場合
Intermediate：20 gを3時間ごとに計4回摂取した場合
Pulse：10 gを1.5時間ごとに計8回摂取した場合
a：安静時に対する有意差（$p<0.05$）
‡: Bolusに対する有意差（$p<0.05$）
*：Pulseに対する有意差（$p<0.05$）
（Areta JL, Burke LM, Ross ML, Camera DM, West DW, Broad EM, Jeacocke NA, Moore DR, Stellingwerff T, Phillips SM, Hawley JA, Coffey VG.: Timing and distribution of protein ingestion during prolonged recovery from resistance exercise alters myofibrillar protein synthesis. J Physiol 591: 2319–2331, 2013）

引き起こさないことから，いわゆる「どか食い」をしてはいけないことが推察される．そこで，Aretaらは，レジスタンス運動後の12時間の間に80 gのたんぱく質をどのように分けて摂取するのが，筋たんぱく質合成を最大化するのか検討した．3つの摂取パターン（①40 gを6時間ごとに計2回，②20 gを3時間ごとに計4回，③10 gを1.5時間ごとに計8回）に分け，12時間の筋たんぱく質合成に対する効果を評価した結果，20 gを4回摂取する摂取パターンが，最も高い筋たんぱく質合成速度を示すことを報告した（図2-4）[5]．さらに，Mamerowらは，3食均等に約30 gのたんぱく質を摂取した場合，朝食，昼食，夕食にそれぞれ11 g，16 g，63 gのたんぱく質を摂取させた場

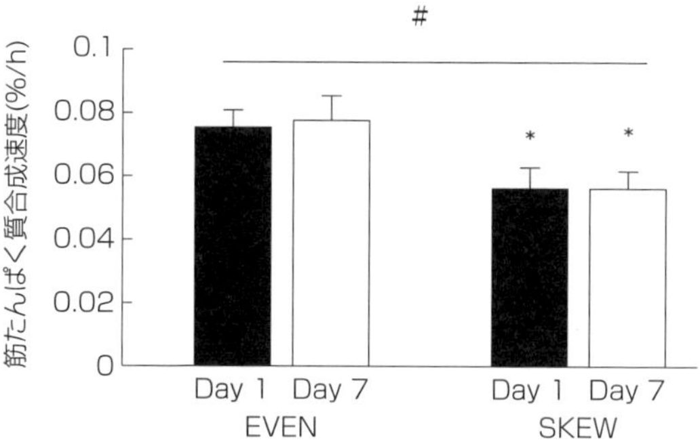

EVENが約30 gを3回摂取した場合
SKEWが約10 g（朝食），約16 g（昼食），約64 g（夕食）で摂取した場合

図2-5　異なるたんぱく質摂取パターンを実施した際の24時間における筋たんぱく質合成速度の違い．Day1は摂取1日目　Day7は摂取7日目の値を示す．
#：主効果としての摂取パターン間での有意差（$p<0.05$）
*：各時点でのEVENに対する有意差（$p<0.05$）
（Mamerow MM, Mettler JA, English KL, Casperson SL, Arentson-Lantz E, Sheffield-Moore M, Layman DK, Paddon-Jones D.: Dietary protein distribution positively influences 24-h muscle protein synthesis in healthy adults. J Nutr 144: 876–880, 2014）

合に比べて，24時間にわたる筋たんぱく質合成が高いことを見出した（図2-5）［61］．このように，夕食にどか食いをするのではなく，朝食から十分なたんぱく質を摂取することが，筋たんぱく質合成を最大化するために重要である可能性がある．日本人，欧米人共に，一般的に朝食，昼食，夕食におけるたんぱく質の摂取量は，朝食＜昼食＜夕食の順に多く，特に朝食は，筋たんぱく質合成を最大化するのに必要な20 gを下回っていることが多く，朝食でのたんぱく質摂取を意識する必要があると考えられる［41, 76］．さらに，Yasudaらの報告では，1日の総たんぱく質摂取量が十分であっても，3食のうち，1食でも，0.24 g/kg体重のたんぱく質量を摂取できていない集団では，3食毎回0.24 g/kg体重を摂取している集団に比べて，除脂肪重量が低いことを報告している［110］．このように朝食から十分量のたんぱく質を摂取することが除脂肪重量の増加には重要であると考えられる.

3）睡眠前のたんぱく質摂取の効果：近年の研究では，3回の食事，そして，「運動前」もしくは「運動後」という摂取機会に加えて，睡眠前のたんぱく質摂取が筋肥大に有効である可能性を示唆している［101］．睡眠中は，絶食時間が続くため，筋肉の異化が進むと考えられ，新しい摂取機会として注目を集めている．Resらは，20時にレジスタンストレーニングを実施し，トレーニング後20 gのたんぱく質と60 gの炭水化物を摂取させた後，23時30分に乳たんぱく質40 gを摂取した場合とプラセボを摂取した場合の夜間の筋たんぱく質合成速度を評価した［85］．プラセボ群では，夜間のネットバランスは負になるのに対して，乳たんぱく質40 gを摂取した場合，翌朝まで血中のアミノ酸濃度が上昇し，筋たんぱく質合成を高めることでネットバランスを正にすることを報告している［85］．実際に12週間のレジスタンストレーニング実施期間中に，睡眠前にたんぱく質27.5 gを含むサプリメントを摂取することで，筋肥大を促進したという報告もある［95］．このように，睡眠前のたんぱく質摂取による筋肥大への可能性を示している．

4）たんぱく質摂取タイミングによる効果の違いに対する反論：これまで紹介してきた知見については，筋たんぱく質合成を指標に評価されてきた知見であるが，果たして，摂取タイミングの違いによって，最終的なアウトカムに違いがあるのだろうか．たんぱく質サプリメントの摂取による筋肥大や除脂肪重量の変化に対する影響は，様々に報告されているが，特定の摂取タイミングによる効果よりもむしろ，1日の総たんぱく質摂取量の影響が大きいことが報告されている［84, 91］．また，1日のたんぱく質摂取量を統一して，タイミングを評価した試験がほとんどなく，今後の検討が必要である．

運動前後に，たんぱく質を含むサプリメントを摂取した群と，サプリメントを，朝食前，および，就寝前に摂取した場合では，運動前後に摂取したほうが，10週間の除脂肪重量の増加と，筋力の向上効果が高かった［15］とする報告と，変わらないとする報告［34］があり，見解が一致しない．また，たんぱく質摂取や，運動刺激などによって急性の筋たんぱく質合成が上昇すること［36, 105, 106］と，長期的なたんぱく質摂取や，継続したトレーニングによって，除脂肪重量・筋量が増加する［35, 46, 104］という報告はあるが，その直接的なつながりはないとする報告［63, 67］もある．その原因として，筋たんぱく質分解を考慮していないこと，年齢，遺伝的背景，運動刺激に対する適応，栄養摂取状態，身体活動量などの影響がある［66］と考えられ，今後の検討が必要である．

4. 効果的なたんぱく質摂取法②：たんぱく質の「質」

ここまでの報告では，たんぱく質源として，主に乳清たんぱく質を中心とする動物性たんぱく質が用いられている研究内容を紹介した．しかし，たんぱく質の種類によって，筋たんぱく質合成に対する効果は異なる．そこで，本項では，「たんぱく質の質」について，主に，筋たんぱく質合成や，体組成変化に対する影響を中心に紹介する．

（1）たんぱく質の質とは

摂取したたんぱく質の利用性は，そのたんぱく質の構成アミノ酸のうち最も少ないアミノ酸（制限アミノ酸）の摂取量に依存すると考えられている［88］．この考え方は「桶の理論」と呼ばれている．この「桶の理論」を元として，たんぱく質の質は，たんぱく質のアミノ酸組成によって規定され，主に，アミノ酸スコアによって，その質が評価されている．アミノ酸スコアは，たんぱく質を構成する窒素1 gあたりに占める各必須アミノ酸の量をmg単位で示し，FAO/WHOによる委員会が制定したアミノ酸基準値に対する割合で表示される．その中で最も比率の低いアミノ酸（第一制限アミノ酸）の数値をそのたんぱく質の評価値として評価される．しかし，実際には，たんぱく質の消化・吸収性は，たんぱく質の種類によって異なるため，たんぱく質の質を評価する際には，その点を加味する必要がある．現在では，アミノ酸スコアに，そのたんぱく質の消化性を加味したたんぱく質消化性補正スコア（Protein digestibility-corrected amino acid score：PDCAAS），もしくは，消化性必須アミノ酸スコア（Digestible indispensable amino acids score：DIAAS）として評価される．DIAASは，消化吸収を加味しており，より適切であるとFAOが推奨しているが，DIAASが測定されているたんぱく質の数はとても少なく，食事に活用するのには限界がある［56］．また，たんぱく質の質は通常，生の食材の値で評価されるが，その調理方法によって消化吸収性が変化する．一般的には,加熱調理によるたんぱく質の変性が起こり,消化酵素が接触しやすくなるために消化しやすくなる［71, 101］．しかし,調理方法によってもその変化は異なるなど，現状では，これらの考え方を導入することは難しい．

(2) たんぱく質の「質」の違いが及ぼす筋たんぱく質合成，および体組成への影響

植物性たんぱく質の代表である大豆たんぱく質と，動物性たんぱく質の代表として，乳たんぱく質の効果の違いを見てみる．Wilkinsonらは，レジスタンス運動後の筋たんぱく質合成に対して，乳たんぱく質を摂取した方が,大豆たんぱく質よりも筋たんぱく質合成促進効果が高いことを報告している［106］．また，12週間のレジスタンストレーニング中に，乳たんぱく質を摂取した方が，大豆たんぱく質を摂取した群に対して，除脂肪重量の増加効果が高いことも報告している［32］．

(3) 乳たんぱく質の「質」の違いの影響

乳たんぱく質は，一般的に可溶性のたんぱく質である乳清たんぱく質と,不溶性のカゼインたんぱく質に分けられる．そのため，乳清たんぱく質とカゼインたんぱく質では，消化吸収性に違いがあり，乳清たんぱく質の方が消化吸収性が高く，その結果，筋たんぱく質合成への効果は，乳清たんぱく質の方が高く［96］，また，10週間のレジスタンストレーニング期間中の除脂肪重量の増加量も，乳清たんぱく質を摂取したほうが，カゼインたんぱく質摂取の場合よりも，高いことが報告されている［16］．

(4) 乳たんぱく質とステーキの違い

一般的にたんぱく質摂取による筋たんぱく質代謝に対する影響は，これまで報告しているように，乳たんぱく質や大豆たんぱく質などサプリメントとして活用しやすい形態のたんぱく質を用いていることが多い．では，実際に

食事で食べるたんぱく質源ではどうであろうか．Burdらは，乳たんぱく質と牛肉（ステーキ）による筋たんぱく質合成に対する効果を比較し，乳たんぱく質摂取の方が筋たんぱく質合成への影響が高いことを示している［10］．また，調理方法によってもその効果は変わる．Penningsらは，ミンチにした肉と，そのまま焼いた場合の体たんぱく質代謝への影響を検討し，ミンチにした牛肉を摂取したほうが，そのまま焼いた場合よりも，ネットバランスが高いことを報告している［80］．Witardらは，乳たんぱく質を摂取した場合には20 gで筋たんぱく質合成が最大化されることを報告している［108］が，Robinsonらは，牛肉のステーキを用いて，筋たんぱく質合成が最大化される牛肉の量を評価したところ，牛肉170 g，つまり36 gのたんぱく質が必要であることを示しており［87］，摂取形態によってその必要量が変わってくることが考えられる．

(5) 筋たんぱく質代謝に及ぼすたんぱく質の「質」の違いの一要因：アミノ酸組成

このようにたんぱく質の種類の違い，もしくは，その形態によって，筋たんぱく質合成促進作用が異なるが，その要因は先に挙げたようにたんぱく質のアミノ酸組成，およびその消化性に影響される．さらに，アミノ酸の組成の中でも，特にロイシンという必須アミノ酸が重要であると考えられている．ロイシンは，筋たんぱく質合成の制御因子であるmechanistic（mammalian）target of rapamycinを活性化する作用があるためである［17］．アミノ酸は，単にたんぱく質合成の基質として使われるだけでなく，たんぱく質合成を活性化するシグナルを送ることができるということを意味している．先に示した，乳清たんぱく質とカゼインたんぱく質では，アミノ酸の組成は同等であるにも関わらず，筋たんぱく質合成に対する効果は異なるが，実際に血中のアミノ酸濃度変化を見ると，乳清たんぱく質の方がロイシンをはじめとするアミノ酸の血中濃度の上昇が早いことが報告されており［96］，乳清たんぱく質摂取によるたんぱく質合成亢進作用が高いことの要因の一つと考えられる．また，動物性たんぱく質は，植物性たんぱく質に比べて，一般的にたんぱく質に含まれるロイシン量が多いため，筋たんぱく質合成に効果的であると考えられている［73］．一方，ロイシンを単独で摂取した場合には，他の分岐鎖アミノ酸，および，その他の必須アミノ酸の血中濃度の低下が起こることが知られている［68］．さらに，血中アミノ酸濃度の低下は，筋たんぱく質合成を低下させる［54］ことが報告されており，ロイシン単独での摂取は，筋たんぱく質合成に不十分である可能性が考えられる．実際に，分岐鎖アミノ酸のみの摂取（分岐鎖アミノ酸以外の必須アミノ酸を含まない）は，運動後の筋たんぱく質合成を高める［43］が，その高まりは，乳清たんぱく質を摂取した場合に比べて低い．このことも，他の必須アミノ酸が必要であることを示唆している．実際に，ロイシン単独摂取に比べ，その他の必須アミノ酸を混合して摂取した場合には，筋たんぱく質合成が高まる［20］ことから，ロイシンと必須アミノ酸をバランスよく摂取することが望ましいと考えられている．Pasiakosらは，ロイシンの割合を高めた必須アミノ酸混合物（ロイシンの割合が35%）と，通常のロイシン比率の必須アミノ酸混合物（ロイシンの割合が18.7%）の筋たんぱく質合成に対する影響を比較したところ，ロイシンを高配合にした必須アミノ酸組成物の方が，筋たんぱく質合成を高めることを示している（図2–6）［78］．以上のことから，国際スポーツ栄養学会では，摂取機会毎に，たんぱく質の質，つまり，そのアミノ酸組成を考慮することを推奨しており，特に，ロイシンが700～3,000 mg，および，必須アミノ酸10 gを含むように摂取することが重要であると提唱している［44］．

5．たんぱく質摂取の安全性について

スポーツ選手におけるたんぱく質過剰摂取の問題の可能性については，現在でも議論の的となっている．この仮説の元にあるのは，腎臓機能が正常でない人においては，腎臓への負荷を下げるためにたんぱく質摂取量を減らすことが重要である［25］という考えである．近年の総説では，腎機能に問題のないヒトであれば，たんぱく質摂取量と腎障害マーカーとの関連はない［18, 62］と報告されている．また，レジスタンス運動選手を対象とした試験において，3 g/kg体重/日以上のたんぱく質を長期間摂取しても，腎障害マー

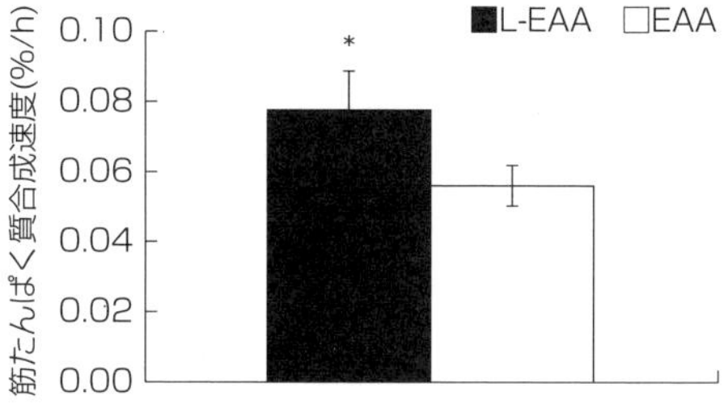

L-EAA：ロイシン高含有必須アミノ酸混合物（ロイシンを35%含む）10 g
EAA：一般的な必須アミノ酸組成（ロイシンを18.7%含む）10 g

図2-6　持久運動後の異なる組成のアミノ酸を摂取した際の筋たんぱく質合成速度の違い.
＊：EAA群に対する有意差（$p<0.05$）
（Pasiakos SM, McClung HL, McClung JP, Margolis LM, Andersen NE, Cloutier GJ, Pikosky MA, Rood JC, Fielding RA, Young AJ.: Leucine-enriched essential amino acid supplementation during moderate steady state exercise enhances postexercise muscle protein synthesis. Am J Clin Nutr 94: 809-818, 2011）

カーに変化はなかったと報告されている［1-3］. しかし，マラソンなどの長時間の運動後には腎障害マーカーが上昇すること［64］が報告されており，このような条件での高たんぱく質食摂取の影響は未解明である.

6. アミノ酸を活用した１日のたんぱく質摂取量の軽減の可能性

ここまで述べたように，運動選手は，十分なたんぱく質を摂取することで体調を整え，パフォーマンスを最大化できる可能性がある. 一方，近年の運動選手を対象とした食事調査結果では，たんぱく質摂取量の平均値は，推奨量の範囲内に入っていることが報告されている［11, 19, 28］. しかし，集団内の個人差が大きく，集団内の一定数は，これらの摂取推奨量を下回っていることが想定される．このようにたんぱく質摂取量が不足している運動選手は，トレーニング効果や，トレーニングからの疲労回復を最大化することができていないことが想定され，パフォーマンスの最大化には，効果的なたんぱく質・アミノ酸摂取法が必要と考えられる．先に示したように，たんぱく質の質はアミノ酸スコア（FAO/WHOによる委員会が制定したアミノ酸基準値に対する割合で表示されたアミノ酸の中で最も比率の低いアミノ酸（第一制限アミノ酸）の数値）によって評価される．しかし，このアミノ酸基準値は，運動を日常的に実施していないヒトを対象としたものであり，運動選手にとって必要なアミノ酸を正しく評価していない可能性がある．特に，運動時には，特定のアミノ酸の分解酵素活性が上昇すること［89, 92, 102］が知られており，運動選手と非運動者を対象とした基準は異なる可能性がある．また，「桶の理論」の考え方を応用すると，食事中の制限アミノ酸を把握し，その制限アミノ酸を補うことができれば，食事中のたんぱく質の利用性を改善することができることになる．そこで，著者らは指標アミノ酸酸化法を応用し（資料2-2，章末参照），20 kmのトレッドミル走を実施した持久運動選手における制限アミノ酸が，分岐鎖アミノ酸であることを見出した［49］．そして，分岐鎖アミノ酸を強化した食事であれば，1日の総たんぱく質・アミノ酸摂取量として，1.0 g/kg体重にまで減らしても，体のアミノ酸要求性を満たせることがわかった（図2-7）［49, 51］．著者らは，同様の実験条件において，卵たんぱく質のアミノ酸組成の場合には，1日のたんぱく質摂取推奨量が1.8 g/kg体重であること［50］を報告しており，これらの結果は，アミノ酸の活用によって，1日のアミノ酸・たんぱく質摂取量を55％まで低下できる可能性を示唆している．このように，運動選手は，アミノ酸サプリメントを活用することで，より少量のたんぱく質・アミノ酸摂取量にて，1日に必要なアミノ酸量を補える可能性がある．実際に，古くから分岐鎖アミノ酸（Branched-Chain Amino Acids：BCAA）をサプリメントすることで，運動後に起こる筋肉痛や，筋損傷マーカーの軽減に有効であることが報告され［14, 30, 39, 42, 92–94］，最近のメタアナリシスにおいても，BCAAによる筋肉痛，筋損傷に対する有効性が報告されている［23, 26, 37, 83］．また，自転車選手に対して，10週間のBCAAのサプリメントを摂取させることで，

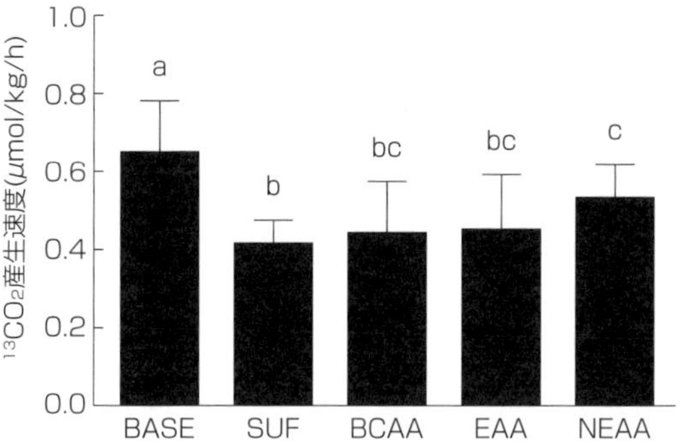

図2-7　男性持久運動選手が20 km走った日における$^{13}CO_2$産生速度に対する食事中のアミノ酸組成・量の影響.
$^{13}CO_2$の排泄速度が低いほど，からだのアミノ酸要求性を満たしていることを示す.
BCAAは，SUFと同程度までアミノ酸の要求性を満たしている.
異符号間で有意差あり$p<0.05$
BASE：卵たんぱく質組成のアミノ酸を0.8 g/kg/日摂取した場合
SUF：卵たんぱく質組成のアミノ酸を1.8 g/kg/日摂取した場合
BCAA：分岐鎖アミノ酸を強化した卵たんぱく質組成のアミノ酸1.0 g/kg/日摂取した場合
EAA：必須アミノ酸9種を強化した卵たんぱく質組成のアミノ酸を1.2 g/kg/日摂取した場合
NEAA：非必須アミノ酸11種を強化した卵たんぱく質組成のアミノ酸を1.8 g/kg/日摂取した場合
（Kato H, Suzuki K, Bannai, M, Moore DR.: Branched-Chain Amino Acids Are the Primary Limiting Amino Acids in the Diets of Endurance-Trained Men after a Bout of Prolonged Exercise. The Journal of nutrition 148: 925–931, 2018）

スプリント能力の向上を示すという報告［52］もあり，BCAA摂取によって，コンディショニングや，トレーニング効果を引き出すのに有効である可能性を示している．一方，BCAAの効果を検証した論文において，BCAAの効果が見られない報告もある［22］．BCAAを中心とするアミノ酸混合物に見られる筋肉痛や筋損傷に対する効果の作用機序は，明らかにはなっていないが，一部には，筋たんぱく質合成の促進や，分解の抑制が関わっていると考えられている [74, 92, 93]．先にも述べたようにBCAAを摂取した場合には，その他の必須アミノ酸の血中濃度が低下することで，筋たんぱく質合成を適正に行えない可能性があり，BCAAの摂取タイミングや，食事から摂取しているたんぱく質量などとの関係も今後検討課題と考えられる．

まとめ

本章では，最新の研究知見を元に，運動選手におけるたんぱく質・アミノ酸摂取とパフォーマンスに関する考え方を紹介した．運動選手は，運動を行っていない人に比べ，アミノ酸・たんぱく質の必要性が高まるため，たんぱく質を多く摂取するように推奨されている．しかし，新たに開発された指標アミノ酸酸化法や，運動選手の実際のパフォーマンスや，トレーニング効果に着目した研究結果から，競技パフォーマンス向上に向けては，より多くのたんぱく質が必要となる可能性が示唆されている．また，運動パフォーマンスの最大化に向けては，1日の総たんぱく質摂取量だけでなく，たんぱく質の「質」（つまり，たんぱく質を構成するアミノ酸組成）や，「摂取回数・タイミング」などを最適化することが重要となる．そして，そのために，1回ごとの食事に含まれるたんぱく質量，および，たんぱく質中のアミノ酸パターンを踏まえた上での補食（食事間の間食）の活用が重要となる．食事中に含まれるたんぱく質のアミノ酸組成を変えることは難しいことから，補食におけるアミノ酸サプリメントの活用が重要となっていくと考えられる．

［加藤　弘之］

資料2−1 指標アミノ酸酸化法を用いたたんぱく質・アミノ酸要求量の測定

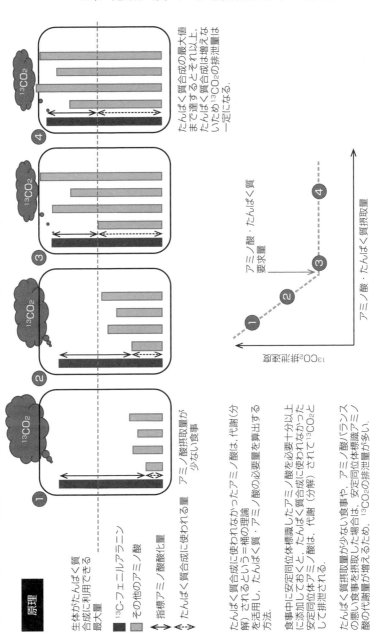

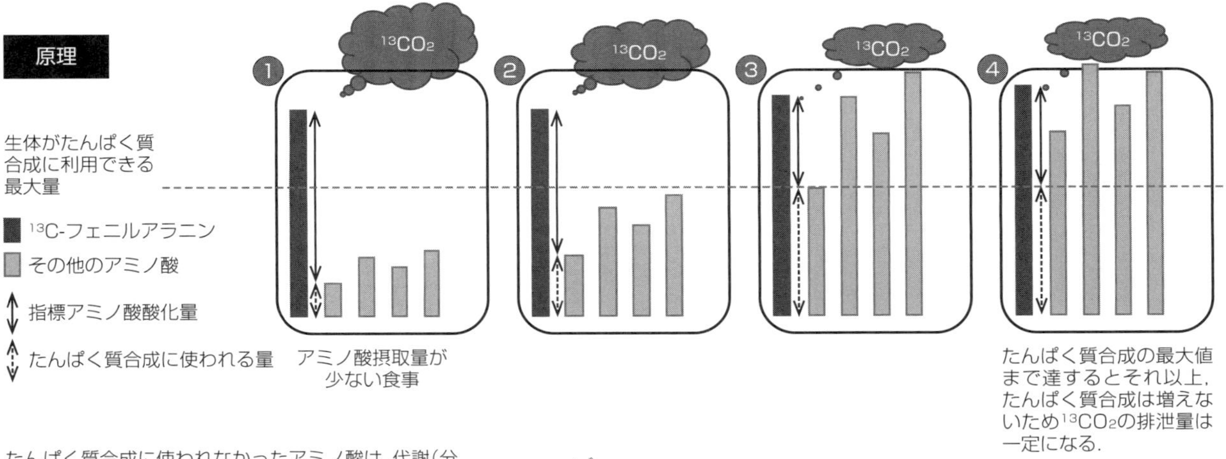

たんぱく質合成に使われなかったアミノ酸は，代謝（分解）されるという＝桶の理論
を活用し，たんぱく質・アミノ酸の必要量を算出する方法．

食事中に安定同位体標識したアミノ酸を必要十分以上に添加しておくと，たんぱく質合成に使われなかった安定同位体アミノ酸は，代謝（分解）されて$^{13}CO_2$として排泄される．

たんぱく質摂取量が少ない食事や，アミノ酸バランスの悪い食事を摂取した場合は，安定同位体標識アミノ酸の代謝量が増えるため，$^{13}CO_2$の排泄量が多い．

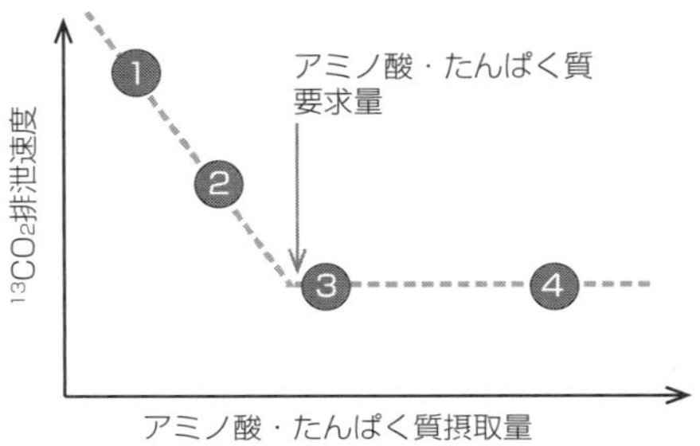

資料2-2　指標アミノ酸酸化法を応用した制限アミノ酸の評価

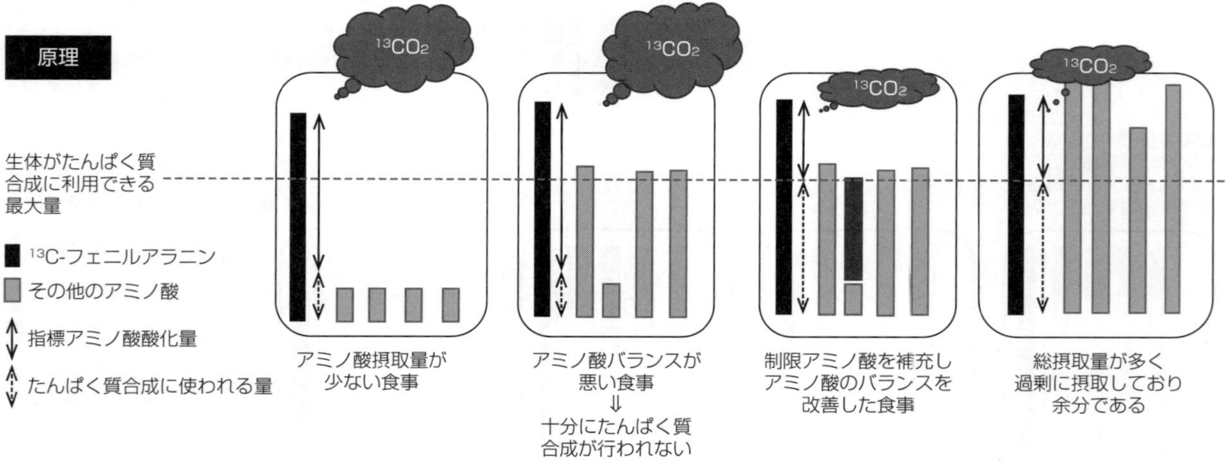

[文　献]

[1] Antonio J, Ellerbroek A, Silver T, Orris S, Scheiner M, Gonzalez A, Peacock CA.: A high protein diet (3.4 g/kg/d) combined with a heavy resistance training program improves body composition in healthy trained men and women--a follow-up investigation. J Int Soc Sports Nutr 12: 39, 2015.

[2] Antonio J, Ellerbroek A, Silver T, Vargas L, Tamayo A, Buehn R, Peacock CA.: A High Protein Diet Has No Harmful Effects: A One-Year Crossover Study in Resistance-Trained Males. J Nutr Metab 9104792, 2016.

[3] Antonio J, Peacock CA, Ellerbroek A, Fromhoff B, Silver T.: The effects of consuming a high protein diet (4.4 g/kg/d) on body composition in resistance-trained individuals. J Int Soc Sports Nutr 11: 19, 2014.

[4] Areta JL, Burke LM, Camera DM, West DW, Crawshay S, Moore DR, Stellingwerff T, Phillips SM, Hawley JA, Coffey VG.: Reduced resting skeletal muscle protein synthesis is rescued by resistance exercise and protein ingestion following short-term energy deficit. Am J Physiol Endocrinol Metab 306: E989−E997, 2014.

[5] Areta JL, Burke LM, Ross ML, Camera DM, West DW, Broad EM, Jeacocke NA, Moore DR, Stellingwerff T, Phillips SM, Hawley JA, Coffey VG.: Timing and distribution of protein ingestion during prolonged recovery from resistance exercise alters myofibrillar protein synthesis. J Physiol 591: 2319−2331, 2013.

[6] Bandegan A, Courtney-Martin G, Rafii M, Pencharz PB, Lemon PW.: Indicator Amino Acid-Derived Estimate of Dietary Protein Requirement for Male Bodybuilders on a Nontraining Day Is Several-Fold Greater than the Current Recommended Dietary Allowance. J Nutr 147: 850−857, 2017.

[7] Bandegan A, Courtney-Martin G, Rafii M, Pencharz PB, Lemon PWR.: Indicator amino acid oxidation protein requirement estimate in endurance-trained men 24 h postexercise exceeds both the EAR and current athlete guidelines. Am J Physiol Endocrinol Metab 316: E741−E748, 2019.

[8] Biolo G, Maggi SP, Williams BD, Tipton KD, Wolfe RR.: Increased rates of muscle protein turnover and amino acid transport after resistance exercise in humans. Am J Physiol 268 (3 Pt 1): E514−E520, 1995.

[9] Biolo G, Tipton KD, Klein S, Wolfe RR.: An abundant supply of amino acids

enhances the metabolic effect of exercise on muscle protein. Am J Physiol 273 (1 Pt 1): E122–E129, 1997.

[10] Burd NA, Gorissen SH, van Vliet S, Snijders T, van Loon LJ.: Differences in postprandial protein handling after beef compared with milk ingestion during postexercise recovery: a randomized controlled trial. Am J Clin Nutr 102: 828–836, 2015.

[11] Burke LM, Slater G, Broad EM, Haukka J, Modulon S, Hopkins WG.: Eating patterns and meal frequency of elite Australian athletes. Int J Sport Nutr Exerc Metab 13: 521–538, 2003.

[12] Cermak NM, Res PT, de Groot LC, Saris WH, van Loon LJ.: Protein supplementation augments the adaptive response of skeletal muscle to resistance-type exercise training: a meta-analysis. Am J Clin Nutr 96: 1454–1464, 2012.

[13] Cintineo HP, Arent MA, Antonio J, Arent SM.: Effects of Protein Supplementation on Performance and Recovery in Resistance and Endurance Training. Front Nutr 5: 83, 2018.

[14] Coombes JS, McNaughton LR.: Effects of branched-chain amino acid supplementation on serum creatine kinase and lactate dehydrogenase after prolonged exercise. J Sports Med Phys Fitness 40: 240–246, 2000.

[15] Cribb PJ, Hayes A.: Effects of supplement timing and resistance exercise on skeletal muscle hypertrophy. Med Sci Sports Exerc 38: 1918–1925, 2006.

[16] Cribb PJ, Williams AD, Carey MF, Hayes A.: The effect of whey isolate and resistance training on strength, body composition, and plasma glutamine. Int J Sport Nutr Exerc Metab 16: 494–509, 2006.

[17] Crozier SJ, Kimball SR, Emmert SW, Anthony JC, Jefferson LS.: Oral leucine administration stimulates protein synthesis in rat skeletal muscle. J Nutr 135: 376–382, 2005.

[18] Devries MC, Sithamparapillai A, Brimble KS, Banfield L, Morton RW, Phillips SM.: Changes in Kidney Function Do Not Differ between Healthy Adults Consuming Higher- Compared with Lower- or Normal-Protein Diets: A Systematic Review and Meta-Analysis. J Nutr 148: 1760–1775, 2018.

[19] Erdman KA, Tunnicliffe J, Lun VM, Reimer RA.: Eating patterns and composition of meals and snacks in elite Canadian athletes. Int J Sport

Nutr Exerc Metab 23: 210–219, 2013.
[20] Escobar J, Frank JW, Suryawan A, Nguyen HV, Davis TA.: Amino acid availability and age affect the leucine stimulation of protein synthesis and eIF4F formation in muscle. Am J Physiol Endocrinol Metab 293: E1615–E1621, 2007.
[21] Esmarck B, Andersen JL, Olsen S, Richter EA, Mizuno M, Kjaer M.: Timing of postexercise protein intake is important for muscle hypertrophy with resistance training in elderly humans. J Physiol 535 (Pt 1): 301–311, 2001.
[22] Estoche JM, Jacinto JL, Roveratti MC, Gabardo JM, Buzzachera CF, de Oliveira EP, Ribeiro AS, da Silva RA, Aguiar AF.: Branched-chain amino acids do not improve muscle recovery from resistance exercise in untrained young adults. Amino Acids 51: 1387–1395, 2019.
[23] Fedewa MV, Spencer SO, Williams TD, Becker ZE, Fuqua CA.: Effect of branched-Chain Amino Acid Supplementation on Muscle Soreness following Exercise: A Meta-Analysis. Int J Vitam Nutr Res 89: 348–356, 2019.
[24] Forbes SC, Bell GJ.: Whey Protein Isolate Supplementation While Endurance Training Does Not Alter Cycling Performance or Immune Responses at Rest or After Exercise. Front Nutr 6: 19, 2019.
[25] Fouque D, Laville M.: Low protein diets for chronic kidney disease in non diabetic adults. Cochrane Database Syst Rev 8: CD001892, 2009.
[26] Foure A, Bendahan D.: Is Branched-Chain Amino Acids Supplementation an Efficient Nutritional Strategy to Alleviate Skeletal Muscle Damage? A Systematic Review. Nutrients 9: 1047, 2017.
[27] Fujita S, Dreyer HC, Drummond MJ, Glynn EL, Volpi E, Rasmussen BB.: Essential amino acid and carbohydrate ingestion before resistance exercise does not enhance postexercise muscle protein synthesis. J Appl Physiol (1985) 106: 1730–1739, 2009.
[28] Gillen JB, Trommelen J, Wardenaar FC, Brinkmans NY, Versteegen JJ, Jonvik KL, Kapp C, de Vries J, van den Borne JJ, Gibala MJ, van Loon LJ.: Dietary Protein Intake and Distribution Patterns of Well-Trained Dutch Athletes. Int J Sport Nutr Exerc Metab 27: 105–114, 2017.
[29] Gillen JB, West DW, Williamson EP, Fung HJW, Moore DR.: Low-

Carbohydrate Training Increases Protein Requirements of Endurance Athletes. Med Sci Sports Exerc 51: 2294–2301, 2019.

[30] Greer BK, Woodard JL, White JP, Arguello EM, Haymes EM.: Branched-chain amino acid supplementation and indicators of muscle damage after endurance exercise. Int J Sport Nutr Exerc Metab 17: 595–607, 2007.

[31] Hamadeh MJ, Devries MC, Tarnopolsky MA.: Estrogen supplementation reduces whole body leucine and carbohydrate oxidation and increases lipid oxidation in men during endurance exercise. J Clin Endocrinol Metab 90: 3592–3599, 2005.

[32] Hartman JW, Tang JE, Wilkinson SB, Tarnopolsky MA, Lawrence RL, Fullerton AV, Phillips SM.: Consumption of fat-free fluid milk after resistance exercise promotes greater lean mass accretion than does consumption of soy or carbohydrate in young, novice, male weightlifters. Am J Clin Nutr 86: 373–381, 2007.

[33] Helms ER, Zinn C, Rowlands DS, Brown SR.: A systematic review of dietary protein during caloric restriction in resistance trained lean athletes: a case for higher intakes. Int J Sport Nutr Exerc Metab 24: 127–138, 2014.

[34] Hoffman JR, Ratamess NA, Tranchina CP, Rashti SL, Kang J, Faigenbaum AD.: Effect of protein-supplement timing on strength, power, and body-composition changes in resistance-trained men. Int J Sport Nutr Exerc Metab 19: 172–185, 2009.

[35] Holm L, Olesen JL, Matsumoto K, Doi T, Mizuno M, Alsted TJ, Mackey AL, Schwarz P, Kjaer M.: Protein-containing nutrient supplementation following strength training enhances the effect on muscle mass, strength, and bone formation in postmenopausal women. J Appl Physiol (1985) 105: 274–281, 2008.

[36] Holm L, van Hall G, Rose AJ, Miller BF, Doessing S, Richter EA, Kjaer M.: Contraction intensity and feeding affect collagen and myofibrillar protein synthesis rates differently in human skeletal muscle. Am J Physiol Endocrinol Metab 298: E257–E269, 2010.

[37] Hormoznejad R, Zare Javid A, Mansoori A.: Effect of BCAA supplementation on central fatigue, energy metabolism substrate and muscle damage to the exercise: a systematic review with meta-analysis. Sport Sciences for Health 15: 265–279, 2019.

[38] Howarth KR, Phillips SM, MacDonald MJ, Richards D, Moreau NA, Gibala MJ.: Effect of glycogen availability on human skeletal muscle protein turnover during exercise and recovery. J Appl Physiol (1985) 109: 431–438, 2010.

[39] Howatson G, Hoad M, Goodall S, Tallent J, Bell PG, French DN.: Exercise-induced muscle damage is reduced in resistance-trained males by branched chain amino acids: a randomized, double-blind, placebo controlled study. J Int Soc Sports Nutr 9: 20, 2012.

[40] Humayun MA, Elango R, Ball RO, Pencharz PB.: Reevaluation of the protein requirement in young men with the indicator amino acid oxidation technique. Am J Clin Nutr 86: 995–1002, 2007.

[41] Ishikawa-Takata K, Takimoto H.: Current protein and amino acid intakes among Japanese people: Analysis of the 2012 National Health and Nutrition Survey. Geriatr Gerontol Int 18: 723–731, 2018.

[42] Jackman SR, Witard OC, Jeukendrup AE, Tipton KD.: Branched-chain amino acid ingestion can ameliorate soreness from eccentric exercise. Med Sci Sports Exerc 42: 962–970, 2010.

[43] Jackman SR, Witard OC, Philp A, Wallis GA, Baar K, Tipton KD.: Branched-Chain Amino Acid Ingestion Stimulates Muscle Myofibrillar Protein Synthesis following Resistance Exercise in Humans. Front Physiol 8: 390, 2017.

[44] Jager R, Kerksick CM, Campbell BI, Cribb PJ, Wells SD, Skwiat TM, Purpura M, Ziegenfuss TN, Ferrando AA, Arent SM, Smith-Ryan AE, Stout JR, Arciero PJ, Ormsbee MJ, Taylor LW, Wilborn CD, Kalman DS, Kreider RB, Willoughby DS, Hoffman JR, Krzykowski JL, Antonio J.: International Society of Sports Nutrition Position Stand: protein and exercise. J Int Soc Sports Nutr 14: 20, 2017.

[45] Jonvik KL, Paulussen KJM, Danen SL, Ceelen IJM, Horstman AM, Wardenaar FC, VAN Loon LJC, VAN Dijk JW.: Protein Supplementation Does Not Augment Adaptations to Endurance Exercise Training. Med Sci Sports Exerc 51: 2041–2049, 2019.

[46] Josse AR, Tang JE, Tarnopolsky MA, Phillips SM.: Body composition and strength changes in women with milk and resistance exercise. Med Sci Sports Exerc 42: 1122–1130, 2010.

[47] Kashima H, Harada N, Miyamoto K, Fujimoto M, Fujita C, Endo MY, Kobayashi T, Miura A, Fukuba Y.: Timing of postexercise carbohydrate-protein supplementation: roles of gastrointestinal blood flow and mucosal cell damage on gastric emptying in humans. J Appl Physiol (1985) 123: 606–613, 2017.

[48] Kashima H, Sugimura K, Taniyawa K, Kondo R, Endo MY, Tanimoto S, Kobayashi T, Miura A, Fukuba Y.: Timing of post-resistance exercise nutrient ingestion: effects on gastric emptying and glucose and amino acid responses in humans. Br J Nutr 120: 995–1005, 2018.

[49] Kato H, Suzuki K, Bannai M, Moore DR.: Branched-Chain Amino Acids Are the Primary Limiting Amino Acids in the Diets of Endurance-Trained Men after a Bout of Prolonged Exercise. J Nutr 148: 925–931, 2018.

[50] Kato H, Suzuki K, Bannai M, Moore DR.: Protein Requirements Are Elevated in Endurance Athletes after Exercise as Determined by the Indicator Amino Acid Oxidation Method. PLoS One 11: e0157406, 2016.

[51] Kato H, Volterman KA, West DWD, Suzuki K, Moore DR.: Nutritionally non-essential amino acids are dispensable for whole-body protein synthesis after exercise in endurance athletes with an adequate essential amino acid intake. Amino Acids 50: 1679–1684, 2018.

[52] Kephart WC, Wachs TD, Mac Thompson R, Brooks Mobley C, Fox CD, McDonald JR, Ferguson BS, Young KC, Nie B, Martin JS, Company JM, Pascoe DD, Arnold RD, Moon JR, Roberts MD.: Ten weeks of branched-chain amino acid supplementation improves select performance and immunological variables in trained cyclists. Amino Acids 48: 779–789, 2016.

[53] Kerksick CM, Arent S, Schoenfeld BJ, Stout JR, Campbell B, Wilborn CD, Taylor L, Kalman D, Smith-Ryan AE, Kreider RB, Willoughby D, Arciero PJ, VanDusseldorp TA, Ormsbee MJ, Wildman R, Greenwood M, Ziegenfuss TN, Aragon AA, Antonio J.: International society of sports nutrition position stand: nutrient timing. J Int Soc Sports Nutr 14: 33, 2017.

[54] Kobayashi H, Borsheim E, Anthony TG, Traber DL, Badalamenti J, Kimball SR, Jefferson LS, Wolfe RR.: Reduced amino acid availability inhibits muscle protein synthesis and decreases activity of initiation factor eIF2B. Am J Physiol Endocrinol Metab 284: E488–E498, 2003.

[55] Kriengsinyos W, Wykes LJ, Goonewardene LA, Ball RO, Pencharz PB.:

Phase of menstrual cycle affects lysine requirement in healthy women. Am J Physiol Endocrinol Metab 287: E489–E496, 2004.

[56] Lee WT, Weisell R, Albert J, Tome D, Kurpad AV, Uauy R.: Research Approaches and Methods for Evaluating the Protein Quality of Human Foods Proposed by an FAO Expert Working Group in 2014. J Nutr 146: 929–932, 2016.

[57] Lemon PW, Mullin JP.: Effect of initial muscle glycogen levels on protein catabolism during exercise. J Appl Physiol Respir Environ Exerc Physiol 48: 624–629, 1980.

[58] Lemon PW.: Effects of exercise on dietary protein requirements. Int J Sport Nutr 8: 426–447, 1998.

[59] Levenhagen DK, Gresham JD, Carlson MG, Maron DJ, Borel MJ, Flakoll PJ.: Postexercise nutrient intake timing in humans is critical to recovery of leg glucose and protein homeostasis. Am J Physiol Endocrinol Metab 280: E982–E993, 2001.

[60] Macnaughton LS, Wardle SL, Witard OC, McGlory C, Hamilton DL, Jeromson S, Lawrence CE, Wallis GA, Tipton KD.: The response of muscle protein synthesis following whole-body resistance exercise is greater following 40 g than 20 g of ingested whey protein. Physiol Rep 4: e12893, 2016.

[61] Mamerow MM, Mettler JA, English KL, Casperson SL, Arentson-Lantz E, Sheffield-Moore M, Layman DK, Paddon-Jones D.: Dietary protein distribution positively influences 24-h muscle protein synthesis in healthy adults. J Nutr 144: 876–680, 2014.

[62] Martin WF, Armstrong LE, Rodriguez NR.: Dietary protein intake and renal function. Nutr Metab (Lond) 2: 25, 2005.

[63] Mayhew DL, Kim JS, Cross JM, Ferrando AA, Bamman MM.: Translational signaling responses preceding resistance training-mediated myofiber hypertrophy in young and old humans. J Appl Physiol (1985) 107: 1655–1662, 2009.

[64] McCullough PA, Chinnaiyan KM, Gallagher MJ, Colar JM, Geddes T, Gold JM, Trivax JE.: Changes in renal markers and acute kidney injury after marathon running. Nephrology (Carlton) 16: 194–199, 2011.

[65] Meredith CN, Zackin MJ, Frontera WR, Evans WJ.: Dietary protein

requirements and body protein metabolism in endurance-trained men. J Appl Physiol (1985) 66: 2850–2856, 1989.

[66] Mitchell CJ, Churchward-Venne TA, Cameron-Smith D, Phillips SM.: What is the relationship between the acute muscle protein synthesis response and changes in muscle mass? J Appl Physiol (1985) 118: 495–497, 2015.

[67] Mitchell CJ, Churchward-Venne TA, Parise G, Bellamy L, Baker SK, Smith K, Atherton PJ, Phillips SM.: Acute post-exercise myofibrillar protein synthesis is not correlated with resistance training-induced muscle hypertrophy in young men. PLoS One 9: e89431, 2014.

[68] Moberg M, Apro W, Ekblom B, van Hall G, Holmberg HC, Blomstrand E.: Activation of mTORC1 by leucine is potentiated by branched-chain amino acids and even more so by essential amino acids following resistance exercise. Am J Physiol Cell Physiol 310: C874–C884, 2016.

[69] Moore DR, Camera DM, Areta JL, Hawley JA.: Beyond muscle hypertrophy: why dietary protein is important for endurance athletes. Appl Physiol Nutr Metab 39: 987–997, 2014.

[70] Moore DR, Robinson MJ, Fry JL, Tang JE, Glover EI, Wilkinson SB, Prior T, Tarnopolsky MA, Phillips SM.: Ingested protein dose response of muscle and albumin protein synthesis after resistance exercise in young men. Am J Clin Nutr 89: 161–168, 2009.

[71] Moore DR.: Maximizing Post-exercise Anabolism: The Case for Relative Protein Intakes. Front Nutr 6: 147, 2019.

[72] Morton RW, Murphy KT, McKellar SR, Schoenfeld BJ, Henselmans M, Helms E, Aragon AA, Devries MC, Banfield L, Krieger JW, Phillips SM.: A systematic review, meta-analysis and meta-regression of the effect of protein supplementation on resistance training-induced gains in muscle mass and strength in healthy adults. Br J Sports Med 52: 376–384, 2018.

[73] Norton LE, Wilson GJ, Layman DK, Moulton CJ, Garlick PJ.: Leucine content of dietary proteins is a determinant of postprandial skeletal muscle protein synthesis in adult rats. Nutr Metab (Lond) 9: 67, 2012.

[74] Nosaka K.: Muscle damage and amino acid supplementation: Does it aid recovery from muscle damage? International Sport Med Journal 8: 54–67, 2007.

[75] Packer JE, Wooding DJ, Kato H, Courtney-Martin G, Pencharz PB, Moore

DR.: Variable-Intensity Simulated Team-Sport Exercise Increases Daily Protein Requirements in Active Males. Front Nutr 4: 64, 2017.
[76] Paddon-Jones D, Campbell WW, Jacques PF, Kritchevsky SB, Moore LL, Rodriguez NR, van Loon LJ.: Protein and healthy aging. Am J Clin Nutr 101: 1339S–1345S, 2015.
[77] Pasiakos SM, Lieberman HR, McLellan TM.: Effects of protein supplements on muscle damage, soreness and recovery of muscle function and physical performance: a systematic review. Sports Med 44: 655–670, 2014.
[78] Pasiakos SM, McClung HL, McClung JP, Margolis LM, Andersen NE, Cloutier GJ, Pikosky MA, Rood JC, Fielding RA, Young AJ.: Leucine-enriched essential amino acid supplementation during moderate steady state exercise enhances postexercise muscle protein synthesis. Am J Clin Nutr 94: 809–818, 2011.
[79] Pasiakos SM, McLellan TM, Lieberman HR.: The effects of protein supplements on muscle mass, strength, and aerobic and anaerobic power in healthy adults: a systematic review. Sports Med 45: 111–131, 2015.
[80] Pennings B, Groen BB, van Dijk JW, de Lange A, Kiskini A, Kuklinski M, Senden JM, van Loon LJ.: Minced beef is more rapidly digested and absorbed than beef steak, resulting in greater postprandial protein retention in older men. Am J Clin Nutr 98: 121–128, 2013.
[81] Phillips SM, Tipton KD, Aarsland A, Wolf SE, Wolfe RR.: Mixed muscle protein synthesis and breakdown after resistance exercise in humans. Am J Physiol 273 (1 Pt 1): E99–E107, 1997.
[82] Phillips SM.: Dietary protein requirements and adaptive advantages in athletes. Br J Nutr 108 (Suppl 2): S158–S167, 2012.
[83] Rahimi MH, Shab-Bidar S, Mollahosseini M, Djafarian K.: Branched-chain amino acid supplementation and exercise-induced muscle damage in exercise recovery: A meta-analysis of randomized clinical trials. Nutrition 42: 30–36, 2017.
[84] Reidy PT, Rasmussen BB.: Role of Ingested Amino Acids and Protein in the Promotion of Resistance Exercise-Induced Muscle Protein Anabolism. J Nutr 146: 155–183, 2016.
[85] Res PT, Groen B, Pennings B, Beelen M, Wallis GA, Gijsen AP, Senden JM, LJ VANL.: Protein ingestion before sleep improves postexercise overnight

recovery. Med Sci Sports Exerc 44: 1560–1569, 2012.

[86] Roberson PA, Romero MA, Mumford PW, Osburn SC, Haun CT, Vann CG, Kluess HA, Roberts MD.: Protein Supplementation Throughout 10 Weeks of Progressive Run Training Is Not Beneficial for Time Trial Improvement. Front Nutr 5: 97, 2018.

[87] Robinson MJ, Burd NA, Breen L, Rerecich T, Yang Y, Hector AJ, Baker SK, Phillips SM.: Dose-dependent responses of myofibrillar protein synthesis with beef ingestion are enhanced with resistance exercise in middle-aged men. Appl Physiol Nutr Metab 38: 120–125, 2013.

[88] Rose WC.: Feeding experiments with mixtures of highly purified amino acids. 1 The inadequacy of diets containing nineteen amino acids. J Biol Chem 94: 155–165, 1931

[89] Rush JW, MacLean DA, Hultman E, Graham TE.: Exercise causes branched-chain oxoacid dehydrogenase dephosphorylation but not AMP deaminase binding. J Appl Physiol 78: 2193–2200, 1995.

[90] Schoenfeld BJ, Aragon A, Wilborn C, Urbina SL, Hayward SE, Krieger J.: Pre- versus post-exercise protein intake has similar effects on muscular adaptations. PeerJ 5: e2825, 2017.

[91] Schoenfeld BJ, Aragon AA, Krieger JW.: The effect of protein timing on muscle strength and hypertrophy: a meta-analysis. J Int Soc Sports Nutr 10: 53, 2013.

[92] Shimomura Y, Honda T, Shiraki M, Murakami T, Sato J, Kobayashi H, Mawatari K, Obayashi M, Harris RA.: Branched-chain amino acid catabolism in exercise and liver disease. J Nutr 136 (1 Suppl): 250S–253S, 2006.

[93] Shimomura Y, Inaguma A, Watanabe S, Yamamoto Y, Muramatsu Y, Bajotto G, Sato J, Shimomura N, Kobayashi H, Mawatari K.: Branched-chain amino acid supplementation before squat exercise and delayed-onset muscle soreness. Int J Sport Nutr Exerc Metab 20: 236–244, 2010.

[94] Shimomura Y, Kobayashi H, Mawatari K, Akita K, Inaguma A, Watanabe S, Bajotto G, Sato J.: Effects of squat exercise and branched-chain amino acid supplementation on plasma free amino acid concentrations in young women. J Nutr Sci Vitaminol (Tokyo) 55: 288–291, 2009.

[95] Snijders T, Res PT, Smeets JS, van Vliet S, van Kranenburg J, Maase K, Kies AK, Verdijk LB, van Loon LJ.: Protein Ingestion before Sleep Increases Muscle Mass and Strength Gains during Prolonged Resistance-

Type Exercise Training in Healthy Young Men. J Nutr 145: 1178-1184, 2015.

[96] Tang JE, Moore DR, Kujbida GW, Tarnopolsky MA, Phillips SM.: Ingestion of whey hydrolysate, casein, or soy protein isolate: effects on mixed muscle protein synthesis at rest and following resistance exercise in young men. J Appl Physiol (1985) 107: 987-992, 2009.

[97] Tarnopolsky MA, Atkinson SA, MacDougall JD, Chesley A, Phillips S, Schwarcz HP.: Evaluation of protein requirements for trained strength athletes. J Appl Physiol (1985) 73: 1986-1995, 1992.

[98] Tarnopolsky MA, MacDougall JD, Atkinson SA.: Influence of protein intake and training status on nitrogen balance and lean body mass. J Appl Physiol (1985) 64: 187-193, 1988.

[99] Thomas DT, Erdman KA, Burke LM.: American College of Sports Medicine Joint Position Statement. Nutrition and Athletic Performance. Med Sci Sports Exerc 48: 543-568, 2016.

[100] Tipton KD, Rasmussen BB, Miller SL, Wolf SE, Owens-Stovall SK, Petrini BE, Wolfe RR.: Timing of amino acid-carbohydrate ingestion alters anabolic response of muscle to resistance exercise. Am J Physiol Endocrinol Metab 281: E197-E206, 2001.

[101] Trommelen J, van Loon LJ.: Pre-Sleep Protein Ingestion to Improve the Skeletal Muscle Adaptive Response to Exercise Training. Nutrients 8: 763, 2016.

[102] van Hall G, MacLean DA, Saltin B, Wagenmakers AJ.: Mechanisms of activation of muscle branched-chain alpha-keto acid dehydrogenase during exercise in man. The Journal of physiology 494 (Pt 3): 899-905, 1996.

[103] van Wijck K, Pennings B, van Bijnen AA, Senden JM, Buurman WA, Dejong CH, van Loon LJ, Lenaerts K.: Dietary protein digestion and absorption are impaired during acute postexercise recovery in young men. Am J Physiol Regul Integr Comp Physiol 304: R356-R361, 2013.

[104] West DW, Burd NA, Tang JE, Moore DR, Staples AW, Holwerda AM, Baker SK, Phillips SM.: Elevations in ostensibly anabolic hormones with resistance exercise enhance neither training-induced muscle hypertrophy nor strength of the elbow flexors. J Appl Physiol (1985) 108: 60-67, 2010.

[105] West DW, Kujbida GW, Moore DR, Atherton P, Burd NA, Padzik JP, De

Lisio M, Tang JE, Parise G, Rennie MJ, Baker SK, Phillips SM.: Resistance exercise-induced increases in putative anabolic hormones do not enhance muscle protein synthesis or intracellular signalling in young men. J Physiol 587 (Pt 21): 5239–5247, 2009.

[106] Wilkinson SB, Tarnopolsky MA, Macdonald MJ, Macdonald JR, Armstrong D, Phillips SM.: Consumption of fluid skim milk promotes greater muscle protein accretion after resistance exercise than does consumption of an isonitrogenous and isoenergetic soy-protein beverage. Am J Clin Nutr 85: 1031–1040, 2007.

[107] Williamson E, Kato H, Volterman KA, Suzuki K, Moore DR.: The Effect of Dietary Protein on Protein Metabolism and Performance in Endurance-trained Males. Med Sci Sports Exerc 51: 352–360, 2019.

[108] Witard OC, Jackman SR, Breen L, Smith K, Selby A, Tipton KD.: Myofibrillar muscle protein synthesis rates subsequent to a meal in response to increasing doses of whey protein at rest and after resistance exercise. Am J Clin Nutr 99: 86–95, 2014.

[109] Wooding DJ, Packer JE, Kato H, West DWD, Courtney-Martin G, Pencharz PB, Moore DR.: Increased Protein Requirements in Female Athletes after Variable-Intensity Exercise. Med Sci Sports Exerc 49: 2297–2304, 2017.

[110] Yasuda J, Asako M, Arimitsu T, Fujita S.: Association of Protein Intake in Three Meals with Muscle Mass in Healthy Young Subjects: A Cross-Sectional Study. Nutrients 11: 612, 2019.

3章
脂質摂取とパフォーマンス

これまでのスポーツ栄養学において，その中心的な存在であったのは炭水化物（糖質）とたんぱく質であった．糖質は運動時の主なエネルギー源であり，体内での貯蔵量が少ないグリコーゲンを試合前にできるだけ高めておくための栄養学的手法などが検討されてきた．また，たんぱく質は骨格筋の主な材料であり，どのような素材のたんぱく質を，どのタイミングで，どれだけ摂取すると筋量･筋力の増加につながるのか，といった検討が行われてきた．

一方，三大栄養素一つでもある脂質に関しては，「1日の総エネルギー摂取量のうち25～30％程度を脂質から摂取すべき」と言われるだけであり，スポーツ選手における効果的な脂質摂取法はほとんど検討されていなかった．しかしながら，ここ数年の間に，脂質の活用法に関する研究が盛んに行われるようになり，興味深い知見が得られてきている．そこで本章では，スポーツ栄養学における脂質の摂取法・活用法に関する最近の知見を紹介しながら，その考え方を整理させていただく．

1．国際的なスポーツ栄養の公式見解における脂質摂取についての考え方

北米の栄養・スポーツ医学関連3団体から示されているスポーツ栄養の公式見解（Joint Position Statement：Nutrition and Athletic Performance）が2016年に改訂された［53］．その中でも脂質の摂取法に関する記載はあるものの，英文二段組で25ページ以上にわたるガイドラインの中で約半ページ程度とごく僅かである．その主な内容は，①脂質に関しては，食事摂取基準のような一般人向けの基準値を参考にしながら，個々のアスリートのトレーニング状況や体組成に応じて個別化をはかることが必要である，②減量

時において，脂質の摂取量を極端に減らすケースがみられるが，そのような場合でも脂質の摂取量はエネルギー比で20%未満とならないようにすべきである，というものであり，脂質の摂取量は少なすぎても多すぎでも好ましくないといった，ごく当たり前の内容に留まっている．また，後述するように，低糖質・高脂肪食が近年注目されつつあるが，この公式見解においては，「場合によってはメリットがあるかもしれないが，必ずしも推奨できるものではないだろう」という考えが示されている．

2．各代謝機能に及ぼす脂質摂取の影響

(1) 糖代謝との関係

運動時のエネルギー源は主に糖質と脂質であるが，生体内に貯蔵されている糖質（主に筋および肝グリコーゲン）の量は，脂肪のそれに比べてはるかに少ない．これまでに行われた数多くの研究により，グリコーゲン（特に骨格筋のグリコーゲン）の減少・枯渇が，中・高強度で長時間にわたって行われる運動時の筋疲労やパフォーマンス低下の主な原因の一つであることが明らかとなっている［19］．また，スポーツの現場では，1日の中でトレーニングや試合が複数回行われることが多い．そのような場合には，筋グリコーゲンの枯渇にともなうトレーニングの質の低下やパフォーマンスの低下を防ぐために，次の試合やトレーニングが始まるまでの限られた時間の中で筋グリコーゲンを速やかに回復させることが重要となる．

筋グリコーゲンの速やかな回復のためには，その直接の材料である糖質を十分に摂取しなければならない（体重1 kgあたり1.0～1.2 g/時間の糖質を摂取することが推奨されている［21］）．その際，糖質だけではなく，たんぱく質も同時に摂取すると，インスリン分泌が顕著に高まり，筋グリコーゲンの回復も促進されることが報告されている（糖質とたんぱく質をそれぞれ単独で摂取した際に分泌されるインスリンを足し合わせた量よりも多くのインスリンが分泌される）［62］．このような糖質とたんぱく質の同時摂取によるインスリン分泌促進効果には，消化管ホルモンが関与していると考えられている．栄養素を摂取した場合には，小腸などの消化管からGlucose-dependent

Insulinotropic Polypeptide（GIP）およびGlucagon-Like Peptide-1（GLP-1）などのインクレチンと呼ばれる消化管ホルモンが分泌される．これらの消化管ホルモンは，それ単独ではインスリン分泌を促進することはないものの，高血糖状態においては膵臓からの血糖依存的なインスリン分泌を増強する．糖質とたんぱく質を同時に摂取した際にも，たんぱく質摂取により消化管ホルモンの分泌が刺激され，インスリン分泌さらには運動後の筋グリコーゲン回復が促進されたと考えられる．

消化管ホルモンの一つであるGIPは，脂質を摂取した際に，その分泌が強力に刺激される．最近の研究により，糖質だけを投与した場合に比べて，糖質と脂質（食用油）を同時に投与した際にも，GIPさらにはインスリンの分泌が刺激され，運動後のマウスにおける筋グリコーゲン回復が促進されることが明らかとなっている [47]．この研究では，消化・吸収が速やかに行われるように，脂質を乳化処理（乳化剤を加え，超音波処理）した状態でマウスに投与している．当然のことながら，スポーツの現場では乳化処理などの面倒な作業を行うことなく摂取できるものが望ましい．牛乳は，糖質の含有量はそれほど多くないものの，消化管ホルモンの分泌を刺激するたんぱく質と乳化された脂質（乳脂肪）をバランスよく含んでいる．したがって，糖質に加えて牛乳を同時に摂取することで，消化管ホルモンおよびインスリンの分泌が刺激され，筋グリコーゲンの回復が促進される可能性が高いと考えられる．実際に，実験動物（マウス）を対象にした研究ではあるものの，走行運動終了後に糖質・牛乳の混合溶液を摂取した場合に，糖質のみを摂取した場合に比べてGIPおよびインスリンの分泌が顕著に高まり，それにともない，血糖値の低下（末梢組織による血糖の取り込みの増加）と筋グリコーゲンの回復促進効果が得られることが報告されている [20]．

さらに最近の研究において，走行運動後のマウスに対して，乳脂肪を含まない無脂肪牛乳と糖質の混合溶液を投与した場合には，糖質と有脂肪牛乳の混合溶液を投与した場合に比べて，GIPおよびインスリンの分泌応答が減弱し，筋グリコーゲンの回復促進効果が得られないという結果が報告されている（図3–1）[11]．したがって，牛乳に含まれる成分のうち，乳脂肪分が上記のような糖質と牛乳による筋グリコーゲン回復促進効果に寄与していると

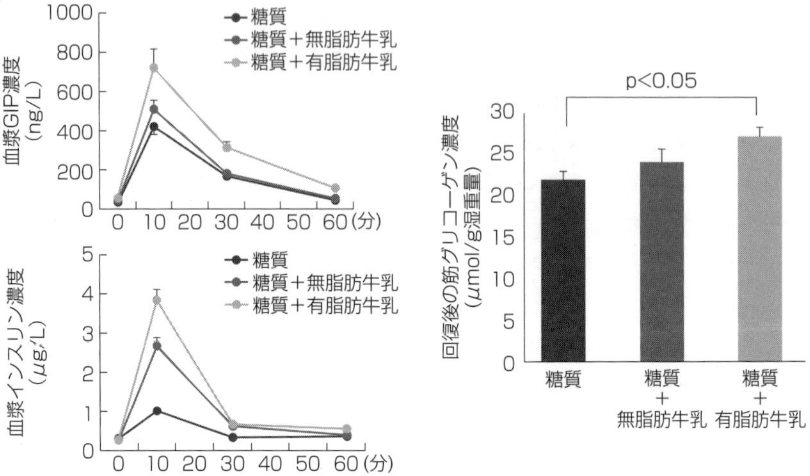

図3-1　糖質と牛乳の混合物摂取による運動後の筋グリコーゲン回復効果.
30分間の走行運動直後のマウスに糖質（2 mg/g）と有脂肪牛乳（40 μL/g）の混合物を投与した場合，糖質のみを投与した場合に比べて，GIPおよびインスリンの分泌が高まり，筋グリコーゲンの回復も促進される．一方，無脂肪牛乳の場合には，そのような効果が小さくなる.
（深澤歩，横田悠天，神田淳，木村典代，寺田新：糖質と同時に摂取する牛乳の乳脂肪分の有無が運動後の筋グリコーゲン回復に及ぼす影響．日本スポーツ栄養研究誌 12: 33-41, 2019より作図）

考えられる.

糖質と牛乳の混合物摂取の効果に関しては，健康な女子大学生を対象としても検討が行われており，マウスとほぼ同様の結果，すなわち，運動後の糖質・牛乳混合溶液の摂取により，糖質のみを摂取した場合に比べて，血中インスリン濃度の上昇と血糖値の低下が生じることが報告されている [27]. 実際にヒトを対象として筋グリコーゲン濃度を測定した研究はまだ行われていないものの，糖質と牛乳の混合溶液は，少なくとも運動後のインスリン分泌を高める手法としては活用できそうである．ただし，脂質を添加することによる効果に関しては，個人差が大きいことも報告されている．糖質に加えて高脂肪乳もしくは，たんぱく質と脂質の含有量をさらに高めたゼリーを摂取した場合には，糖質のみを摂取した場合に比べて，すべての被験者で摂取後のGIP濃度が顕著に増大するものの，脂質の摂取量を増やせば増やすほどその量に比例してインスリン分泌が高まるということはなく，むしろインスリン分泌量が低下してしまう被験者も存在する［22］．脂質を多く摂取した場合には，消化・吸収がむしろ遅延してしまう可能性もあり，インスリン分泌増加というポジティブな効果と消化・吸収遅延というネガティブな効果のどちらが優位になってあらわれるのかで，その有効性が決まりそうである．実際のスポーツの現場で使用する前に，まずは一度試し，自らの適正な脂質配合量・摂取量を検討することが必要であろう．

(2) たんぱく質代謝との関係

骨格筋は，体重の約40％を占める生体内で最大の組織であり，スピードやパワーが求められる競技においては，その量を増加させることが重要となる．骨格筋の主な材料はたんぱく質であり，そのたんぱく質の摂取法に関して行われた多くの研究では，精製された素材（例：ホエイプロテインや分岐鎖アミノ酸など）が試料として用いられている．一方，肉類，卵，牛乳などの食品にはたんぱく質が多く含まれているものの，その他の成分（筋たんぱく質の直接の材料とはならない成分）も含まれている．そのような食品を摂取した際の効果に関しては不明な点が多く残されていたが，近年このような精製されていない食品（Whole Foods）を摂取した場合のほうが，精製されたたんぱく質やアミノ酸を摂取した場合よりも筋たんぱく質合成が高まるという可能性も示されている．例えば，図3-2に示すように，卵白だけを摂取した場合に比べて，全卵を摂取した方が，同様に牛乳に関しても，スキムミルクに比べて全乳を摂取した方が，レジスタンス運動後の筋たんぱく質合成が高まることが示されている（図3-2）［9, 55］．全卵や全乳に含まれる栄養素の中で，このような効果をもたらす成分が何であるのかは必ずしも明らかではないが，リン脂質・n-3系脂肪酸などの脂質が関与しているのではないかと考えられている［57］．これらの脂質は，主に細胞膜の構成成分となっており，細胞膜の流動性や脂質ラフト（コレステロールとコレステロールに対する親和性の高いスフィンゴ脂質から構成される細胞膜上の部位．細胞のシグナル伝達を効率化する役割を担う）の形成を促進し，細胞内情報伝達経

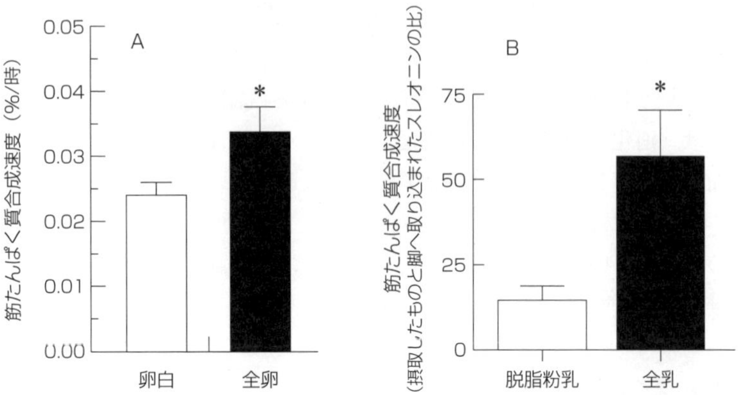

図3-2　一過性の筋力トレーニングを行った被験者が，卵白もしくは全卵を摂取した場合（A）および脱脂粉乳（スキムミルク）もしくは全乳を摂取した場合（B）の筋たんぱく質合成速度の違い．
*：それぞれ卵白および脱脂粉乳を摂取した試行よりも有意に高いことを示す．
（Elliot TA, Cree MG, Sanford AP, Wolfe RR, Tipton KD.: Milk ingestion stimulates net muscle protein synthesis following resistance exercise. Med Sci Sports Exerc 38: 667–674, 2006およびvan Vliet S, Shy EL, Abou Sawan S, Beals JW, West DW, Skinner SK, Ulanov AV, Li Z, Paluska SA, Parsons CM, Moore DR, Burd NA.: Consumption of whole eggs promotes greater stimulation of postexercise muscle protein synthesis than consumption of isonitrogenous amounts of egg whites in young men. Am J Clin Nutr 106: 1401–1412, 2017より作図）

路の調節に深く関わっていることが知られている．実際，全卵を摂取した際には，卵白を摂取した場合に比べて筋たんぱく質の合成に関わるmechanistic target of rapamycin（mTOR）系のシグナル伝達が亢進することが示されている［2］．

牛乳に含まれる脂肪酸のなかで，骨格筋との関係で近年注目されているものとして，中鎖脂肪酸が挙げられる．中鎖脂肪酸とは，炭素数が8～10個の脂肪酸であり，通常の食用油に含まれる長鎖脂肪酸とは異なり，門脈から直接肝臓へと取り込まれることや，ミトコンドリアに流入する際に，カルニチンパルミトイル転移酵素による制御を受けないといった特徴を有する（図3-3）．この中鎖脂肪酸に関しては，2カ月間のオフシーズン中に，調合サラダ油を使用した食事を摂取した大学レスリング選手では，超音波で測定した筋

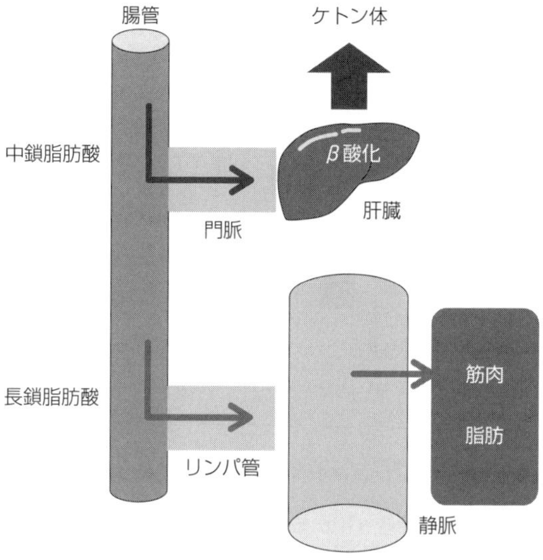

図3-3　中鎖脂肪酸と長鎖脂肪酸の吸収経路の違い.
（寺田新：食事と栄養.（深代千之，安部孝編：スポーツでのばす健康寿命．東京大学出版会，pp. 249-287, 2019））

厚が減少傾向にあったものの，中鎖脂肪酸油を摂取（1日約5 g）した選手では，筋厚が維持され，長鎖脂肪酸油摂取群と比べて有意に高い値を示した，という結果が報告されている［33］．また，スポーツ選手ではないものの，介護施設に入居している高齢者（平均年齢86歳）の筋機能が，中鎖脂肪酸の摂取で改善したという研究結果もある［1］．この研究では，サプリメントとして何も摂取しないコントロール群やロイシン（1.2 g），ビタミンD（20 μg）および長鎖脂肪酸（キャノーラ）油（6 g）を通常の食事に加えて3カ月間摂取させた群では，体重，握力，歩行速度などが減少もしくは維持される傾向にあったのに対して，長鎖脂肪酸油の代わりに中鎖脂肪酸油を摂取した群（ロイシンおよびビタミンDは同量摂取）では，これら検査項目の成績がすべて改善したことが報告されている（図3-4）．以上の結果は，脱トレーニングや加齢などで筋量・筋力が低下するような場面において，中鎖

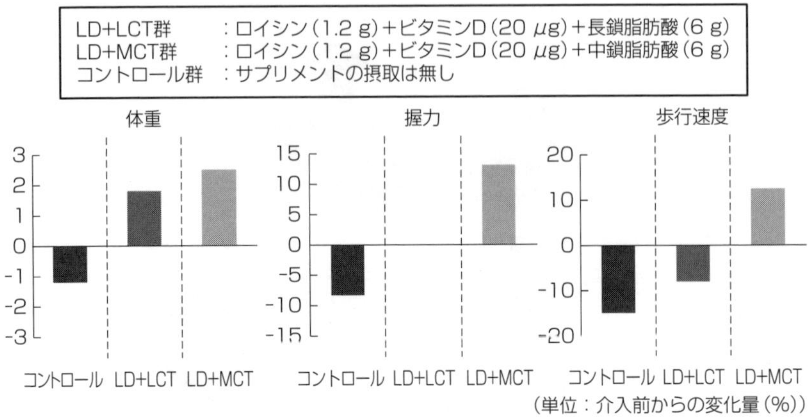

図3-4　中鎖脂肪鎖を含むサプリメントが，高齢者の体重，握力および歩行速度に及ぼす影響．
介護施設に入居している高齢者（平均年齢86歳）に対して，3カ月間介入し，その前後で体重，握力，歩行速度などの測定を行った．
（Abe S, Ezaki O, Suzuki M.: Medium-Chain Triglycerides in Combination with Leucine and Vitamin D Increase Muscle Strength and Function in Frail Elderly Adults in a Randomized Controlled Trial. J Nutr 146: 1017–1026, 2016より作図したものを，寺田新：食事と栄養．（深代千之，安部孝編：スポーツでのばす健康寿命．東京大学出版会，pp. 249–287, 2019）より引用）

脂肪酸油を摂取することで，その減少を抑制できる可能性を示している．

このような筋力・筋量低下に対する中鎖脂肪酸油による抑制効果についての詳しいメカニズムはまだ明らかとなっていないものの，筋たんぱく質の分解系を抑制するという可能性が動物実験において示されている．実験動物（ラット）の後肢に対してギプス固定を施すことで，骨格筋，特に抗重力筋であるヒラメ筋に萎縮（筋重量および筋たんぱく質量の減少）が生じるが，長鎖脂肪酸の代わりに中鎖脂肪酸油を配合した飼料を摂取した群では，その廃用性筋萎縮が一部抑制できることが確認されている（図3-5）[32]．さらに，長鎖脂肪酸を摂取した群では，廃用性萎縮が生じたヒラメ筋においてMuRF-1と呼ばれる酵素の発現量が増加するのに対して，中鎖脂肪酸油を摂取した群においては，その増加が完全に抑制されていた（図3-5）．MuRF-1とは，骨格筋特異的に発現するユビキチンE3リガーゼであり，ユビキチン–

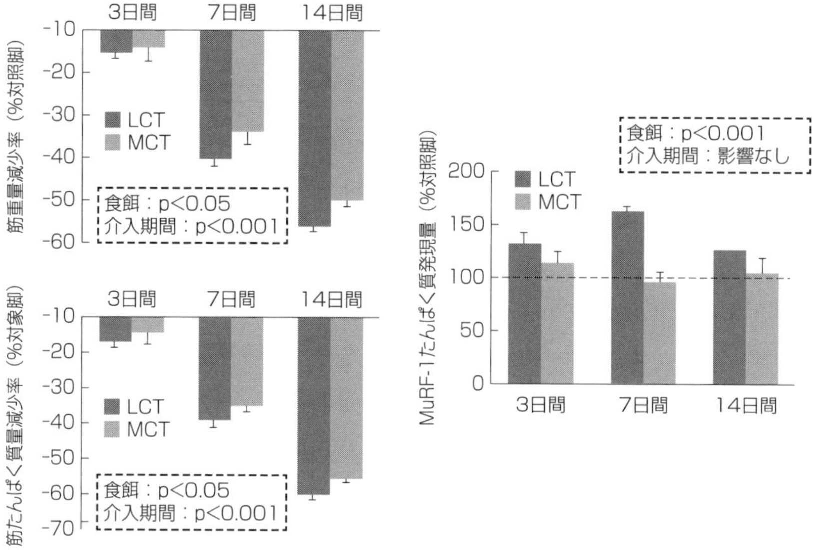

図3-5　中鎖脂肪酸の摂取がギプス固定による廃用性筋萎縮に及ぼす影響.
ラットに対して，3～14日間ほど一方の後肢にギプス固定を施すことで，ギプス固定をしていないもう一方の脚（対照脚）に比べて筋重量，筋たんぱく質量が減少するが，このとき長鎖脂肪酸油（long-chain triglyceride：LCT）を配合した飼料を摂取したラットに比べて，中鎖脂肪酸油（medium-chain triglyceride：MCT）を摂取したラットでは，筋萎縮が一部抑制されていた．また，LCTを摂取したラットでは，萎縮が生じた筋において筋特異的ユビキチンリガーゼMuRF-1の発現量の増加が認められたのに対して，MCTを摂取したラットでは，MuRF-1の増加が完全に抑制されていた．
（Nishimura S, Inai M, Takagi T, Nonaka Y, Urashima S, Honda K, Aoyama T, Terada S.: Preventive Effects of the Dietary Intake of Medium-chain Triacylglycerols on Immobilization-induced Muscle Atrophy in Rats. J Oleo Sci 66: 917–924, 2017より作図）

プロテアソーム系と呼ばれるたんぱく質分解系において重要な役割を果たす酵素である．このMuRF-1をノックアウトしたマウスでは，不活動などによる廃用性筋萎縮が抑制されることが報告されており，中鎖脂肪酸油の摂取は，このMuRF-1の発現量増加を抑制することで，筋たんぱく質の分解さらには廃用性筋萎縮を一部軽減している可能性があると考えられる．

以上のように，今後さらなる検討が必要であるのは言うまでもないが，介護，脱トレーニング，怪我によるギプス固定などによって身体活動量が減少するような場面において，中鎖脂肪酸を摂取することで筋機能の低下や筋萎縮が一部抑制できる可能性が示されている．スポーツ選手に対するたんぱく質の推奨摂取量は，1日あたり1.2～2.0 g/kg体重であると言われているが[53]，怪我などの不活動時には，～2.5 g/kg体重程度にまで増やすことが推奨されている［7］．しかしながら，このようにたんぱく質の摂取量を増やしても，廃用性筋萎縮を完全には予防できない．したがって，たんぱく質の摂取量を増やすことに加えて，機能性脂質などによって脂質の部分も工夫することで，廃用性筋萎縮をより効果的に抑制できるかもしれない（ただし，中鎖脂肪酸油による効果に関しても限定的であるので，過度な期待は禁物であろう）．

(3) 脂質代謝との関係

先述したように，2016年に改訂されたスポーツ栄養の公式見解（Nutrition and Athletic Performance）［53］において，脂質の摂取量に関しては，食事摂取基準のような基準値を参考にしながら，摂取量が少なくなりすぎないように，という勧告が示されている．一方，脂質の摂取量を増やすことで脂質の酸化能力を増やそうとする「ファットアダプテーション」という手法に対する関心が再び高まっており，その中でも特に「ケトン食」と呼ばれる超低糖質・超高脂質食が注目を集めている．

1）ファットアダプテーションとは：体内貯蔵量の少ない糖質（グリコーゲン）の枯渇を防ぐために，もう一つの主要なエネルギー基質である脂質の利用能力をできるだけ高めることを目的として，高脂肪食などにより脂質の摂取量を長期的に増やすという手法（ファットアダプテーション）が古くから知られていた．持久的トレーニングでも運動中の脂質の利用能力が高まるが，持久的トレーニングと高脂肪食摂取による脂質酸化機能の向上には，ともに骨格筋のミトコンドリア，特に脂肪酸β酸化に関わる酵素の増加が寄与している［13, 15, 19］．興味深い点としては，持久的トレーニングと高脂肪食の摂取を組み合わせて行った場合，骨格筋のミトコンドリアが相加的に増加する，という点が挙げられる［43］．このことは，両者が異なるメカニズムで骨格筋のミトコンドリアを増加させていることを意味している．

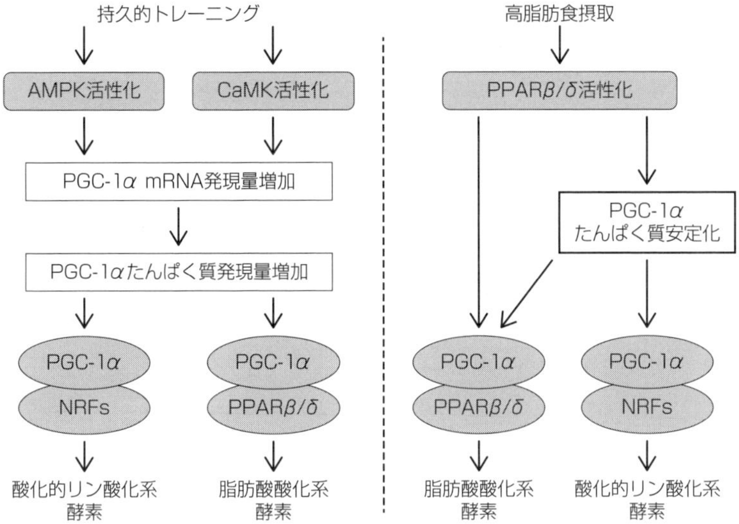

図3-6　持久的トレーニングと高脂肪食による骨格筋ミトコンドリアの発現調節機序.
NRFs：転写因子nuclear respiratory factors.
（寺田新：脂質と疲労.（下光輝一，八田秀雄編：運動と疲労の科学．大修館書店，pp.188–203, 2018)）

持久的トレーニングによる骨格筋のミトコンドリアの増加には，筋収縮活動にともなうATP・PCrの分解/AMP・Cr濃度の上昇によって活性化されるAMP依存性プロテインキナーゼ（AMP-activated protein kinase：AMPK）と呼ばれる酵素が関与していることが明らかとなっている[52].この酵素は，転写補助因子peroxisome proliferator-activated receptor（PPAR）gamma coactivator-1α（PGC-1α）の発現量の増加を介して，ミトコンドリア系酵素の増加を引き起こすと考えられている（図3-6）[52]．また，筋小胞体から放出されるCa^{2+}によって活性化されるカルモジュリンキナーゼ（CaMK）もAMPKと同様にPGC-1αの発現量の増加を介して，ミトコンドリアの増加に寄与していると言われている（図3-6）[52].

一方，長期的な高脂肪食摂取による骨格筋のミトコンドリアの増加には，AMPKやCaMKではなく核内受容体のPPARβ/δが主要な役割を果たして

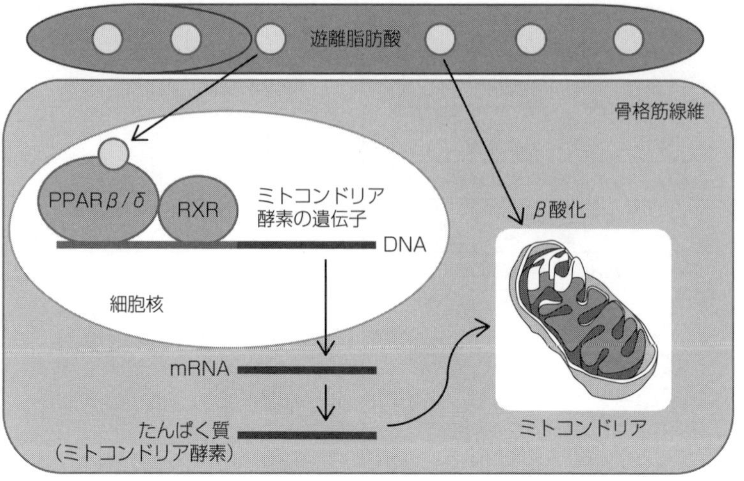

図3–7　高脂肪食の摂取による骨格筋ミトコンドリア増加のメカニズム.
高脂肪食の摂取によって血中に増加した遊離脂肪酸が核内受容体PPARβ/δを活性化し，ミトコンドリア系酵素（特に脂肪酸酸化に関わる酵素）の発現量を増加させる.
(寺田新：スポーツ栄養学：科学の基礎から「なぜ？」にこたえる. 東京大学出版会, 2017)

いる．このPPARβ/δは，脂肪酸酸化系酵素の遺伝子のプロモーター領域に結合することで，それらの酵素の遺伝子発現を活性化する作用を持つ（図3–7）．高脂肪食摂取時には，血中に増加した遊離脂肪酸が骨格筋細胞内に取り込まれ，このPPARβ/δを活性化することで，脂肪酸酸化系酵素の遺伝子発現が増加する（図3–7）[13]．ただし，長期的な高脂肪食の摂取により，脂肪酸酸化系酵素だけではなく，PPARβ/δによる直接的な制御を受けない（その遺伝子プロモーター領域にPPAR結合領域（PPAR-responsive element：PPRE）を持たない）ミトコンドリア系酵素の発現量も増加する（図3–8）[13, 15]．したがって，高脂肪食によるミトコンドリアの増加には，PPARβ/δ以外に，ミトコンドリア系酵素の遺伝子発現を広範に制御している因子が関与している必要がある．実は，高脂肪食による骨格筋のミトコンドリアの増加にも，持久的トレーニングの場合と同様にPGC-1αの発現量の増加が重要な役割を担っている可能性が示唆されている．ただし，このPGC-1αの発現量

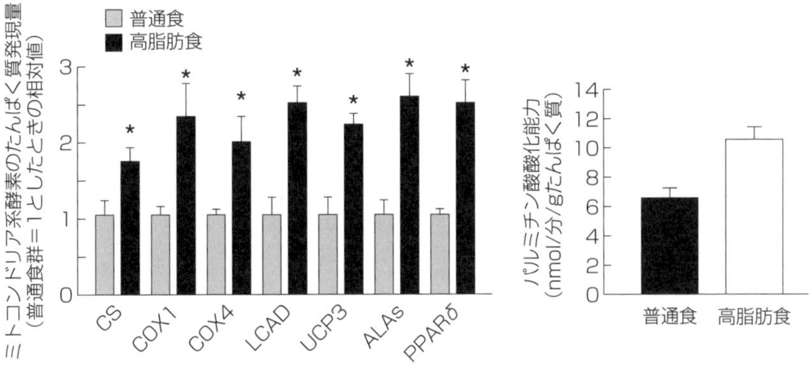

図3-8　長期間の高脂肪食摂取が骨格筋のミトコンドリア系酵素と脂肪酸酸化能力に及ぼす影響.
4週間の高脂肪食の摂取により骨格筋のミトコンドリア酵素の発現量が増加し，それにともない脂肪酸（パルミチン酸）の酸化能力も向上する．高脂肪食の摂取により，PPAR β/δの標的遺伝子であるLCAD（長鎖アシルCoA脱水素酵素）やUCP3（脱共役たんぱく質3）だけではなく，CS（クエン酸合成酵素），COX1（シトクロームCオキシターゼサブユニット1），COX4（シトクロームCオキシターゼサブユニット4）およびALAS（アミノレブリン酸合成酵素）などのミトコンドリア酵素も増加する．（*は普通食群よりも有意に高いことを示す）
（Hancock CR, Han DH, Chen M, Terada S, Yasuda T, Wright DC, Holloszy JO.: High-fat diets cause insulin resistance despite an increase in muscle mitochondria. Proc Natl Acad Sci USA. 105: 7815-7820, 2008.より引用改変および作図したものを，寺田新：スポーツ栄養学：科学の基礎から「なぜ？」にこたえる．東京大学出版会，2017）

の調節メカニズムが運動のそれと異なっているようである［15］.

一過性の長時間運動を行った直後には，PGC-1α遺伝子のmRNAの増加が認められる［51］．これは，運動/筋収縮が，PGC-1αの遺伝子発現を転写レベルで速やかに活性化していることを意味している（PGC-1αのたんぱく質も，一過性の運動終了後に速やかに増加する）．一方，高脂肪食を1回摂取しただけではPGC-1αの発現量には変化は認められず，摂取を開始してから4週間程度経過したところでようやくPGC-1αのたんぱく質発現量の増加が認められる［15］．さらに，それまでの間にPGC-1α遺伝子のmRNA発現量の増加（PGC-1α遺伝子の転写レベルでの活性化）は認められない［15］．つまり，高脂肪食によるPGC-1αの発現量増加のメカニズムは，運動のそれとは異なり，PGC-1αのたんぱく質の安定性を高める（たんぱく質の分解を抑制する）ことで，徐々にその量を増加させていると考えられる（図3–6）．高脂肪食によるミトコンドリアの増加には時間を要するが（少なくとも1カ月間程度を要する），それは，PGC-1αのたんぱく質発現量の増加が緩やかに生じるためである．

2）ケトン食とは：ファットアダプテーションは古くから知られていた手法であるが，近年，そのなかの一つの形態である「ケトン食」と呼ばれる食事法に対する注目が集まり，ファットアダプテーションに対する興味関心が再燃しつつある．絶食状態が続くと，脂肪組織での脂肪分解の増加にともない，肝臓での脂肪酸利用が亢進する．肝臓での脂肪酸酸化が著しく高まることで，過剰に生成されたアセチルCoAがケトン体と呼ばれる物質へと変換される．ケトン体とは，アセトン，アセト酢酸，βヒドロキシ酪酸の総称であり，肝臓で生成された後，脳や心臓，骨格筋などの他の臓器でエネルギー源として利用される（図3–9）．絶食状態だけではなく，糖質の摂取量を極端に制限し，脂質の摂取量を増加させた食事を摂取することでも，ケトン体は同様に生成される．このようにケトン体の生成を促し，血中のケトン体濃度を上昇させる超低糖質・高脂肪の食事を「ケトン食」と呼ぶ．ケトン食に関する明確な定義は無いものの，「1日の糖質の摂取量が20～50 g未満もしくはエネルギー摂取量の5%未満」といった考え方が示されている［35, 41］．つまり，単に脂質の摂取量を増やすだけではなく，糖質の摂取量を減らすことが重要な点として挙げられる．

3）ケトン食のメリット：ケトン食摂取にともなうメリットとデメリットを図3–10にまとめた．ケトン食が近年注目を集めるようになったのは，まずは体重調節との関係からである．つまり，糖質の摂取量を極力制限することで体脂肪の合成･蓄積を促すホルモンであるインスリンの分泌が抑えられ，それにより体脂肪さらには体重をより効果的に減少させることができる，という考えが広まったことによる．しかしながら，エネルギー摂取量を同じように制限した場合には，低糖質食と通常食による減量効果に大きな差は無いことが報告されており［31］，インスリン分泌を抑え，脂肪合成作用を減弱させることによる体重減少効果は大きくないという考えが主流になっている［14］．脂質を摂取した場合には，コレシストキニン（CCK），ペプチドYY

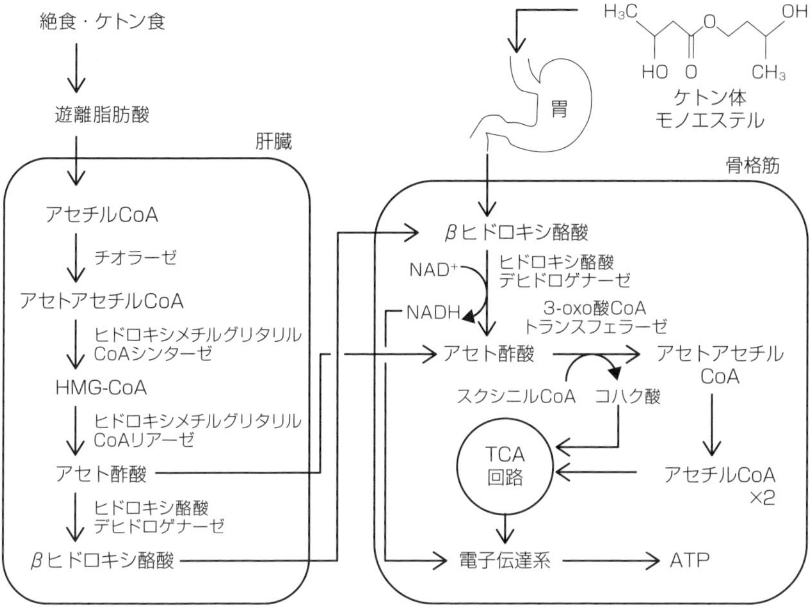

図3-9　ケトン体およびケトン体エステルの代謝経路.
（寺田新：スポーツ栄養学：科学の基礎から「なぜ？」にこたえる. 東京大学出版会, 2017）

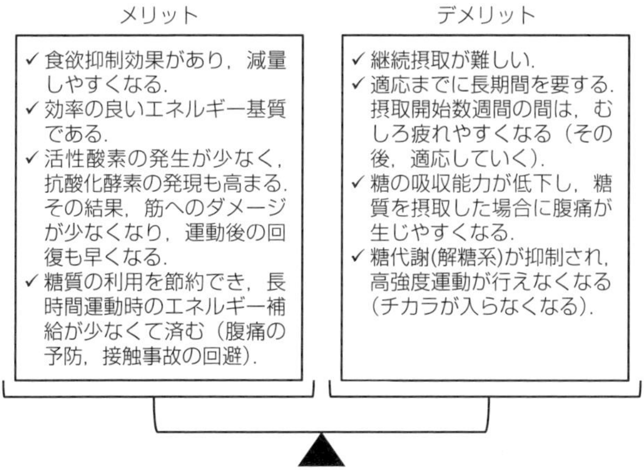

図3-10　ケトン食の摂取にともなうメリットとデメリット.

(PYY)，GLP-1といった消化管ホルモンが小腸などから分泌される．これらの消化管ホルモンは求心性迷走神経系などを介して視床下部に作用することで，食欲を減衰させる作用を持つ．また，脂質は，糖質に比べて消化に時間を要し，胃の中に長く留まるため，空腹感が生じにくい．したがって，脂肪含有量の多いケトン食を摂取した場合には，このような食欲抑制効果によってエネルギー摂取量が抑えられ，体重・体脂肪量が減少する［60］．実際に，食事摂取量を特に制限しない条件下（自由摂取条件下）においては，ケトン食を摂取した場合にエネルギー摂取量さらには体重が顕著に減少することが報告されている［16］．

以上のように，ケトン食を摂取することで食欲・エネルギー摂取量が抑えられ，体重を落とすことが比較的容易となる．このことは，現在の体重が，その競技の理想的な値よりも多くなり，パフォーマンスを制限する主要な要因となっている選手にとっては大きなメリットとなる（普通の食事であっても，エネルギー摂取量を減らせば，ほぼ同等の減量効果が期待できるが，食欲を抑えることがなかなかできないアスリートにとってはケトン食を選択することで得られるメリットが大きくなる）．実際に，体重がやや重めのアスリートが，ケトン食を3週間程度摂取した場合に，エネルギー摂取量さらには体重が減少し，高強度運動のパフォーマンスが向上したことが報告されている［16］．

また，運動中の脂質酸化量の増加という点でも注目されている．先述したように，高脂肪食を長期間摂取した場合，骨格筋のミトコンドリア系酵素，特に脂肪酸酸化に関わる酵素の発現量が増加し，脂質酸化能力が高まる［13, 15］．持久的トレーニングを積むことでも運動中の脂質酸化能力は高まるが，ケトン食を長期的（9～36カ月間）に摂取したトライアスリートやウルトラマラソンの選手では，高糖質食を摂取した選手に比べて脂質酸化能力がさらに高まり，より高い強度の運動でも脂質で賄えるようになる（図3-11）［58］．このように脂質の利用量を高めることで，いくつかの競技においてはメリットが得られる可能性がある．例えば，超長時間運動時においてエネルギー補給を行う回数を減らせるということが挙げられる．ウルトラマラソンなどでは，体内貯蔵量が少ない糖質（グリコーゲン）が通常のマラソン以上に枯渇

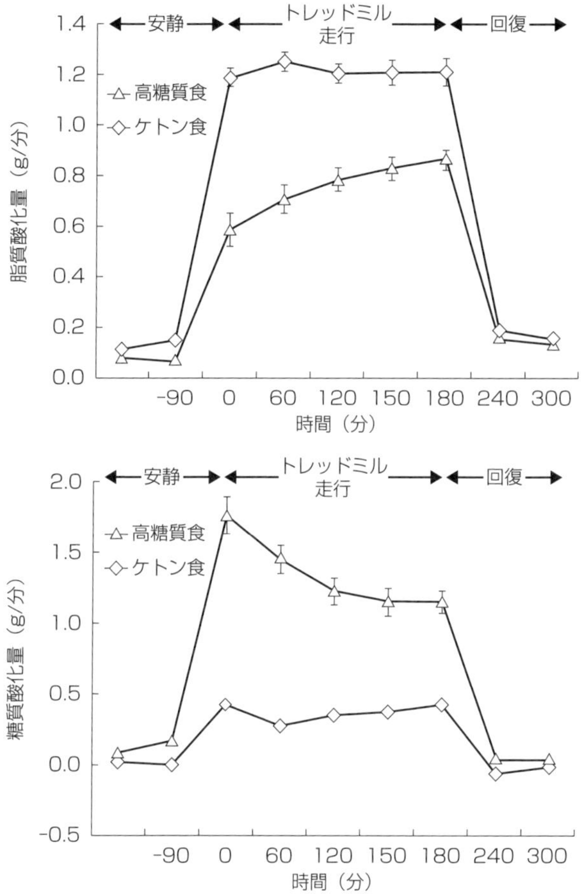

図3-11　長期的なケトン食の摂取による運動時の脂質および糖質酸化量の変化.

64%VO_2max強度でのトレッドミル走行を180分間行った時の脂質および糖質酸化量. 長期的にケトン食(低糖質・高脂肪食)を摂取したウルトラマラソンランナー・トライアスロン選手では, 消費エネルギーの約9割が脂質によって賄われる. また, 脂質酸化速度が最大に達する運動強度も高くなる.

（Volek JS, Freidenreich DJ, Saenz C, Kunces LJ, Creighton BC, Bartley JM, Davitt PM, Munoz CX, Anderson JM, Maresh CM, Lee EC, Schuenke MD, Aerni G, Kraemer WJ, Phinney SD.: Metabolic characteristics of keto-adapted ultra-endurance runners. Metabolism 65: 100−110, 2016より引用改変）

しやすく，疲労困憊に陥る危険性が高くなる．したがって，その途中で糖質を中心とするエネルギー補給を何度も行わなければならない．その際，内臓への血流量が減少していることもあり，腹痛や胃部不快感を訴える選手が少なくない．上記のようにケトン食の摂取によって体内に多量に存在する脂肪を利用できるような体質になっていれば，栄養補給の回数が減り，腹痛や胃部不快感を予防することができると期待されている [59]．また，長距離の自転車競技においては，サポートメンバーによるエネルギー補給が行われることが多いが，その際に接触事故などが発生する危険性がつきまとう．ケトン食に適応し，エネルギー補給の回数を減らすことができれば，その分，事故が発生するリスクも少なくなる [59]．

ケトン食を摂取した場合には，脂質を脂肪酸ではなくケトン体という形で利用できるようになることも重要な点の一つとして挙げられる（単に脂肪量の多い食事を摂取した場合には，脂肪酸の利用は増加するものの，ケトン体という形ではほとんど利用されない．脂肪の摂取量を増やすことに加えて，糖質の摂取量，さらにはインスリン分泌量を極力制限することが必要となる）．骨格筋において，脂肪酸はミトコンドリアのβ酸化と呼ばれる過程で代謝される．このβ酸化には，数多くの酵素が関与するのに対して，脂肪酸の代謝産物であるケトン体の代謝には数ステップの反応が関わるだけであり，速やかにアセチルCoAにまで変換される（図3-9）．また，エネルギー基質は，その中に含まれる炭素原子を二酸化炭素として外す一方で，水素原子を用いて電子伝達体を還元し，NADHまたは$FADH_2$を電子伝達系の基質として供給している．したがって，エネルギー基質に含まれる炭素原子に対する水素原子の比率（H/C比）が高いほど，より優れたエネルギー基質ということになる．このH/C比は，糖質の分解物であるピルビン酸（$C_3H_4O_3$）に比べてβヒドロキシ酪酸（$C_4H_8O_3$）で高く（ピルビン酸：βヒドロキシ酪酸=1.3：2），より優れた（より還元状態にある）エネルギー基質であると言える [5]．また，脂肪酸は水素原子を多く保有するものの，β酸化の過程において電子伝達体のNADHと$FADH_2$が半分ずつ生成される（ケトン体では，電子伝達体として主にNADHが生成される）．ミトコンドリアの電子伝達系では，このNADHと$FADH_2$を用いてプロトンの濃度勾配が形成されるが，

$FADH_2$の酸化還元電位は，NADHのものよりも高く，生成される自由エネルギー量も少ない．その結果，$FADH_2$由来の電子伝達はNADHに比べて効率が悪く，1分子あたりのプロトン輸送数がNADHよりも少なくなっている（また，$FADH_2$により電子伝達系複合体IIからユビキノンへと電子の伝達が行われる（ユビキノンの酸化状態が低下する）ことで，複合体Iからユビキノンへの電子伝達が減少することになり，NADHのプロトン輸送がされにくくなる）[5]．さらに，脂肪酸は脱共役たんぱく質の発現量を増加させることで，エネルギー効率を低下させる要因にもなりうる [5]．したがって，脂質を脂肪酸のままではなく，ケトン体へと変換してからエネルギー基質として利用することのほうが，メリットが大きくなる．実際，摘出したラットの心臓を，糖質に加えてβヒドロキシ酪酸を含む溶液で灌流した場合，糖質のみを含む溶液を用いた場合に比べて心臓の酸素消費量が約30％程度少なく済むこと，すなわち心臓のエネルギー効率が向上することが報告されている [39]．このように，ケトン体をエネルギー基質として利用した場合には酸素消費量も少なくなることに加え，ケトン体にはヒストン脱アセチル化酵素の阻害を介して，抗酸化系酵素の遺伝子発現を高める作用があることから [42]，運動中の活性酸素種の発生とそれにともなう筋へのダメージも少なくなると言われている．実際，ケトン食を長期間摂取し，ケトン食に適応した自転車選手では，強度の高いトレーニングを行った翌日でも疲労があまり残らず，回復も早まるといった症例報告も見られるが [63]，これもトレーニング中の活性酸素の発生が少なくなったこと（もしくは，その除去能力が高まったこと）によるものと考えられる．

4）ケトン食のデメリット：ケトン食摂取にともなう問題点として，「脂肪からケトン体を生成し，かつそれを利用できる」ようになるまでには，ケトン食を数日間摂取しただけでは不十分であり，少なくとも数カ月間は摂取し続ける必要がある，という点が挙げられる（ケトン食を摂取した場合，ケトン体は肝臓で速やかに生成され，血中濃度は高まるものの，ケトン体を利用する酵素（3-ヒドロキシ酪酸脱水素酵素や3-オキソ酸CoAトランスフェラーゼ）が骨格筋で増加し，利用能力が高まるまでに時間を要する）．その際，ケトン食を摂取し始めた初期（数週間）においては，むしろ疲れやすくなることが知られており，そのような症状が強くみられる場合にはすぐにケトン食の摂取を中止することが勧められる [16, 29]．また，ケトン食は臨床的には難治性のてんかん患者において古くから利用されてきた．治療のために長期間にわたりケトン食を摂取し続けているてんかん患者においては，ケトン食を摂取したことがない患者に比べて，動脈スティフネス値が高値を示すこと，すなわち動脈硬化が進展する危険性があることが報告されている [4]．これは，脂質摂取量の増加にともない，血中脂質濃度が上昇することが原因の一つとなっている．運動トレーニングは動脈硬化に対する予防効果があることが知られており，トレーニングを日々行っているアスリートにおいても，ケトン食を摂取した場合に，てんかん患者で見られたような動脈に対する副作用が生じるかどうかは現時点では不明である．長期的に摂取した場合には，定期的に血液検査を行うなど，安全性についての評価を行う必要がある．

また，ケトン食による鉄吸収への影響も懸念されている．運動/筋収縮活動により骨格筋では，炎症性サイトカインの一つであるInterleukin-6（IL-6）の産生が高まる．IL-6は，鉄の吸収に対して抑制的に作用するヘプシジンの活性を高めることが知られている．ケトン食では，糖質の摂取量が著しく少ないことから，筋グリコーゲンの低下が生じ，IL-6さらにはヘプシジンの産生量の増加が予想される．国際大会レベルの競歩選手を対象とした研究では，3週間のトレーニング期間中に，高糖質食を摂取した選手に比べて，ケトン食を摂取した選手では運動による血中IL-6濃度の上昇が大きく，また，高糖質食を摂取しながらトレーニングを行った選手では，血中ヘプシジン濃度の上昇も緩やかになるのに対して，ケトン食を摂取した選手では，そのような適応は認められなかった，という結果が報告されている [28]．この研究では，ケトン食による鉄代謝マーカーへの明確な影響は認められなかったものの，より長期的な摂取を行った場合にどのような影響が生じるのか，さらなる検討が必要だと思われる．

上述したように，ケトン食を長期間摂取した場合には，脂質利用の亢進・糖質代謝の抑制が生じる．これは，脂質摂取量の増大にともなって，骨格筋ミトコンドリアの脂質酸化系酵素の発現量が増加することと，解糖系における重要な酵素であるピルビン酸脱水素酵素（PDH）やホスホフルクトキナー

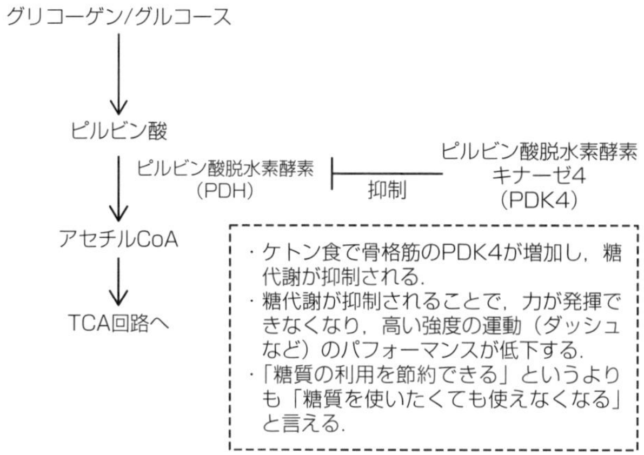

図3-12　PDK4の増加を介したケトン食による糖代謝の抑制.

ゼ（PFK）の活性が抑制されるためである．したがって，ケトン食に対して適応した場合には，「糖質を節約できる」というよりも「糖質を利用できなくなる」という表現が適切であるかもしれない．PDHの上流に存在するPDHキナーゼ4（PDK4）は，PDHの活性を抑制し，糖の利用を減らす作用を持つが（図3-12），高脂肪食の摂取にともない，このPDK4の発現量が増加することが知られている［38］．さらに，ケトン体の利用が増えることで，NADH：NAD^+比，アセチルCoA：CoA比，もしくはクエン酸濃度も上昇するが，これらの要因によってもPDHやPFKの活性が抑制される［10］（ただし，NADH:NAD^+比は，ケトン食でむしろ低下するという報告もある［8］）．

このような骨格筋糖代謝機能の抑制は，競技種目によっては大きなデメリットになり得る．高強度運動時には，単位時間当たりのエネルギー供給量が多い糖質が主なエネルギー基質となる．したがって，低強度から中強度の運動を長時間にわたって行うような競技においては，ケトン食により脂質代謝が亢進し，糖質代謝が抑制されることによるメリットがあるだろう．しかしながらその一方で，高強度運動のように糖質によるエネルギー供給が必要な競技においては，大きな力発揮ができなくなり，パフォーマンスが低下してしまう．実際に，ケトン食を長期間摂取した自転車競技選手では，山登り

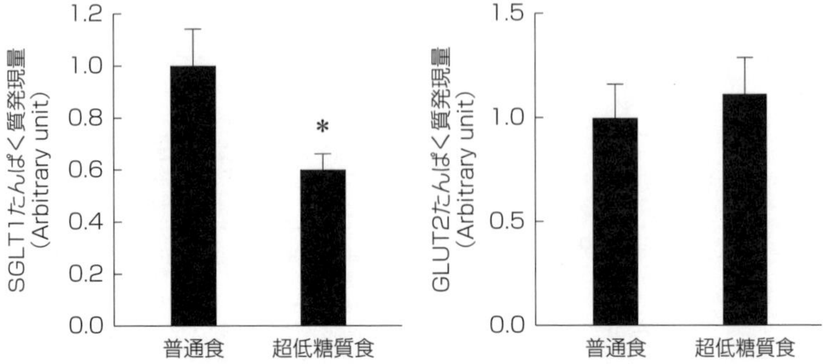

図3-13　超低糖質食の摂取が小腸における糖輸送体の発現量に及ぼす影響．
普通食（糖質：60%エネルギー）もしくは低糖質食（糖質：10%エネルギー）を2週間摂取させたC57BL/6マウスの小腸における糖輸送体の発現量を測定した．GLUT2には大きな影響が認められなかったが，低糖質食の摂取によりSGLT1は約40%有意に減少した．（*：$p<0.05$）
(Higashida K, Terada S, Li X, Inoue S, Iida N, Kitai S, Nakai N.: Low-carbohydrate high-protein diet diminishes the insulin response to glucose load via suppression of SGLT-1 in mice. Biosci Biotechnol Biochem 83: 365–371, 2019より引用改変)

の局面において強く踏み込めなくなったという症例が報告されている［63］．また，ケトン食の摂取による血中ケトン体濃度の上昇は，糖尿病性のケトアシドーシスで見られるほどではないものの，高強度運動時の代謝性アシドーシスを助長し，パフォーマンスの低下を生じさせてしまうという報告もある［61］．高強度運動種目の選手で，体重を減らしたい場合には，骨格筋の代謝機能がケトン食に適応しすぎないように，短期間の摂取にとどめておくべきであろう．

また，小腸での糖の吸収においては，SGLT1やGLUT2などの糖輸送体が重要な役割を果たしているが，糖質の摂取量を極端に減らした場合には，SGLT1の発現量が減少し，糖の吸収能力が衰える（図3-13）［17］．そのような状態において，レース前やレース中に糖質の補給を行った場合には，糖の吸収が遅延し，下痢などの胃腸系のトラブルが発生しやすくなる．実際，ケトン食を摂取した世界トップレベルのトライアスリートが，低下したグリコーゲンを回復させるためにレース前およびレース中に糖質補給を行うことで腹痛が生じてしまい，かえってパフォーマンスが悪化してしまった，という症例も報告されている［30］.

ケトン食による糖代謝に対する抑制効果を軽減する方法に関して，動物実験の結果ではあるものの，興味深い知見が最近報告されている［12］．先述したように，中鎖脂肪酸は門脈を介して直接肝臓へ取り込まれ，代謝されることから，ケトン体の産生を顕著に高める作用を有している（図3-3）．この中鎖脂肪酸を含むケトン食を摂取しながら，同時に持久的なトレーニングも行うことで，以下のような効果が得られることが報告されている．①糖質制限を緩和し，脂質の摂取量を減らしても，長鎖脂肪酸を使用した従来型のケトン食（超低糖質・高脂肪食）と同程度に血中のケトン体濃度を高めることができる，②骨格筋の糖代謝機能を抑制する作用を持つPDK4の発現量を増やすことなく，ケトン体の利用能力を顕著に高めることができる（図3-14）．今後，ヒトを対象として検証する必要があるのは言うまでもないが，近年，中鎖脂肪酸を活用するアスリートも増えてきており，この研究結果は，その効果とメカニズムに関する興味深い新たな知見だと思われる．

5）ケトン食はパフォーマンス向上において有効か：ケトン食の摂取がパフォーマンスに及ぼす影響についての研究は，近年盛んに行われており，そのうちの主な知見を表3-1にまとめた．ケトン食の摂取によりパフォーマンスが向上するという研究結果もあれば，変化しないという結果や，むしろ悪化するとする報告もあり，一致した結果が得られていないのが現状である．その原因としては，食事組成（特に，脂質含量や糖質の制限量），被験者の特徴・体力レベル，パフォーマンステストの種目，介入期間などが研究ごとに大きく異なっていることが挙げられる．その中でも特に介入期間の違いが大きな要因ではないかという意見もある［41］．ケトン食の効果を検証している研究の多くは，介入期間が1カ月程度となっている．先述したように，ケトン食を摂取してから数週間～1カ月程度は，ケトン食にまだ十分適応しきれていない状態，すなわちケトン体を産生できても利用する能力が十分に高まっていない時期にあたり，疲労感も感じやすくなっている．このように，ケトン食の摂取が短期間の場合には，パフォーマンスが変わらない，もしくは悪化するという結果が得られるようである［3, 40］．一方，ケトン食を長

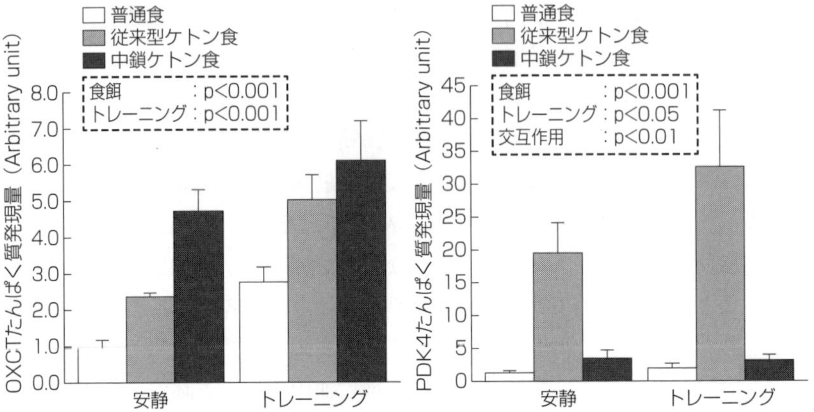

図3-14　中鎖脂肪酸を活用した新規ケトン食が骨格筋の代謝酵素の発現量に及ぼす影響．普通食（PFC比=21：16：63），長鎖脂肪酸を使用した従来型のケトン食（PFC比=12：87：1），中鎖脂肪酸を活用した新規ケトン食（PFC比=16：66：18）のいずれかを8週間摂取しながら，1日2時間，週5回の持久的トレーニングを実施したラットの骨格筋におけるケトン体利用酵素（OXCT：3-オキソ酸CoAトランスフェラーゼ）とPDK4のたんぱく質発現量を測定した．
（Fukazawa A, Koike A, Karasawa T, Tsutsui M, Kondo S, Terada S.: Effects of a Ketogenic Diet Containing Medium-Chain Triglycerides and Endurance Training on Metabolic Enzyme Adaptations in Rat Skeletal Muscle. Nutrients 12: 1269, 2020より引用改変）

期間（12週間）にわたって摂取した場合には，パフォーマンスが向上することが報告されている［29］．ただし，この研究においては，ケトン食摂取にともない体重および体脂肪量が大きく減少しており，代謝機能の適応というよりも，身体組成の改善がパフォーマンスの向上に大きく寄与していた可能性が高い．また，ケトン食の摂取が長期に渡り，脂質・ケトン体の利用能力が高まれば高まるほど，糖代謝が強く抑制され，高強度運動のパフォーマンスが低下してしまう危険性も高まるだろう．

上述したように，ケトン食に対して十分に適応できていれば，体内貯蔵量の多い脂質を活用できることから，運動中のエネルギー補給が少なくてすみ，腹痛が発生する危険性が少なくなる．このような利点は，実験室でのパフォーマンステストでは評価しづらい点であり，症例報告などを今後積み重ねていくことが必要な部分であると思われる．また，エネルギー補給が少なくて済

表3-1　ケトン食摂取とパフォーマンスについての研究結果のまとめ.

著者（発表年）[文献番号]	対象者	食事組成	介入期間	主な結果
Burke et al. (2017) [3]	世界トップレベルの競歩選手	ケトン食群＝糖質：<50 g，脂質：78%エネルギー，たんぱく質：2.1 g/kg vs. 高糖質食群＝糖質8.6 g/kg，脂質：1.2 g/kg，たんぱく質：2.1 g/kg	3週間	高糖質食摂取群では介入前に比べて10 kmのタイムトライアルの成績が6%改善したのに対して，ケトン食を摂取した群では，そのようなパフォーマンスの改善が認められなかった.
Zinn et al. (2017) [63]	持久的競技者	普段摂取している食事からケトン食（糖質：<50 g）を摂取するように指示	10週間	運動中の最大脂質酸化量および脂質酸化量が最大となる運動強度が増加した一方で，最大酸素摂取量測定時（漸増負荷運動時）の運動持続時間は短縮した.
McSwiney et al. (2018) [29]	持久的競技者	ケトン食群：PFC=17:77:6 vs. 高糖質食群：PFC=14:20:65	12週間	100 kmのタイムトライアルには両群ともに改善がみられなかったものの，6秒間のスプリントテスト中のピークパワーおよびクリティカルパワーテスト中のピークパワーはケトン食群で改善した.
Heatherly et al. (2018) [16]	中年ランナー	普段摂取している食事（高糖質食）からケトン食（糖質：<50 g，脂質：～70%エネルギー）を摂取するように指示	3週間	エネルギー摂取量が約30%減少し，体重および皮脂厚が有意に減少した．50分間の走行運動後に行われた5 kmのタイムトライアルの成績にも改善傾向が認められた（8名中5名でタイムが改善）.
Vargas et al. (2018) [56]	レジスタンストレーニング愛好者	ケトン食群：PFC=20:70:10 vs. 通常食群：PFC=20:25:55	8週間	ケトン食群では，脂肪量と内臓脂肪量の減少が認められたが，除脂肪量の増加は認められなかった．通常食群では，脂肪量や内臓脂肪量の減少は認められなかったものの，除脂肪量の増加が認められた.
Wroble et al. (2019) [61]	トレーニング実施者	ケトン食試行＝糖質：<50 g，<10%エネルギーvs. 高糖質試行＝糖質：6～10 g/kg	4日間	ウィンゲートテストおよびYo-Yoテストの結果はともに高糖質食試行に比べてケトン食試行で有意に低い値となった.
Shaw et al. (2019) [40]	持久的競技者	ケトン食試行＝糖質：0.5 g/kg，脂質：78%エネルギー vs. 通常食＝糖質：43%エネルギー，脂質：38%エネルギー	30日間	70% VO_2max強度で疲労困憊に至るまでの走行時間は，両試行で同等であった.

むということは，ケトン食はエネルギー補給が十分に行えないような過酷な状況においてより効果を発揮する食事であると言える．実際，より過酷な環境下で任務を遂行する必要がある兵士用の食事として活用できるのではないか，という視点でも研究が行われている［24］．

6）ケトン体サプリメントの摂取による効果：ケトン体そのものを摂取することの効果に関する研究も近年盛んに行われている．ケトン体は，そのままでは酸性であるため，ナトリウムやエステル体を結合し，ケトン塩およびケトンエステルとすることで摂取可能になる．ケトン体サプリメントに関して最初に行われた研究では，1時間の中強度運動後に引き続いて行われた30分間のタイムトライアルのパフォーマンスが，糖質のみを摂取した場合に比べて，ケトンエステル＋糖質の混合物を摂取した場合に向上することが報告された［6］．この研究により，ケトンエステルが長時間運動時における疲労の発現予防やパフォーマンス改善に効果的である可能性が示されて以来，ケトン体サプリメントの効果について数多くの研究が実施された．しかしながら，ケトン食に関する研究と同様に，現在のところ一致した結果が得られていない［26］．ケトン塩に比べてケトンエステルを摂取した場合に，血中のケトン体濃度が上昇しやすく，ケトン体サプリメントの効果を得るためには，少なくとも血中のケトン体濃度が2 mmol/L以上になることが必要だと言われている［26］．また，ケトン体サプリメントによる効果を得るためには，ある程度の量を（500～700 mg/kg体重）を摂取する必要があり，そのような多量摂取によって腹痛を訴える選手が多く，それがパフォーマンスの低下の一因にもなると言われている［25］．腹痛の症状の出方は，ケトン体サプリメントの種類によって異なり，ケトン塩やケトンジエステルに比べて，ケトンモノエステルを摂取した際に，その発生頻度は少なくなるようである［26］．したがって，まだパフォーマンスが向上するという確証はえられていないものの，ケトン体サプリメントの摂取を考える場合には，血中ケトン体濃度が上昇しやすく，腹痛の発症もしにくいという特徴を持つケトンモノエステルを選択することが勧められるかもしれない．

運動終了後にケトン体サプリメントを摂取した場合，インスリン分泌を促進することや，骨格筋に直接作用し糖代謝に関連する細胞内情報伝達経路を変化させることで，筋グリコーゲン回復が高まるという結果や [18, 46]，筋たんぱく質合成にかかわる細胞内情報伝達経路を活性化するという結果も報告されている [54]．このような運動終了後の単回摂取による効果だけではなく，継続摂取による効果に関しても検討が行われており，非常に強度の高いトレーニングを長期間行った場合に，その終了後にケトンエステルを継続的に摂取することで，オーバートレーニングに近い状態に陥ることを予防できるという可能性も示されている [36]．ケトン体にはまだ未知なる機能が残されていそうであり，今後さらなる研究が期待される分野である．

3. 糖質と脂質の適切な摂取比率

ケトン食のように極端に脂質が多く，糖質が少ない食事を摂取した場合には，脂質，特にケトン体の産生・利用能力が高まる一方で，糖質を利用しづらい体質になってしまう．一方，スポーツ栄養において中心的な存在であった高糖質食についても同様に注意すべき点が存在する．

運動前の筋グリコーゲン濃度と運動中の筋グリコーゲン利用量の間には高い正の相関関係が認められている [37]．これは，筋グリコーゲン濃度が高まることで，グリコーゲン分解酵素（グリコーゲンホスホリラーゼ）の活性が高まることによるものである．したがって，運動前に高糖質食を摂取し，筋グリコーゲン濃度が高まった場合，それだけグリコーゲンを利用しやすい状態＝高強度の運動を実施しやすい状態となる．マラソンは，長時間の持久的運動ではあるものの，100 mを18秒程度で走るような強度の高い運動を長時間にわたって維持する必要がある．さらに，2時間台前半で走るトップアスリートでは，レース中のエネルギー基質がほぼ糖質だけで賄われていると言われている [44]．近年マラソン界を席巻しているケニア人長距離ランナーの食事は，エネルギー摂取量の約80％が糖質由来であり [34]，このような食事でグリコーゲン濃度をさらに高め，グリコーゲンが使いやすい状態になっているというのは，マラソンのパフォーマンスを向上させるうえで理にかなっていると考えられる（グリコーゲンの利用が高まり，それだけグリコーゲンの減少・枯渇が生じやすくなるかもしれないが，アルギン酸を配合

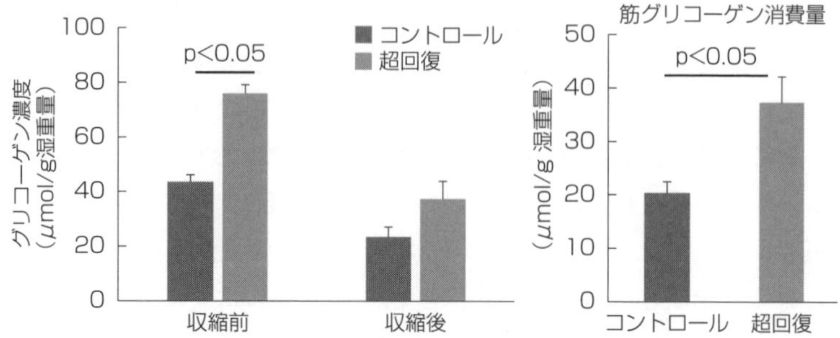

図3-15　運動開始前の筋グリコーゲン濃度と運動中の筋グリコーゲン消費量の関係.
通常状態の骨格筋（コントロール群）とグリコーゲン超回復させてグリコーゲン濃度を高めた骨格筋（超回復群）に対して電気刺激で15分間筋収縮を生じさせた．筋発揮張力には両群間で差が認められなかったが，超回復群において，筋グリコーゲン消費量が有意に高い値を示した.
(Richter EA, Galbo H.: High glycogen levels enhance glycogen breakdown in isolated contracting skeletal muscle. J Appl Physiol 61: 827–831, 1986より作図)

図3-16　サッカー1試合中の筋グリコーゲン濃度の変化.
(Kirkendall DT.: Effects of nutrition on performance in soccer. Med Sci Sports Exerc 25: 1370–1374, 1993より引用改変)

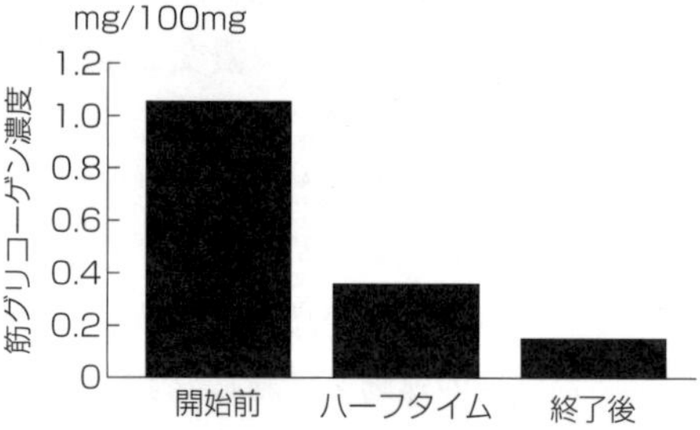

した高濃度の糖質ドリンクなどによりレース中に糖質補給を行うことで糖の酸化を維持している［45］)．一方，高糖質食でグリコーゲン濃度が高まった骨格筋では，通常の状態（グリコーゲン濃度がそれほど高くない状態）であれば脂質で賄えるような運動であっても，グリコーゲンを優先的に利用してしまう（ある意味無駄遣いしてしまう）ことも知られている（図3-15）［37］.

最近，サッカーなどの競技において，ケトン食ほどの極端な高脂肪食・ファットアダプテーションではないものの，脂質を多く（エネルギー摂取量

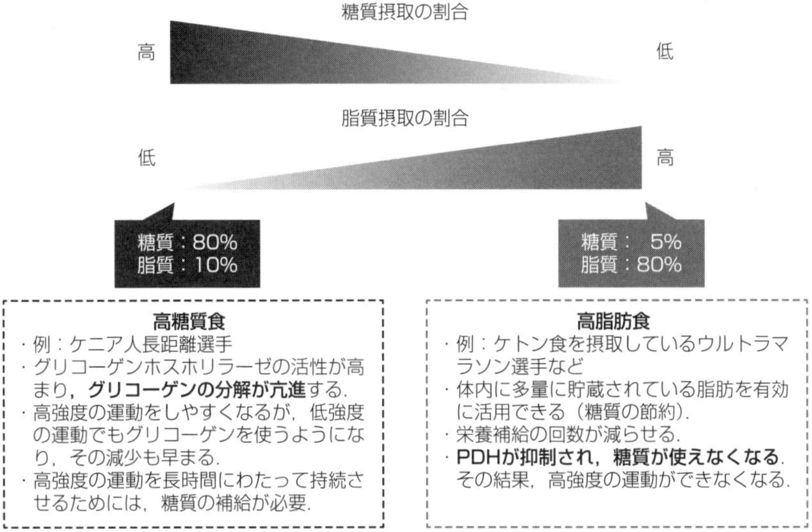

図3-17　極端な組成の食事に対する代謝機能の適応．

の50～60%程度）摂取する選手が増えてきている．サッカーでは，図3-16に示すように，前半で筋グリコーゲン濃度が約70%程度減少し，後半ではさらにその半分が使われることで，ほぼ枯渇に近い状態に達する［23］．このことから，サッカー選手のための食事としては糖質の多い食事がこれまで推奨されてきた．しかしながら，サッカーの試合中には，90分間ダッシュを絶えず繰り返しているというわけではなく，歩行や軽いジョギングのような低強度の運動が70～80%を占めている［23］．つまり，運動強度の観点から言えば，脂質を主なエネルギー源として使用しながら，必要に応じて糖質を使用する運動であると言える．上述したように，高糖質食を摂取した場合には，脂質で賄えるような低強度の運動でもグリコーゲンを優先的に使用するようになるため，サッカー中の動きの大部分を占める低強度での運動においてもグリコーゲンを使用してしまっている可能性もある（グリコーゲンローディングを行えば，水分量の増加にともない体重も増えることから，その面ではパフォーマンスに対してネガティブな影響を及ぼす可能性もある）．その無駄なグリコーゲン利用も見越して，高糖質食を摂取しておくというのも一つの考え方であるが，糖代謝を抑制しない程度に，脂質の摂取量を適度に増やして（マイルドなファットアダプテーション），脂質の利用能力を向上させておくというのも，もう一つの考え方であると言えなくもない（特に，試合中の糖質補給が難しい状況においては，後者の考え方が重要になるかもしれない）．つまり，糖質と脂質のどちらかの摂取量を極端に増やせば，その利用能力を高めることができるが，もう一方の基質の利用はその分低下してしまうため（図3-17），糖質・脂質のどちらも状況に応じて柔軟に使える能力を保持しておくためには，中間型の食事（やや脂質が多めの食事）を摂取しておくことが有効となる可能性が高いと考えられる．この点については，まだ推測・仮説の域をでないが，「高糖質食」「高脂質食」というような極端な組成の食事の効果を検討するだけではなく，競技毎に適正な糖質と脂質の摂取比率を検討していくことが今後研究者に求められるだろう．また選手においても，高糖質食と高脂質食それぞれの持つ特徴を理解しつつ，自分の競技特性や体質，エネルギー補給の実施可能性などにより，糖質と脂質の摂取比率を変えた様々な食事を各個人で試しながら適正化していくことが求められる．

［寺田　新］

［文　献］

［1］ Abe S, Ezaki O, Suzuki M.: Medium-Chain Triglycerides in Combination with Leucine and Vitamin D Increase Muscle Strength and Function in Frail Elderly Adults in a Randomized Controlled Trial. J Nutr 146: 1017–1026, 2016.

［2］ Abou Sawan S, van Vliet S, West DWD, Beals JW, Paluska SA, Burd NA, Moore DR.: Whole egg, but not egg white, ingestion induces mTOR colocalization with the lysosome after resistance exercise. Am J Physiol Cell Physiol 315: C537–C543, 2018.

［3］ Burke LM, Ross ML, Garvican-Lewis LA, Welvaert M, Heikura IA, Forbes SG, Mirtschin JG, Cato LE, Strobel N, Sharma AP, Hawley JA.: Low carbohydrate, high fat diet impairs exercise economy and negates the performance benefit from intensified training in elite race walkers. J

Physiol 595: 2785–2807, 2017.
[4] Coppola G, Natale F, Torino A, Capasso R, D'Aniello A, Pironti E, Santoro E, Calabrò R, Verrotti A.: The impact of the ketogenic diet on arterial morphology and endothelial function in children and young adults with epilepsy: a case-control study. Seizure 23: 260–265, 2014.
[5] Cox PJ, Clarke K.: Acute nutritional ketosis: implications for exercise performance and metabolism. Extrem Physiol Med 3: 17, 2014.
[6] Cox PJ, Kirk T, Ashmore T, Willerton K, Evans R, Smith A, Murray AJ, Stubbs B, West J, McLure SW, King MT, Dodd MS, Holloway C, Neubauer S, Drawer S, Veech RL, Griffin JL, Clarke K.: Nutritional Ketosis Alters Fuel Preference and Thereby Endurance Performance in Athletes. Cell Metab 24: 256–268, 2016.
[7] Egan B.: Protein intake for athletes and active adults: Current concepts and controversies. Nutr Bull 41: 202–213, 2016.
[8] Elamin M, Ruskin DN, Masino SA, Sacchetti P.: Ketone-Based Metabolic Therapy: Is Increased NAD+ a Primary Mechanism? Front Mol Neurosci 10: 377, 2017.
[9] Elliot TA, Cree MG, Sanford AP, Wolfe RR, Tipton KD.: Milk ingestion stimulates net muscle protein synthesis following resistance exercise. Med Sci Sports Exerc 38: 667–674, 2006.
[10] Evans M, Cogan KE, Egan B.: Metabolism of ketone bodies during exercise and training: physiological basis for exogenous supplementation. J Physiol 595: 2857–2871, 2017.
[11] 深澤歩，横田悠天，神田淳，木村典代，寺田新：糖質と同時に摂取する牛乳の乳脂肪分の有無が運動後の筋グリコーゲン回復に及ぼす影響．日本スポーツ栄養研究誌 12: 33–41, 2019.
[12] Fukazawa A, Koike A, Karasawa T, Tsutsui M, Kondo S, Terada S.: Effects of a Ketogenic Diet Containing Medium-Chain Triglycerides and Endurance Training on Metabolic Enzyme Adaptations in Rat Skeletal Muscle. Nutrients 12: 1269, 2020.
[13] Garcia-Roves P, Huss JM, Han DH, Hancock CR, Iglesias-Gutierrez E, Chen M, Holloszy JO.: Raising plasma fatty acid concentration induces increased biogenesis of mitochondria in skeletal muscle. Proc Natl Acad Sci USA 104: 10709–10713, 2007.

[14] Hall KD.: A review of the carbohydrate-insulin model of obesity. Eur J Clin Nutr 71: 323–326, 2017.

[15] Hancock CR, Han DH, Chen M, Terada S, Yasuda T, Wright DC, Holloszy JO.: High-fat diets cause insulin resistance despite an increase in muscle mitochondria. Proc Natl Acad Sci USA 105: 7815–7820, 2008.

[16] Heatherly AJ, Killen LG, Smith AF, Waldman HS, Seltmann CL, Hollingsworth A, O'Neal EK.: Effects of Ad libitum Low-Carbohydrate High-Fat Dieting in Middle-Age Male Runners. Med Sci Sports Exerc 50: 570–579, 2018.

[17] Higashida K, Terada S, Li X, Inoue S, Iida N, Kitai S, Nakai N.: Low-carbohydrate high-protein diet diminishes the insulin response to glucose load via suppression of SGLT-1 in mice. Biosci Biotechnol Biochem 83: 365–371, 2019.

[18] Holdsworth DA, Cox PJ, Kirk T, Stradling H, Impey SG, Clarke K.: A Ketone Ester Drink Increases Postexercise Muscle Glycogen Synthesis in Humans. Med Sci Sports Exerc 49: 1789–1795, 2017.

[19] Holloszy JO, Kohrt WM, Hansen PA.: The regulation of carbohydrate and fat metabolism during and after exercise. Front Biosci 3: D1011–D1027, 1998.

[20] 稲井真，西村修平，浦島章吾，野中雄大，木村典代，寺田新：運動後の糖質・牛乳混合物の摂取がマウス骨格筋および肝臓におけるグリコーゲン回復に及ぼす影響．日本スポーツ栄養研究誌 10: 38–47, 2017.

[21] Jentjens R, Jeukendrup A.: Determinants of post-exercise glycogen synthesis during short-term recovery. Sports Med 33: 117–144, 2003.

[22] 柄澤拓也，丸山まいみ，大家千枝子，岡村信一，寺田新，木村典代：たんぱく質および脂質を多く含む乳製品と糖質の同時摂取が運動後のGlucose-dependent insulinotropic polypeptideならびにインスリン分泌におよぼす影響．日本スポーツ栄養研究誌 13: 85–93, 2020.

[23] Kirkendall DT.: Effects of nutrition on performance in soccer. Med Sci Sports Exerc 25: 1370–1374, 1993.

[24] LaFountain RA, Miller VJ, Barnhart EC, Hyde PN, Crabtree CD, McSwiney FT, Beeler MK, Buga A, Sapper TN, Short JA, Bowling ML, Kraemer WJ, Simonetti OP, Maresh CM, Volek JS.: Extended Ketogenic Diet and Physical Training Intervention in Military Personnel. Mil Med 184: 5, 2019.

[25] Leckey JJ, Ross ML, Quod M, Hawley JA, Burke LM.: Ketone Diester Ingestion Impairs Time-Trial Performance in Professional Cyclists. Front Physiol 8: 806, 2017.

[26] Margolis LM, O'Fallon KS.: Utility of Ketone Supplementation to Enhance Physical Performance: A Systematic Review. Adv Nutr. nmz104, 2019.

[27] 丸山まいみ，寺田新，大家千枝子，岡村信一，木村典代：牛乳・糖質混合溶液の摂取が運動後のインスリン分泌に及ぼす影響—女子大学生を対象とした検討—．日本スポーツ栄養研究誌 11: 79–85, 2018.

[28] McKay AKA, Peeling P, Pyne DB, Welvaert M, Tee N, Leckey JJ, Sharma AP, Ross MLR, Garvican-Lewis LA, Swinkels DW, Laarakkers CM, Burke LM.: Chronic Adherence to a Ketogenic Diet Modifies Iron Metabolism in Elite Athletes. Med Sci Sports Exerc 51: 548–555, 2019.

[29] McSwiney FT, Wardrop B, Hyde PN, Lafountain RA, Volek JS, Doyle L.: Keto-adaptation enhances exercise performance and body composition responses to training in endurance athletes. Metabolism 81: 25–34, 2018.

[30] Mujika I.: Case Study: Long-Term Low-Carbohydrate, High-Fat Diet Impairs Performance and Subjective Well-Being in a World-Class Vegetarian Long-Distance Triathlete. Int J Sport Nutr Exerc Metab 29: 339–344, 2019.

[31] Naude CE, Schoonees A, Senekal M, Young T, Garner P, Volmink J.: Low carbohydrate versus isoenergetic balanced diets for reducing weight and cardiovascular risk: a systematic review and meta-analysis. PLoS One 9: e100652, 2014.

[32] Nishimura S, Inai M, Takagi T, Nonaka Y, Urashima S, Honda K, Aoyama T, Terada S.: Preventive Effects of the Dietary Intake of Medium-chain Triacylglycerols on Immobilization-induced Muscle Atrophy in Rats. J Oleo Sci 66: 917–924, 2017.

[33] 野坂直久，久木留毅，鈴木佳恵，笠井通雄，青山敏明，近藤和雄，田口素子，佐藤満，河野一郎：中鎖脂肪酸を構成成分とするトリアシルグリセロール摂取が男子レスリング選手の筋肉厚と血液成分に及ぼす影響．日本臨床栄養学会雑誌 33: 12–21, 2011.

[34] Onywera VO, Kiplamai FK, Boit MK, Pitsiladis YP.: Food and macronutrient intake of elite kenyan distance runners. Int J Sport Nutr Exerc Metab 14: 709–719, 2004.

[35] Paoli A, Bianco A, Grimaldi KA.: The Ketogenic Diet and Sport: A Possible Marriage? Exerc Sport Sci Rev 43: 153–162, 2015.

[36] Poffé C, Ramaekers M, Van Thienen R, Hespel P.: Ketone ester supplementation blunts overreaching symptoms during endurance training overload. J Physiol 597: 3009–3027, 2019.

[37] Richter EA, Galbo H.: High glycogen levels enhance glycogen breakdown in isolated contracting skeletal muscle. J Appl Physiol 61: 827–831, 1986.

[38] Rinnankoski-Tuikka R, Silvennoinen M, Torvinen S, Hulmi JJ, Lehti M, Kivelä R, Reunanen H, Kainulainen H.: Effects of high-fat diet and physical activity on pyruvate dehydrogenase kinase-4 in mouse skeletal muscle. Nutr Metab 9: 53, 2012.

[39] Sato K, Kashiwaya Y, Keon CA, Tsuchiya N, King MT, Radda GK, Chance B, Clarke K, Veech RL.: Insulin, ketone bodies, and mitochondrial energy transduction. FASEB J. 9: 651–658, 1995.

[40] Shaw DM, Merien F, Braakhuis A, Maunder ED, Dulson DK.: Effect of a Ketogenic Diet on Submaximal Exercise Capacity and Efficiency in Runners. Med Sci Sports Exerc 51: 2135–2146, 2019.

[41] Sherrier M, Li H.: The impact of keto-adaptation on exercise performance and the role of metabolic-regulating cytokines. Am J Clin Nutr 110: 562–573, 2019.

[42] Shimazu T, Hirschey MD, Newman J, He W, Shirakawa K, Le Moan N, Grueter CA, Lim H, Saunders LR, Stevens RD, Newgard CB, Farese RV Jr, de Cabo R, Ulrich S, Akassoglou K, Verdin E.: Suppression of oxidative stress by β-hydroxybutyrate, an endogenous histone deacetylase inhibitor. Science 339: 211–214, 2013.

[43] Simi B, Sempore B, Mayet MH, Favier RJ.: Additive effects of training and high-fat diet on energy metabolism during exercise. J Appl Physiol 71: 197–203, 1991.

[44] Spriet LL.: Regulation of substrate use during the marathon. Sports Med. 37: 332–326, 2007.

[45] Sutehall S, Muniz-Pardos B, Bosch AN, Di Gianfrancesco A, Pitsiladis YP.: Sports Drinks on the Edge of a New Era. Curr Sports Med Rep 17: 112–116, 2018.

[46] Takahashi Y, Terada S, Banjo M, Seike K, Nakano S, Hatta H.: Effects of

β-hydroxybutyrate treatment on glycogen repletion and its related signaling cascades in epitrochlearis muscle during 120 min of postexercise recovery. Appl Physiol Nutr Metab 3: 1–9, 2019.

[47] 寺田新：脂質による消化管ホルモン分泌作用を活用した新たな筋グリコーゲン回復法の開発．デサントスポーツ科学 36: 61–67, 2015.

[48] 寺田新：脂質と疲労．（下光輝一，八田秀雄編：運動と疲労の科学．大修館書店，pp.188–203, 2018）

[49] 寺田新：食事と栄養．（深代千之，安部孝編：スポーツでのばす健康寿命．東京大学出版会，pp. 249–287, 2019）

[50] 寺田新：スポーツ栄養学：科学の基礎から「なぜ？」にこたえる．東京大学出版会，2017.

[51] Terada S, Goto M, Kato M, Kawanaka K, Shimokawa T, Tabata I.: Effects of low-intensity prolonged exercise on PGC-1 mRNA expression in rat epitrochlearis muscle. Biochem Biophys Res Commun 296: 350–354, 2002.

[52] 寺田新，東田一彦：運動刺激に伴う骨格筋代謝機能の適応．体育の科学 63: 608–615, 2013.

[53] Thomas DT, Erdman KA, Burke LM.: American College of Sports Medicine Joint Position Statement. Nutrition and Athletic Performance. Med Sci Sports Exerc 48: 543–568, 2016.

[54] Vandoorne T, De Smet S, Ramaekers M, Van Thienen R, De Bock K, Clarke K, Hespel P.: Intake of a Ketone Ester Drink during Recovery from Exercise Promotes mTORC1 Signaling but Not Glycogen Resynthesis in Human Muscle. Front Physiol 8: 310, 2017.

[55] van Vliet S, Shy EL, Abou Sawan S, Beals JW, West DW, Skinner SK, Ulanov AV, Li Z, Paluska SA, Parsons CM, Moore DR, Burd NA.: Consumption of whole eggs promotes greater stimulation of postexercise muscle protein synthesis than consumption of isonitrogenous amounts of egg whites in young men. Am J Clin Nutr 106: 1401–1412, 2017.

[56] Vargas S, Romance R, Petro JL, Bonilla DA, Galancho I, Espinar S, Kreider RB, Benítez-Porres J.: Efficacy of ketogenic diet on body composition during resistance training in trained men: a randomized controlled trial. J Int Soc Sports Nutr 15: 31, 2018.

[57] Vliet SV, Beals JW, Martinez IG, Skinner SK, Burd NA.: Achieving Optimal Post-Exercise Muscle Protein Remodeling in Physically Active Adults

through Whole Food Consumption. Nutrients 10: 224, 2018.

[58] Volek JS, Freidenreich DJ, Saenz C, Kunces LJ, Creighton BC, Bartley JM, Davitt PM, Munoz CX, Anderson JM, Maresh CM, Lee EC, Schuenke MD, Aerni G, Kraemer WJ, Phinney SD.: Metabolic characteristics of keto-adapted ultra-endurance runners. Metabolism 65: 100–110, 2016.

[59] Volek JS, Noakes T, Phinney SD.: Rethinking fat as a fuel for endurance exercise. Eur J Sport Sci 15: 13–20, 2015.

[60] Waldman HS, Krings BM, Smith JW, McAllister MJ.: A shift toward a high-fat diet in the current metabolic paradigm: A new perspective. Nutrition 46: 33–35, 2018.

[61] Wroble KA, Trott MN, Schweitzer GG, Rahman RS, Kelly PV, Weiss EP.: Low-carbohydrate, ketogenic diet impairs anaerobic exercise performance in exercise-trained women and men: a randomized-sequence crossover trial. J Sports Med Phys Fitness 59: 600–607, 2019.

[62] Zawadzki KM, Yaspelkis BB 3rd, Ivy JL.: Carbohydrate-protein complex increases the rate of muscle glycogen storage after exercise. J Appl Physiol 72: 1854–1859, 1992.

[63] Zinn C, Wood M, Williden M, Chatterton S, Maunder E.: Ketogenic diet benefits body composition and well-being but not performance in a pilot case study of New Zealand endurance athletes. J Int Soc Sports Nutr 14: 22, 2017.

4章
微量栄養素（ミネラル・ビタミン）とパフォーマンス

微量栄養素であるミネラルは，それぞれ異なる作用をもち，体の機能を正常に保つよう作用する．同じく微量栄養素である，ビタミンは，体内で起こる種々の化学反応に必須の物質であり，これらの栄養素は，基本的には体内で合成することができないため，食事からの供給が必要不可欠である．

本章では，ミネラルの中でも，アスリートのコンディション調整に欠かせないと考えられる「カルシウム」と「鉄」について概説する．また，ビタミンでは，近年，スポーツ科学や健康科学分野で注目を浴びている「ナイアシン」と「ビタミンD」についてパフォーマンスと関連づけて紹介する．

1．ミネラル

(1) カルシウム

1）体内でのカルシウムの働き：生体内のカルシウムの約99％は，骨や歯などの骨組織に存在し，その成長・維持のために重要な働きをする．残りのカルシウムは組織や細胞外液に存在し，筋収縮，血液凝固，酵素活性，神経伝達，ホルモンのシグナル伝達や膜輸送など様々な生理機能を調節している．生体内に貯蔵されているカルシウムは，①食事からの摂取，②消化管での吸収，③腎臓からの排泄・再吸収に依存する（図4-1）．また，全身を循環する血液中のカルシウムは，大きく分けて3つの形で存在する．血中カルシウムの約50％は，生理的な活性を有する形態であるイオン化カルシウムとして存在し，必要に応じて細胞に取り込まれる．約40％は，血漿たんぱく質（主にアルブミン）に結合しており，残りの約10％は，リン酸やクエン酸などと複合体を形成して存在する［22］．これらのカルシウム分布は，食事，運

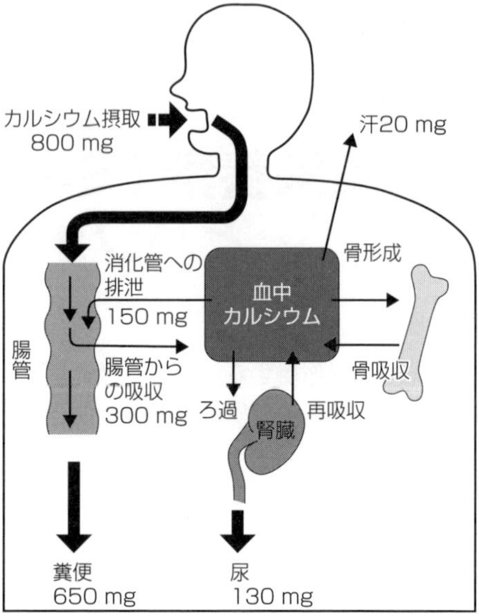

図4-1　成人における生体内のカルシウムバランス.
（Williams MH.: Nutrition for health, fitness and sport. 5th ed., WCB/McGraw-Hill, 1999より引用改変）

動やストレスなどに影響を受ける.

骨では，日々，新陳代謝が繰り返されており，古くなった骨は破骨細胞の働きによって壊され（骨吸収），骨芽細胞の働きによって新しい骨が形成される（骨形成）．一方，骨吸収が骨形成を上回ったとき，骨量の減少が生じる．このような状態でトレーニングを続けると，疲労骨折の発生率が増加すると考えられている．アスリートにおいて，骨密度の低下による障害を防ぐためには，まずは体内での十分なカルシウム濃度を維持するよう心がけることが重要である.

2）運動時のカルシウム代謝：カルシウムは，生体内の様々な生理機能を調節するため極めて重要であるが，必要量以上のカルシウム補給がアスリートのパフォーマンスを改善する効果はみられていない．しかしながら，運動と骨密度低下との関連が一部で報告されている．MacDougallらは，男性陸上長距離アスリートでは，1週間の走行距離が約32 kmを超えたとき，下肢の骨密度が低下することを報告した［23］．運動が骨密度を減少させるメカ

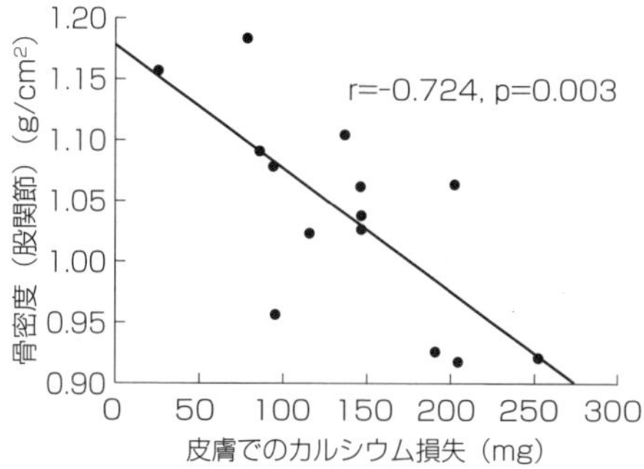

図4-2　運動における皮膚でのカルシウム損失と骨密度の関連.
（Barry DW, Kohrt WM.: BMD decreases over the course of a year in competitive male cyclists. J Bone Miner Res 23: 484-491, 2008より引用改変）

ニズムは不明瞭ではあるものの，①骨吸収の刺激因子である副甲状腺ホルモン（Parathyroid hormone：PTH）の増加，②エナジーアベイラビリティの不足（Low Energy Availability：LEA），③性ホルモンの低下，④ストレスホルモンや炎症性サイトカインの増加などが影響しているものと考えられる．これに加えて，発汗量が多い長時間の運動時には，皮膚からのカルシウム損失も考慮すべきであり，運動による汗中カルシウムの増加は，骨密度低下との関連が報告されている（図4-2）[4]．一方，Haakonssenらは，長時間運動（90分間）の2時間前に乳製品を豊富に含む食事を摂取すると，血清イオン化カルシウム濃度の恒常性が保たれ，PTH（骨吸収の刺激因子）も増加しないことを明らかにしている（図4-3）[14]．したがって，運動前にカルシウムを豊富に含む食品を摂取し，生体内のカルシウム濃度を維持することは，骨密度低下の予防に繋がるかもしれない．

3）カルシウム欠乏の評価と必要量：現時点では，カルシウム欠乏を適切に評価できる指標は確立されていない．骨密度は，慢性的なカルシウム摂取不足の指標となる可能性があるが，骨密度には先にあげたホルモンの分泌やLEAに加えて，ビタミンD欠乏などの他の要因も大きく影響を与える．したがって，骨密度を高めるためには，適切なカルシウム摂取に加えて，他の栄養生理学に基づいた理論も理解しておく必要がある．

ヒトの骨量は，20代前後で最大値を迎える（図4-4）．そのため，高い骨量および骨密度を獲得するためには，ジュニアアスリートの頃からカルシウ

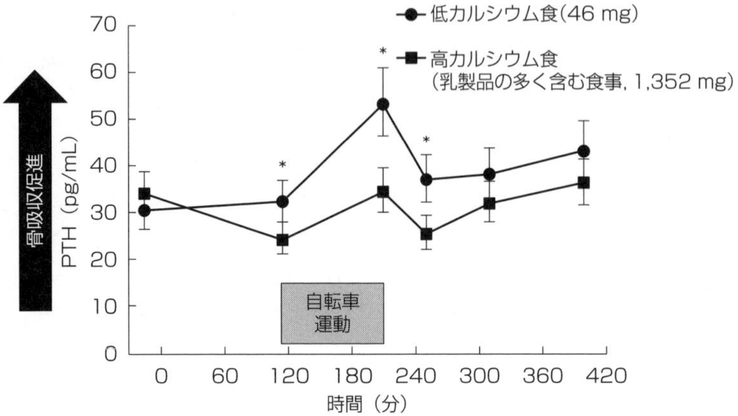

図4-3　PTH（副甲状腺ホルモン）.（*；p<0.05）

女性サイクリストを対象に，自転車運動（90分間）の2時間前に，低カルシウム食または高カルシウム食を摂取させた．高カルシウム食におけるPTH（副甲状腺ホルモン）は，低カルシウム食と比較して，運動前，運動後および運動からの回復時では，持続的に低く，有意な増加は認められなかった．

（Haakonssen EC, Ross ML, Knight EJ, Cato LE, Nana A, Wluka AE, Burke LM.: The effects of a calcium-rich pre-exercise meal on biomarkers of calcium homeostasis in competitive female cyclists: a randomised crossover trial. PloS One 10: e0123302, 2015より引用改変）

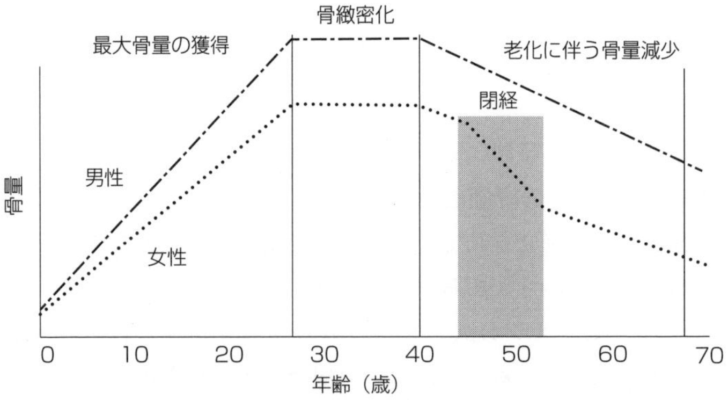

図4-4　年齢に伴う骨量の変化.

（New SA.: Nutrition Society Medal Lecture. The rolo of the skeleton in acid-base homeostasis. Pro Nutr Soc 61: 151-164, 2002より引用改変）

表4-1　カルシウムの推奨量（mg）.

年齢（歳）	男性	女性
12～14	1,000	800
15～17	800	650
18～29	800	650
30～74	750	650

（厚生労働省：日本人の食事摂取基準 2020年版）

ムを不足なく摂取し続けることが重要となる．日本人の食事摂取基準2020年版［52］に掲載されているカルシウムの推奨量を表4-1に示す．加えて，LEAのアスリートでは，疲労骨折のリスクが高くなるため，十分なカルシウム摂取量を確保することが特に求められる．疲労骨折予防のためのカルシウム摂取量は，1日あたり1,500 mgが推奨されている［47］.

体重管理のため食事制限を厳密に行う場合や，アレルギーなどにより乳製品を摂取することができないアスリートは，カルシウム摂取量の不足が予想される．この場合に関しては，サプリメントの利用が有効であるものの[50]，カルシウムサプリメントの服用を中止して5年後，骨密度の減少が認められたという報告もある［42］．加えて，カルシウムサプリメントは，便秘，重度の下痢，腹痛の発生率を高める可能性が指摘されている［43］．そのため，乳製品を摂取できないアスリートは，安易にサプリメントを利用するのではなく，乳製品以外にカルシウムを多く含む食品（大豆類，小魚，青菜など）を摂ることによりカルシウム不足を補うことができないか検討することが極めて重要となる．一方で，アスリートの食事が適切なカルシウム摂取量を満たしていたとしても，トレーニング時の追加のカルシウム損失により，生体内でのカルシウムが低下する場合があることに留意すべきである．中でも，発汗量が多いと予想される暑熱環境下や長時間の運動では，カルシウムの損失が多くなる．したがって，脱水により体重を減少させることがある体重階級制のアスリートや長時間運動を行う持久性アスリートにとっては，通常時よりもカルシウム摂取量を増加させる必要があるかもしれない.

(2) 鉄

1）アスリートにおける鉄の働きと貧血の評価：体内の鉄の総量は3～4 gであり，大部分は運動中の骨格筋への酸素運搬を行う赤血球中のヘモグロビン鉄として利用されている．一部は，ミオグロビン，電子伝達系および代謝酵素の補分子でのヘム鉄として利用され，その他の鉄は，骨髄や網内系細胞，（フェリチンとして）肝臓に貯蔵されている．生体内の鉄は，十二指腸で，食事から鉄を吸収し，白血球の一種であるマクロファージで老化した赤血球から鉄を再利用することで調整している［21］．主に，血清鉄は生体内で利用するために運搬機能を持つトランスフェリンというたんぱく質と結合している．また，鉄と結合していないトランスフェリンを不飽和鉄結合能（UIBC），UIBCと血清鉄と合わせたものを総鉄結合能（TIBC）と呼ぶ．TIBCのうち，鉄が結合している割合をトランスフェリン飽和度（TSAT）と呼び，生体内での鉄状態を反映する指標である．また，血清フェリチン濃度も，生体内での貯蔵鉄量を反映すると考えられている．

血液中のヘモグロビンが極端に低い状態を示す鉄欠乏性貧血はアスリートに多くみられる内科的疾患である．また，ヘモグロビンは正常値であるものの，生体内の貯蔵鉄が低値を示す鉄欠乏も，アスリートの間で多くみられる（鉄欠乏性貧血：女性1～18％・男性1～7％，鉄欠乏：女性16～57％・男性1～31％）［33］．鉄欠乏状態での運動は，ヘモグロビンの減少の影響により心拍出量が増加し，持久性パフォーマンスの低下に繋がることが多い．この鉄欠乏は，各血液指標の数値（ヘモグロビン，フェリチン，トランスフェリン飽和度）に応じた3段階のステージに分けることができる（表4-2）［36］．貧血となった場合には，治療に時間を要する．そのため，アスリートは貧血や鉄欠乏のリスクに応じて，スクリーニングを行う必要がある．アスリートの鉄欠乏をスクリーニングする上での考慮事項と頻度に関するフレームワークを図4-5に示した［44］．ここでは，採血のための考慮すべき事項も挙げられている．例えば，フェリチン濃度は，鉄貯蔵量を反映する指標であるが，貯蔵鉄が多い状態以外でも，生体内で炎症が生じた場合には一時的に上昇する場合がある．測定前の激しい運動などは控えることなどにより，運動によって生じる炎症反応を最小限に抑えることが望ましい．このように，出来る限

表4-2　鉄欠乏のステージ.

鉄欠乏のステージ		
ステージ1：各組織の鉄が減少する		
	血清フェリチン濃度	<35 μg/mL
	血中ヘモグロビン濃度	>11.5 g/mL
	トランスフェリン飽和度	>16%
ステージ2：鉄が減少したことにより，赤血球形成が減少する		
	血清フェリチン濃度	<20 μg/L
	血中ヘモグロビン濃度	>11.5 g/mL
	トランスフェリン飽和度	<16%
ステージ3：鉄欠乏性貧血		
	血清フェリチン濃度	<12 μg/mL
	血中ヘモグロビン濃度	<11.5 g/mL
	トランスフェリン飽和度	<16%

※トランスフェリン飽和度(%)＝血清鉄/TIBC × 100

（Peeling P, Blee T, Goodman C, Dawson B, Claydon G, Beilby J, Prins A.: Effect of iron injections on aerobic-exercise performance of iron-depleted female athletes. Int J Sport Nutr Exerc Metab 17: 221-231, 2007より引用改変）

り正確な値を評価するため，測定条件を統一することも重要である．

2）ヘプシジン（鉄代謝ホルモン）：貧血または鉄欠乏の主な要因として，溶血，発汗，消化管出血および食事での鉄の摂取不足などが挙げられる［38］．これらの要因に加えて，ヘプシジンというホルモンが鉄代謝に大きく関わっている．ヘプシジンは，主に肝臓で産生されるペプチドホルモンであり，生体内での鉄の吸収や排泄を調整する［12］．生体内でのヘプシジンの増加は，腸からの鉄の吸収およびマクロファージでの鉄の再利用を減少させる（図4-6）．このように，ヘプシジンは生体内での鉄代謝を維持する上で重要な役割を果たしている．

生体内でのヘプシジンの発現に関わる生理的要因としては，主に①生体内での貯蔵鉄の増加，②赤血球の新生，③炎症反応が指摘されており，運動によって生じる炎症反応もヘプシジンを増加させる．Peelingらは，ランニング運動が炎症性サイトカインであるInterleukin-6（IL-6）を増加させ，運動3時間後にはヘプシジンが増加することを明らかにしている［37］．さらに，

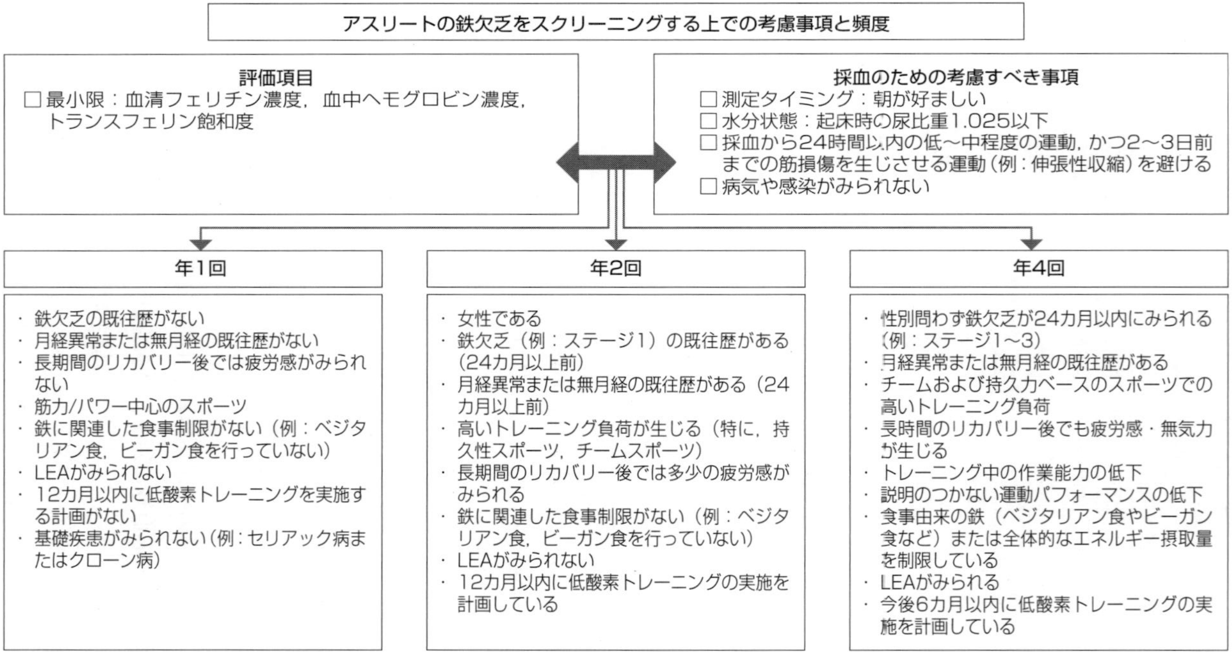

図4-5　アスリートの鉄欠乏をスクリーニングする上での考慮事項と頻度に関するフレームワーク．このフレームワークは，医師，栄養士や研究者などの他分野の専門家と連携して実施していくことが望ましい．
（Sim M, Garvican-Lewis LA, Cox GR, Govus A, McKay AKA, Stellingwerff T, Peeling P.: Iron considerations for the athlete: a narrative review. Eur J Appl Physiol 119: 1463–1478, 2019より引用改変）

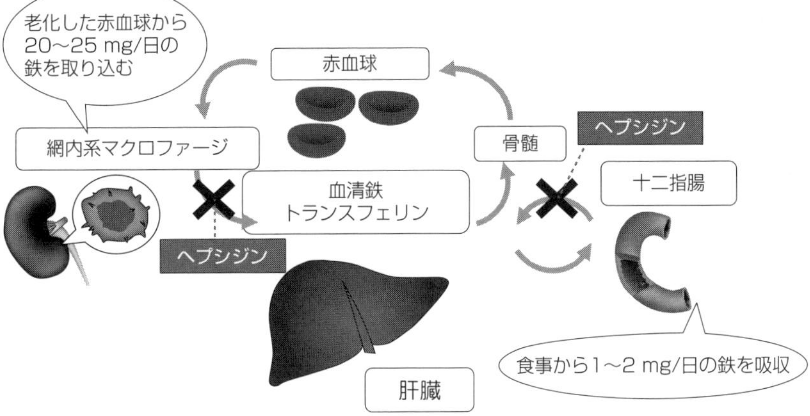

図4-6　生体内での鉄代謝とヘプシジン．

運動24時間後の血清鉄が減少することも報告した（図4-7）．また，運動3〜6時間後にヘプシジンが上昇し，鉄代謝に一時的な影響を与えることも報告しており［38］，鉄欠乏のリスクのあるアスリートでは，ヘプシジンの増加が鉄欠乏の要因となっている可能性があることに留意すべきである．

3）糖質，エネルギー不足と鉄欠乏：アスリートにおけるヘプシジンの分泌には，運動前の鉄状態（フェリチン，血清鉄）と骨格筋由来のIL-6の産生が関与している［39］．骨格筋グリコーゲン量が低下した状態での運動はIL-6の分泌が増大すること［19］を考慮すると，糖質摂取はヘプシジンの分泌に大きく関与するものと考えられる．これまでに，運動前日の食事を低糖質食（体重あたりの糖質量3 g/kg）とした場合，高糖質食（体重あたりの糖質量10 g/kg）と比較して，翌日に実施した運動直後のIL-6およびヘプシジン濃度の上昇がみられることが示唆されている［2］．

女性アスリートにおける減量などを目的とした不適切な食事制限は，LEAによりFemale Athlete Triadを誘発することが指摘されている［48］．女性アスリートだけでなく男性アスリートにおいても，LEAによってRelative Energy Deficiency in Sportsと呼ばれる相対的なエネルギー不足が生じる［28］．トレーニングに伴う負のエネルギーバランス（エネルギー摂取量と消

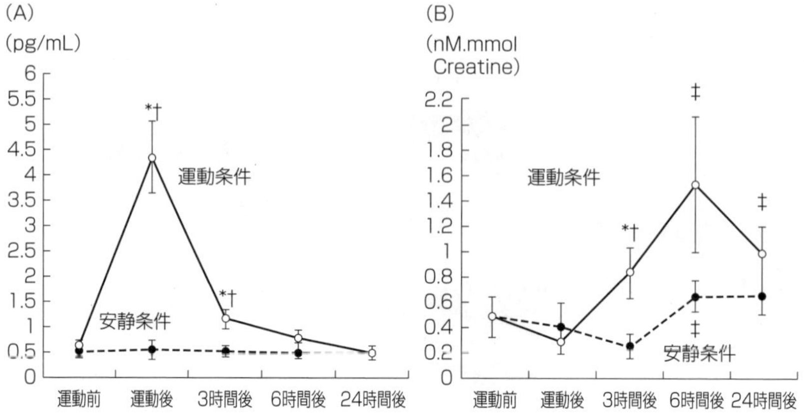

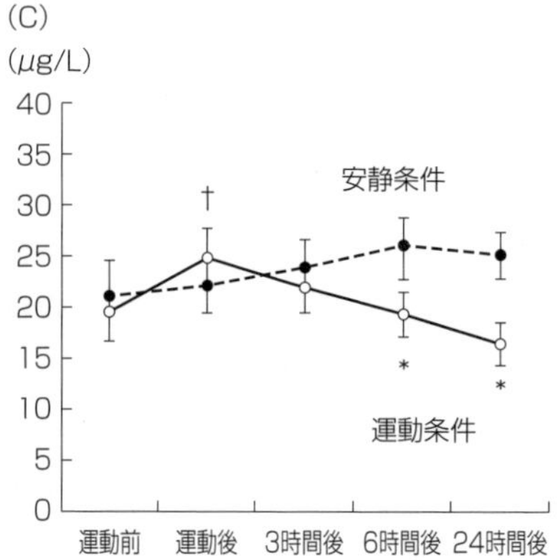

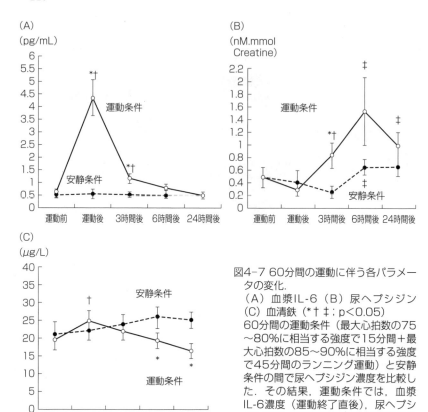

図4-7 60分間の運動に伴う各パラメータの変化.
（A）血漿IL-6（B）尿ヘプシジン（C）血清鉄（*†‡; p<0.05）
60分間の運動条件（最大心拍数の75～80%に相当する強度で15分間+最大心拍数の85～90%に相当する強度で45分間のランニング運動）と安静条件の間で尿ヘプシジン濃度を比較した．その結果，運動条件では，血漿IL-6濃度（運動終了直後），尿ヘプシジン濃度（運動3時間後）が安静条件と比較してそれぞれ有意に上昇した．また，運動条件では，運動24時間後の時点で血清鉄濃度の減少がみられた．
（Peeling P, Dawson B, Goodman C, Landers G, Wiegerinck ET, Swinkels DW, Trinder D.: Effects of exercise on hepcidin response and iron metabolism during recovery. Int J Sport Nutr Exerc Metab 19: 583-597, 2009より引用改変）

費量から評価）により血清ヘプシジン濃度が増加することが認められており［34］，LEA状態での長時間トレーニングは，早朝，空腹時の筋グリコーゲンを減少させ，その後行った運動後のIL-6とヘプシジンを増加させることも明らかとなっている［18］．

これらの知見は，糖質不足やLEAでのトレーニングの実施は，ヘプシジンを上昇させ鉄欠乏のリスクを増加させることを示唆するものである．実際に，LEAと鉄欠乏は関連することが指摘されており［28, 35］，鉄欠乏のリスクのあるアスリートは，糖質を中心とした十分なエネルギーを確保し，ヘプシジンの分泌亢進を防ぐことが，鉄欠乏のリスク予防に繋がる可能性が高いと考えられる．

4）鉄を摂るタイミング：90分間の運動終了30分後に，鉄を多く含む朝食または夕食を摂取した際の鉄の吸収率は，朝食後で高値を示すことが明らかとされている（図4-8）［25］．ヘプシジンは夕方にかけて高くなるという日内変動がみられ，これが一部影響している可能性があると考えられる．鉄欠乏予防のためには，朝の運動後なるべく早いタイミングで鉄を多く含む食事を摂ることが効果的かもしれない．ただし，このメカニズムには不明な点が多く，今後さらなる研究が求められる．

5）鉄の必要量：食事中の鉄は，非ヘム鉄（植物性食品）およびヘム鉄（動物性食品）を含む2つの形態で存在する．ヘム鉄は非ヘム鉄に比べ吸収率が高く，他の食物の影響を受けにくい［5］．また，食品に含まれるビタミンCやβカロテンは鉄の吸収率を促進させ，フィチン酸，ポリフェノール，リン，カルシウムなどは鉄の吸収を阻害する可能性があるため，鉄を多く含む食品を食べる際には食べ合わせにも留意する必要がある［44］．鉄欠乏予防のための鉄の摂取量は，女性18 mg/日以上，男性8 mg/日以上とされている［47］．しかし，エリートレベルの競歩アスリートでは，3週間の強化トレーニング時に十分な鉄（13～18 mg/日）を摂取していたにも関わらず，血清フェリチン濃度が25～40％減少したと報告されている［26］．また，LEAでは食事量自体が少なくなるため，食事から吸収される鉄の量（1～2 mg/日）も減る可能性がある［31］．トレーニングによる鉄損失のメカニズムを考えると，LEAが発生するリスクが高い持久性アスリートなどでは，この推奨量は適切ではない可能性がある．そのため，定期的なスクリーニング（血液検査や食事調査など）を行いながら，生体内での鉄状態をモニタリングし，鉄の摂取量を個別に検討することが望ましい．

鉄欠乏に該当するアスリートでは，定期的な血液検査や食事調査を実施した上で，食事内容の改善とともに，高用量の経口鉄サプリメント補給が必要な場合がある．実際に，ヘモグロビンが12 g/dL以下の鉄欠乏性貧血（ステー

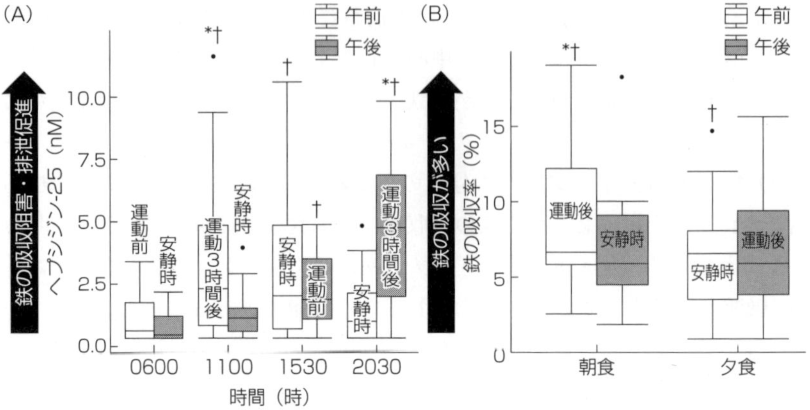

図4-8　異なるタイミングの運動後に摂取した食事に対するヘプシジンの分泌応答と鉄の吸収率.
(*; p<0.05 vs. 運動前〜運動後, †; p<0.05 vs. 安静時)
(A) 午前および午後の運動後に鉄を多く含む食品を摂取した際の血清ヘプシジン濃度を運動前および運動後3時間, 安静時それぞれ測定した. その結果, 両条件ともに運動3時間後には有意に高値を示した (p>0.001). また, 午後の運動条件では, ヘプシジン濃度は日中の安静時に徐々に増加を示し, 午後の運動前から運動後3時間にさらに増加した. (B) 朝の運動後の朝食時では, 安静時の朝食または運動後の夕食と比較して, 鉄の吸収率が高値を示した.
(McCormick R, Moretti D, McKay AK, Laarakkers CM, Vanswelm R, Trinder D, Cox GR, Zimmerman MB, Sim M, Goodman C, Dawson B, Peeling P.: The Impact of morning versus afternoon exercise on iron absorption in athletes. Med Sci Sports Exerc 51: 2147–2155, 2019より引用改変)

ジ3) と診断された場合には, 3カ月間の高用量の経口鉄サプリメント (100 mg) 摂取は鉄欠乏性貧血の改善のために有効であったことが報告されている [29]. 一方, アスリートは鉄欠乏がない限り, 鉄サプリメントの利用は持久性パフォーマンスを改善しないようである [6]. 加えて, 鉄欠乏のない男性陸上長距離アスリートの持久性トレーニング時の鉄サプリメント (24 mg/日) 摂取は, ヘプシジンを増加させた [17]. 一般的に, 細胞内に取り込まれて余剰に生じた鉄は, フェリチンと結合して安定化する. しかしながら, 過剰な鉄の摂取が続いた場合, 生体内で活性酸素を産生することにより, 毒性の強いヒドロキシラジカルを発生させ, 細胞傷害を引き起こす [46]. その結果, ヘモクロマトーシス (鉄過剰による進行性の多臓器障害) などにつながる可能性がある．これらの副作用の影響などが考慮され，2019年には公益財団法人日本陸上競技連盟から，「不必要な鉄注射の防止に関するガイドライン」が発表された［53］．以上のことから，貧血治療のために鉄剤を処方される場合以外に高用量の鉄サプリメントは服用することは推奨されない．

鉄欠乏予防のためには，カルシウムと同様，まずは鉄を多く含む食品から鉄を摂取することが望ましい．また，その際に，運動に伴うヘプシジンの分泌による鉄の吸収阻害の影響を避けるため，糖質を中心とした十分なエネルギー補給ができる食事を行い，また鉄を多く含む食品は，朝の運動後なるべく早いタイミングで摂ることが効果的かもしれない．

2．ビタミン

（1）ナイアシン

1）ナイアシンとNAD合成経路：栄養学分野では，ニコチン酸とニコチンアミドの総称としてナイアシンという名称が使われている．ニコチン酸は植物性食品に，ニコチンアミドは動物性食品に含まれ，これら2つのナイアシン活性は等価である．摂取したナイアシンは肝臓でニコチンアミドアデニンヌクレオチド（nicotinamide adenine dinucleotide：NAD）となり，多くの酸化還元酵素の補酵素として働く．また，遺伝子の転写活性を調節する機能も有する．近年になって，ニコチン酸とニコチンアミドの生体内での詳細な代謝経路が明らかになってきた（図4–9）．この生体内NAD合成経路の解明や，老化制御遺伝子として知られるNAD依存性たんぱく質脱アセチル化酵素Sirt1の発見により，ナイアシンの新たな役割が示されている．

哺乳類ではニコチンアミドを主要な原料としてNADを合成する．一方，生体内にはNADの分解によって生じるニコチンアミドをNADに再合成する機構が存在する．この経路の律速酵素はニコチンアミドをニコチンアミドモノヌクレオチド（nicotinamide mononucleotide：NMN）に変換するニコチンアミドホストリボシルトランスフェラーゼ（Nampt）と呼ばれる．加齢とともに全身の組織ではNampt活性やNAD含量が低下する．加齢に伴うNAD含量の低下がNAD依存性脱アセチル化酵素Sirt1活性の低下を招き，

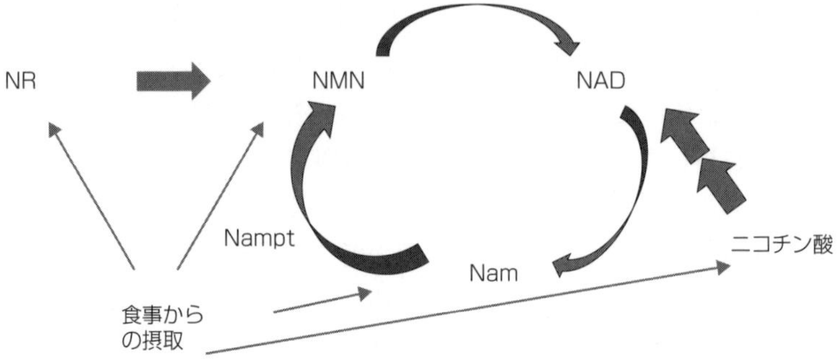

NMN：ニコチンアミド・モノヌクレオチド，NAD：ニコチンアミド・アデニン・ジヌクレオチド，Nam：ニコチンアミド，NR：ニコチンアミドリボシド

図4-9　生体内でのナイアシン代謝.

加齢による様々な疾患を発症するという老化モデルが提唱されている.

一方，ニコチンアミドリボシド（NR）やNMNを経口摂取した場合，Namptの制御を受けずにNADに変換される．そのため，NRやNMNを摂取することで細胞内NAD濃度が上昇する．加齢による細胞内NADおよびSirt1活性の低下と，Namptを介さないNAD合成経路の発見により，NRやNMNの抗老化・抗糖糖尿病効果に関する研究が近年盛んに行われている．例えば，動物実験ではNMN投与は加齢に伴う骨格筋機能の低下（基質酸化能や持久力の低下）を抑制することが報告されている［27］.

2）スポーツパフォーマンスとナイアシン：上述のように，NRやNMNが骨格筋にも作用を及ぼすことが示されたことから，近年ではこれらの知見がスポーツ科学の分野でも応用されている．Crisolら［8］は，実験動物（マウス）に対しNR（400 mg/kg体重/日）を5および10週間摂取させる実験を行った．さらに，この研究ではNR投与期間中に運動トレーニング（1時間/日，5回/週）を実施することで，NR摂取と運動トレーニングの相互作用を検証している．その結果，NR投与のみでは持久性運動パフォーマンスは向上しないものの，運動トレーニングとNR摂取を併用した場合，運動トレーニング単独の場合よりも筋力と疲労困憊にいたるまでの走行時間が向上したことを報告している．一方，Kourtzidisらの研究では，実験動物（ラッ

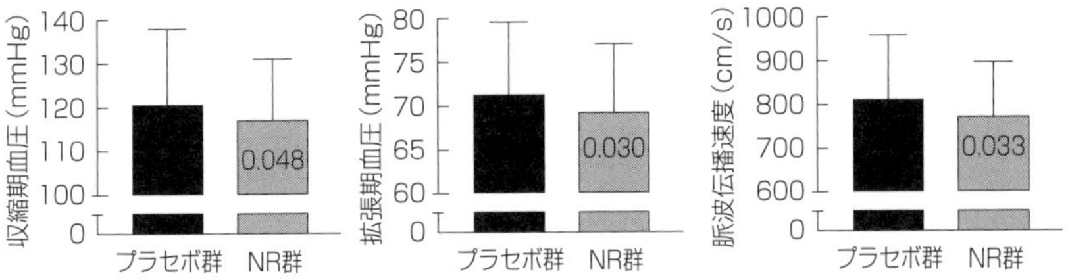

図4−10　6週間のNR摂取が中高齢者の収縮期血圧，拡張期血圧および脈波伝播速度に及ぼす影響．棒グラフ中の数値はt-testでのプラセボ群に対するp値．
（Martens CR, Denman BA, Mazzo MR, Armstrong ML, Reisdorph N, McQueen MB, Chonchol M, Seals DR.: Chronic nicotinamide riboside supplementation is well-tolerated and elevates NAD$^+$ in healthy middle-aged and older adults. Nat Commun 9: 1286, 2018より引用改変）

ト）に21日間にわたりNR（300 mg/kg体重/日）を投与したところ，疲労困憊に至るまでの水泳運動時間が減少（パフォーマンスが低下）したと報告されている［20］．この研究では，血中および骨格筋細胞内のNAD濃度が示されていないことから，骨格筋機能を高めるために必要なNAD濃度の上昇が引き起こされなかった可能性が考えられる．

このように現時点ではNR投与が運動パフォーマンスに及ぼす影響については一致した見解が得られていないが，他のアプローチを用いて細胞内NAD濃度を上昇させた報告もある．DNAの修復機能を有するPoly（ADP-ribose）polymerase-1（PARP-1）は，大量のNADを利用する．したがって，PARP-1を阻害するとNADが消費されないため，細胞内NADが増加する．PARP-1阻害剤を実験動物に投与した研究では，骨格筋の基質酸化能力の向上と疲労困憊までの運動継続時間が延伸したことが示されている［41］．

NRとNMNは現在もヒトを対象とした臨床試験が進行しており，今後も抗老化作用や運動パフォーマンスに関する成果が発表されると予測される．例えば，健康な中高年男性に対し，1日あたり1,000 mgのNRを6週間摂取させた研究では，血中NAD濃度の上昇と，拡張期および収縮期血圧の低下，動脈硬化の指標である脈波伝播速度が低下したことが報告されている．この研究では顕著な副作用は確認されていない［24］（図4−10）．NRとNMNはすでに抗老化サプリメントとして流通しており，誰でも簡単に手にすることができる．入手が容易なことから，不適切な使用による健康被害などが発生する可能性も考えられるため，今後のNRやNMNサプリメントに関する動向に注意が必要である．

(2) ビタミンD

1）ビタミンDの働き：脂溶性のビタミンDの主な働きは，腸管や腎臓でのカルシウムやリンの吸収を促進し，骨形成と成長を促すことである．そのため，ビタミンDに関するスポーツ栄養学研究は，骨密度や骨折に着目したものが多い．一方，ビタミンD欠乏で見られる症状として筋力の低下があり，骨格筋機能とビタミンDの関連が指摘されていた．また，近年になって骨格筋細胞でビタミンD受容体が発見されたことで，骨格筋機能におけるビタミンDの役割についての研究が急速に進んでいる．培養細胞や実験動物での基礎研究では，ビタミンDは筋細胞サイズの増加を引き起こすことや筋分化に関わる遺伝子の発現を制御することが報告されている［13］．このように，基礎研究では遺伝子発現のレベルでビタミンDが骨格筋機能を調節する可能性が示されているものの，今後のさらなる研究結果の蓄積が必要である．

2）アスリートにおけるビタミンD不足：ビタミンDと骨格筋機能の関連に注目が集まっている背景には，アスリートにおけるビタミンD不足の蔓延も関係している．ビタミンD栄養状態の指標として，現在は多くの研究で血中25（OH）ビタミンD濃度が用いられている．スペインのハイパフォーマンスセンターが実施したエリート選手を対象とした調査では，対象選手408人中334人（82%）がビタミンD不足（重篤な欠乏を含む）であること，さらに屋外種目のアスリートが屋内種目のアスリートよりも血中25（OH）ビタミンD濃度が高いことが示されている［49］．また，アメリカプロバスケットボール（NBA）のドラフト指名選手（2009～2013年）を対象に実施された調査では，279人の選手の内，ビタミンD充足（＞32 ng/mL）と判定されたのは58人（20.8%）であった［10］．2,313人のアスリートを対象としたシステマティックレビューでは，およそ56%のアスリートがビタミンD不足と報告している［9］．このように様々な国や種目を対象とした調査で，アスリートでのビタミンD不足が報告されている．特に，緯度（北緯40度以北），

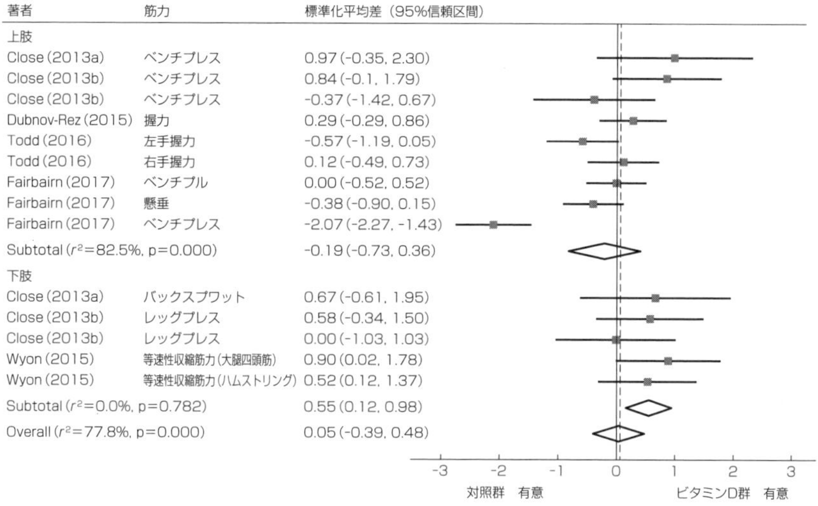
著者
筋力
標準化平均差（95%信頼区間）
上肢
Close (2013a)　ベンチプレス　0.97 (-0.35, 2.30)
Close (2013b)　ベンチプレス　0.84 (-0.1, 1.79)
Close (2013b)　ベンチプレス　-0.37 (-1.42, 0.67)
Dubnov-Rez (2015)　握力　0.29 (-0.29, 0.86)
Todd (2016)　左手握力　-0.57 (-1.19, 0.05)
Todd (2016)　右手握力　0.12 (-0.49, 0.73)
Fairbairn (2017)　ベンチプル　0.00 (-0.52, 0.52)
Fairbairn (2017)　懸垂　-0.38 (-0.90, 0.15)
Fairbairn (2017)　ベンチプレス　-2.07 (-2.27, -1.43)
Subtotal (r²=82.5%, p=0.000)　-0.19 (-0.73, 0.36)
下肢
Close (2013a)　バックスクワット　0.67 (-0.61, 1.95)
Close (2013b)　レッグプレス　0.58 (-0.34, 1.50)
Close (2013b)　レッグプレス　0.00 (-1.03, 1.03)
Wyon (2015)　等速性収縮筋力（大腿四頭筋）　0.90 (0.02, 1.78)
Wyon (2015)　等速性収縮筋力（ハムストリング）　0.52 (0.12, 1.37)
Subtotal (r²=0.0%, p=0.782)　0.55 (0.12, 0.98)
Overall (r²=77.8%, p=0.000)　0.05 (-0.39, 0.48)
-3　-2　-1　0　1　2　3
対照群　有意
ビタミンD群　有意

図4-11　ビタミンDサプリメント摂取が上肢および下肢筋力に及ぼす影響.
(Zhang L, Quan M, Cao ZB.: Effect of vitamin D supplementation on upper and lower limb muscle strength and muscle power in athletes: A meta-analysis. PLoS One 14: e0215826, 2019より引用改変)

室内で競技を実施することや冬および春季は低ビタミンD栄養状態のリスクであることから，これらの条件が当てはまる場合は積極的なビタミンD摂取の必要があると指摘されている.

3）筋機能およびパフォーマンスに及ぼすビタミンD摂取の影響：骨格筋機能に対するビタミンD摂取の効果は，骨格筋機能が低下している筋疾患患者を対象とした研究で報告された [1, 16]．その後の研究で，高齢者では血中25（OH）ビタミンD濃度と運動機能や筋力が負に関連することや [15]，ビタミンDサプリメント摂取により筋断面積が増加することなどが報告されている [7].

近年，アスリートを対象としたランダム化比較試験の結果がいくつも報告されており，これらの内の8つの研究を対象としたメタアナリシスでは，ビタミンDサプリメントの摂取は，上肢の筋力には影響を及ぼさないものの，下肢筋力を改善したことを報告している(図4-11)．特に，屋内競技のアスリー

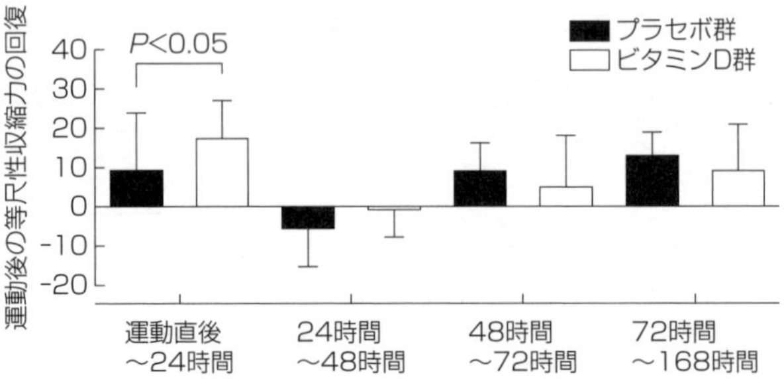

図4-12　ジャンプ運動後の筋力回復に及ぼすビタミンDサプリメントの効果.
(Barker T, Schneider ED, Dixon BM, Henriksen VT, Weaver LK.: Supplemental vitamin D enhances the recovery in peak isometric force shortly after intense exercise. Nutr Metab (Lond) 10: 69, 2013より引用改変)

トでその効果が高かった [51]. 下肢でのみ筋力の改善が認められた要因としては, 筋線維タイプや筋力の測定方法などが考えられるが, 現時点では明確な理由は不明である.

高容量のビタミンD投与は筋損傷からの回復にも貢献する可能性が示されている. 実験動物を用いた研究では, 筋損傷後に高容量のビタミンD（体重1 kgあたり332,000 IU）を摂取させた場合, 非摂取群と比較して筋細胞死マーカーの低下や筋力回復促進効果が認められている [45]. 同様の研究結果は, ヒトを対象とした研究でも報告されている. 健康な成人男性を対象に, 35日間にわたり4,000 IU/日のビタミンDを摂取させた研究では, 摂取開始から28日目にジャンプ運動による筋損傷を引き起こし, 筋力や筋損傷マーカーの測定をした. その結果, プラセボ群と比較してビタミンD摂取群ではジャンプ運動終了24時間後における最大発揮筋力が高かったこと, 2, 3および7日後の筋損傷マーカーの低下を観察している [3]（図4-12）. ビタミンD摂取群では, 介入後において血中25（OH）ビタミンD濃度の上昇がみられたことから, ビタミンD摂取による血中25（OH）ビタミンD濃度の増加が筋力および筋損傷からの回復促進に関係していると考えられる.

4）基準値について：日本人の食事摂取基準2020年版では, 1日当たりのビタミンD目安量は，男女とも18歳以上で8.5 μgが設定されている（この値は2015年版の5.5 μg/日よりも大幅に変更されている）．しかしながら，この値はカルシウム吸収低下による骨折を予防する観点で算出されたものであり，骨格筋機能の維持や改善に必要な摂取量は異なる可能性がある．日本人の食事摂取基準2020年版では，ビタミンD摂取量とフレイルに関する記述が追加されたが，摂取の目標量を設定するだけの科学的根拠が蓄積されていないため，今回の改定では具体的な数値の設定は見送られている．日本人の食事摂取基準では，血中25（OH）ビタミンD濃度の参照値として20 ng/mLが用いられている．しかし最近では，日本国内の学会から30 ng/mLをビタミンD充足，20以上30 ng/mL未満をビタミンD不足，20 ng/mL未満をビタミンD欠乏とした判定基準が提案されている [32]．このように，ビタミンDの新たな機能を示すエビデンスが増えるたびに基準値が変更されていることから，今後もさらなるエビデンスの蓄積の必要性がある栄養素であるといえる．

血中25（OH）ビタミンD濃度は，ビタミンD摂取量だけでなく日照時間にも影響を受ける．特に冬季には血中25（OH）ビタミンD濃度が低下するリスクが高くなる．比較的日照時間の長い地域のサッカー選手を対象に調査を行ったGalanらの調査では，冬季において血清25（OH）ビタミンD濃度が75 nmol/Lを下回らないためには，秋の時点で血清25（OH）ビタミンD濃度122.7 nmol/Lが必要であるとしている [11]．ビタミンDサプリメントを摂取した場合でも，血中25（OH）ビタミンD濃度を上昇させるためには長期間の投与が必要である．そのため，1年間を通して高い値を維持するためには食事からのビタミンDの十分な摂取が必要である．特に，日本人の場合は食事から摂取するビタミンDの大部分は魚貝類に由来することから，食生活を改善することでビタミンD栄養状態を大きく好転できる可能性がある．また，必要であればサプリメントを組み合わせることも検討する必要がある．

まとめ

現時点では，今回取りあげたカルシウム，鉄，ナイアシンおよびビタミンDに関しては，詳細な代謝経路の解明やトレーニングとの関連など，新たなエビデンスが増えているものの，必要量以上の補給によるエルゴジェニック効果があるとは考えられていない．しかし，生体内の微量栄養素の不足は，アスリートのパフォーマンスを損なう可能性がある．そのため，微量栄養素の欠乏・不足のリスクがあるアスリートは，定期的な血液検査や食事調査などのモニタリングを行い，食事での過不足がないかよく検討すべきである．その結果をもとに，専門家（医師や管理栄養士，薬剤師）に相談した上で，食事の改善に取り組むことが最優先である．サプリメントの利用は，副作用やアンチ・ドーピング規則違反のリスクもあるため，慎重に検討すべきである．

[東田　一彦・石橋　彩]

[文　献]

[1] Al-Said YA, Al-Rached HS, Al-Qahtani HA, Jan MM.: Severe proximal myopathy with remarkable recovery after vitamin D treatment. Can J Neurol Sci 36: 336–339, 2009.

[2] Badenhorst CE, Dawson B, Cox GR, Laarakkers CM, Swinkels DW, Peeling P.: Acute dietary carbohydrate manipulation and the subsequent inflammatory and hepcidin responses to exercise. Eur J Appl Physiol 115: 2521–2530, 2015.

[3] Barker T, Schneider ED, Dixon BM, Henriksen VT, Weaver LK.: Supplemental vitamin D enhances the recovery in peak isometric force shortly after intense exercise. Nutr Metab (Lond) 10: 69, 2013.

[4] Barry DW, Kohrt WM.: BMD decreases over the course of a year in competitive male cyclists. J Bone Miner Res 23: 484–491, 2008.

[5] Beard J, Tobin B.: Iron status and exercise. Am J Clin Nutr 72: 594S–597S, 2000.

[6] Brutsaert TD, Hernandez-Cordero S, Rivera J, Viola T, Hughes G, Haas JD.: Iron supplementation improves progressive fatigue resistance during dynamic knee extensor exercise in iron-depleted, nonanemic women. Am J Clin Nutr 77: 441–448, 2003.

[7] Ceglia L, Niramitmahapanya S, da Silva Morais M, Rivas DA, Harris SS, Bischoff-Ferrari H, Fielding RA, Dawson-Hughes B.: A randomized study on the effect of vitamin D_3 supplementation on skeletal muscle morphology and vitamin D receptor concentration in older women. J Clin Endocrinol

Metab 98: E1927–E1935, 2013.
[8] Crisol BM, Veiga CB, Braga RR, Lenhare L, Baptista IL, Gaspar RC, Munoz VR, Cordeiro AV, da Silva ASR, Cintra DE, Moura LP, Pauli JR, Ropelle ER.: NAD^+ precursor increases aerobic performance in mice. Eur J Nutr 59: 2427–2437, 2019.
[9] Farrokhyar F, Tabasinejad R, Dao D, Peterson D, Ayeni OR, Hadioonzadeh R, Bhandari M.: Prevalence of vitamin D inadequacy in athletes: a systematic-review and meta-analysis. Sports Med 45: 365–378, 2015.
[10] Fishman MP, Lombardo SJ, Kharrazi FD.: Vitamin D Deficiency Among Professional Basketball Players. Orthop J Sports Med 4: 2325967116655742, 2016.
[11] Galan F, Ribas J, Sanchez-Martinez PM, Calero T, Sanchez AB, Munoz A.: Serum 25-hydroxyvitamin D in early autumn to ensure vitamin D sufficiency in mid-winter in professional football players. Clin Nutr 31: 132–136, 2012.
[12] Ganz T, Nemeth E.: Hepcidin and iron homeostasis. Biochim Biophys Acta 1823: 1434–1443, 2012.
[13] Girgis CM, Clifton-Bligh RJ, Mokbel N, Cheng K, Gunton JE.: Vitamin D signaling regulates proliferation, differentiation, and myotube size in C2C12 skeletal muscle cells. Endocrinology 155: 347–357, 2014.
[14] Haakonssen EC, Ross ML, Knight EJ, Cato LE, Nana A, Wluka AE, Burke LM.: The effects of a calcium-rich pre-exercise meal on biomarkers of calcium homeostasis in competitive female cyclists: a randomised crossover trial. PloS One 10: e0123302, 2015.
[15] Houston DK, Tooze JA, Davis CC, Chaves PH, Hirsch CH, Robbins JA, Arnold AM, Newman AB, Kritchevsky SB.: Serum 25-hydroxyvitamin D and physical function in older adults: the Cardiovascular Health Study All Stars. J Am Geriatr Soc 59: 1793–1801, 2011.
[16] Irani PF.: Electromyography in nutritional osteomalacic myopathy. J Neurosurg Psychiatry 39: 686–693, 1976.
[17] Ishibashi A, Maeda N, Kamei A, Goto K.: Iron supplementation during three consecutive days of endurance training augmented hepcidin levels. Nutrients 9: 820, 2017.
[18] Ishibashi A, Kojima C, Tanabe Y, Iwayama K, Hiroyama T, Tsuji T, Kamei

A, Goto K, Takahashi, H.: Effect of low energy availability during three consecutive days of endurance training on iron metabolism in male long distance runners. Physiol Rep 8: e14494, 2020.

[19] Keller C, Steensberg A, Pilegaard H, Osada T, Saltin B, Pedersen BK, Neufer PD.: Transcriptional activation of the IL-6 gene in human contracting skeletal muscle: influence of muscle glycogen content. FASEB J 15: 2748–2750, 2001.

[20] Kourtzidis IA, Stoupas AT, Gioris IS, Veskoukis AS, Margaritelis NV, Tsantarliotou M, Taitzoglou I, Vrabas IS, Paschalis V, Kyparos A, Nikolaidis MG.: The NAD (+) precursor nicotinamide riboside decreases exercise performance in rats. J Int Soc Sports Nutr 13: 32, 2016.

[21] Ludwig H, Evstatiev R, Kornek G, Aapro M, Bauernhofer T, Buxhofer-Ausch V, Koller E.: Iron metabolism and iron supplementation in cancer patients. Wien Klin Wochenschr 127: 907–919, 2015.

[22] Lukaski HC, Scrimgeour AG.: Assessment of Mineral Status of Athletes. In: Driskell JA, Wolinsky I, Eds.: Nutritional Assessment of Athletes. p.311, 2016.

[23] MacDougall JD, Webber CE, Martin J, Ormerod S, Chesley A, Younglai EV, Gordon CL, Blimkie CJ.: Relationship among running mileage, bone density, and serum testosterone in male runners. J Appl Physiol (1985) 73: 1165–1170, 1992.

[24] Martens CR, Denman BA, Mazzo MR, Armstrong ML, Reisdorph N, McQueen MB, Chonchol M, Seals DR.: Chronic nicotinamide riboside supplementation is well-tolerated and elevates NAD^+ in healthy middle-aged and older adults. Nat Commun 9: 1286, 2018.

[25] McCormick R, Moretti D, McKay AK, Laarakkers CM, Vanswelm R, Trinder D, Cox GR, Zimmerman MB, Sim M, Goodman C, Dawson B, Peeling P.: The Impact of morning versus afternoon exercise on iron absorption in athletes. Med Sci Sports Exerc 51: 2147–2155, 2019.

[26] McKay AKA, Peeling P, Pyne DB, Welvaert M, Tee N, Leckey JJ, Sharma AP, Ross MLR, Gravican-Lewis LA, Swinkels DW, Laarakkers CM.: Chronic adherence to a ketogenic diet modifies iron metabolism in elite athletes. Med Sci Sports Exerc 51: 548–555, 2019.

[27] Mills KF, Yoshida S, Stein LR, Grozio A, Kubota S, Sasaki Y, Redpath P,

Migaud ME, Apte RS, Uchida K, Yoshino J, and Imai S-i.: Long-Term Administration of Nicotinamide Mononucleotide Mitigates Age-Associated Physiological Decline in Mice. Cell Metab 24: 795–806, 2016.

[28] Mountjoy M, Sundgot-Borgen J, Burke L, Ackerman KE, Blauwet C, Constantini N, Lebrun C, Lundy B, Melin A, Meyer N, Sherman R, Tenforde AS, Torstveit MK, Budgett R: International Olympic Committee (IOC) consensus statement on relative energy deficiency in sport (RED-S): 2018 update. Int J of Sport Nutr Exerc Metab 28: 316–331, 2018.

[29] Nachtigall D, Nielsen P, Fischer R, Engelhardt R, Gabbe EE.: Iron deficiency in distance runners: a reinvestigation using Fe-labeling and non-invasive liver iron quantification. Int J Sports Med 17: 473–479, 1996.

[30] New SA.: Nutrition Society Medal Lecture. The role of the skeleton in acid-base homeostasis. Proc Nutr Soc 61: 151–164, 2002.

[31] Nielsen P, Nachtigall D.: Iron supplementation in athletes. Current recommendations. Sports Med 26: 207–216, 1998.

[32] Okazaki R, Ozono K, Fukumoto S, Inoue D, Yamauchi M, Minagawa M, Michigami T, Takeuchi Y, Matsumoto T, Sugimoto T.: Assessment criteria for vitamin D deficiency/insufficiency in Japan: proposal by an expert panel supported by the Research Program of Intractable Diseases, Ministry of Health, Labour and Welfare, Japan, the Japanese Society for Bone and Mineral Research and the Japan Endocrine Society [Opinion]. J Bone Miner Metab 35: 1–5, 2017.

[33] Parks RB, Hetzel SJ, Brooks MA.: Iron Deficiency and anemia among collegiate athletes: a retrospective chart review. Med Sci Sports Exerc 49: 1711–1715, 2017.

[34] Pasiakos SM, Margolis LM, Murphy NE, McClung HL, Martini S, Gundersen Y, Castellani JW, Karl JP, Teien HK, Madslien EH, Stenberg PH, Young AJ, Montain SJ, McClung JP.: Effects of exercise mode, energy, and macronutrient interventions on inflammation during military training. Physiol Rep 4: e12820, 2016.

[35] Petkus DL, Murray-Kolb LE, De Souza MJ.: The unexplored crossroads of the female athlete triad and iron deficiency: a narrative review. Sports Med 47: 1721–1737, 2017.

[36] Peeling P, Blee T, Goodman C, Dawson B, Claydon G, Beilby J, Prins A.:

Effect of iron injections on aerobic-exercise performance of iron-depleted female athletes. Int J Sport Nutr Exerc Metab 17: 221–231, 2007.
[37] Peeling P, Dawson B, Goodman C, Landers G, Wiegerinck ET, Swinkels DW, Trinder D.: Effects of exercise on hepcidin response and iron metabolism during recovery. Int J Sport Nutr Exerc Metab 19: 583–597, 2009.
[38] Peeling P.: Exercise as a mediator of hepcidin activity in athletes. Eur J Appl Physiol 110: 877–883, 2010.
[39] Peeling P, McKay AKA, Pyne DB, Guelfi KJ, McCormick RH, Laarakkers CM, Swinkels DW, Garvican-Lewis LA, Ross MLR, Sharma AP, Leckey JJ, Burke LM.: Factors influencing the post-exercise hepcidin-25 response in elite athletes. Eur J Appl Physiol 117: 1233–1239, 2017.
[40] Pedlar CR, Brugnara C, Bruinvels G, Burden R.: Iron balance and iron supplementation for the female athlete: a practical approach. Eur J Sport Sci 18: 295–305, 2018.
[41] Pirinen E, Canto C, Jo YS, Morato L, Zhang H, Menzies KJ, Williams EG, Mouchiroud L, Moullan N, Hagberg C, Li W, Timmers S, Imhof R, Verbeek J, Pujol A, van Loon B, Viscomi C, Zeviani M, Schrauwen P, Sauve AA, Schoonjans K, Auwerx J.: Pharmacological Inhibition of poly (ADP-ribose) polymerases improves fitness and mitochondrial function in skeletal muscle. Cell Metab 19: 1034–1041, 2014.
[42] Radford LT, Bolland MJ, Mason B, Horne A, Gamble GD, Grey A, Reid IR.: The Auckland calcium study: 5-year post-trial follow-up. Osteoporos Int 25: 297–304, 2014.
[43] Reid IR.: Should we prescribe calcium supplements for osteoporosis prevention? J Bone Metab 21: 21–28, 2014.
[44] Sim M, Garvican-Lewis LA, Cox GR, Govus A, McKay AKA, Stellingwerff T, Peeling P.: Iron considerations for the athlete: a narrative review. Eur J Appl Physiol 119: 1463–1478, 2019.
[45] Stratos I, Li Z, Herlyn P, Rotter R, Behrendt AK, Mittlmeier T, Vollmar B.: Vitamin D increases cellular turnover and functionally restores the skeletal muscle after crush injury in rats. Am J Pathol 182: 895–904, 2013.
[46] Takami T, Sakaida I.: Iron regulation by hepatocytes and free radicals. J Clin Biochem Nutr 48: 103–106, 2011.

[47] Thomas DT, Erdman KA, Burke LM.: American College of Sports Medicine Joint Position Statement. Nutrition and Athletic Performance. Med Sci Sports Exerc 48: 543–568, 2016.

[48] Torstveit MK, Sundgot-Borgen J.: The female athlete triad: are elite athletes at increased risk? Med Sci Sports Exerc 37: 184–193, 2005.

[49] Valtuena J, Dominguez D, Til L, Gonzalez-Gross M, Drobnic F.: High prevalence of vitamin D insufficiency among elite Spanish athletes the importance of outdoor training adaptation. Nutr Hosp 30: 124–131, 2014.

[50] Williams MH.: Dietary supplements and sports performance: minerals. J Int Soc Sports Nutr 2: 43–49, 2005.

[51] Zhang L, Quan M, Cao ZB.: Effect of vitamin D supplementation on upper and lower limb muscle strength and muscle power in athletes: A meta-analysis. PLoS One 14: e0215826, 2019.

[52] 厚生労働省：日本人の食事摂取基準（2020年版）.

[53] 公益財団法人日本陸上競技連盟：不適切な鉄剤注射の防止に関するガイドライン，2019.

5章

運動と食欲調節

1．運動に対する食欲の評価の意義

食欲の評価は，個人の主観的な要素を含み，かつ周りの環境にも影響されやすいことから，難しいとされている．食欲の評価と実際の食事摂取量が一致しないこともあり，食事量から食欲の評価をすることが難しいことも上記の理由から考えられる．

運動と食欲の学術領域では，肥満症の予防を目的とした視座より主観的食欲に及ぼす運動の影響やその後の消化管ホルモンの応答および食事摂取量に着目した内容について多く研究されている．一方，スポーツ競技者は，日々のトレーニング後のすみやかな食事摂取が求められ，食欲の亢進および食事摂取量を増加させる状況を作り出すことが望ましい．そこで近年，一過性の運動前後の栄養摂取が消化・吸収・代謝・食欲（食事摂取量を含む）に与える影響や運動後の食欲（食事摂取量を含む）を増やす手法について報告されている．それぞれ疾病予防のための目的やコンディショニングおよび競技パフォーマンスのための目的と異なるものの運動に対する食欲の定量的かつ精確な評価は，それぞれの目的を実践する上で重要であると考えられる．

本章では，まず食欲の調節機構を概説する．その後，運動と食欲に関わる最新の学術研究に焦点を当て，食欲の増加を抑制するための運動の影響を検討している研究やトレーニング後の食欲に対する種々の問題について解説する．また，よりよいコンディショニングや競技パフォーマンスの向上のための打開策について検討している研究について解説する．

2. 食欲調節

(1) 中枢における食欲調節

食欲を調節している中枢は視床下部であり［63］，主に2つの領域間における相互作用によって制御されている．摂食中枢は視床下部外側野（食欲亢進ペプチドであるオレキシンやメラニン凝集ホルモン（Melanin-concentrating hormone：MCH））に存在し，満腹中枢は視床下部腹内側核に存在する．視床下部外側野を刺激すると動物では摂食行動を起こし，破壊すると食欲不振を示すことが古くから知られている［32］．一方，視床下部腹内側核を刺激すると動物は摂食をやめ，破壊すると過食し，肥満を起こすことが報告されている［2］．また，大脳皮質では，摂食中枢である視床下部外側野より正のシグナルを受け，満腹中枢である視床下部腹内側核から摂食中枢である視床下部外側野へ負のシグナルを送ることで摂食行動を制御している．

さらに研究が進み，視床下部室傍核には，食欲抑制物質であるコルチコトロピン放出ホルモン（Corticotropin-releasing hormone：CRH）が存在するということが明らかになっている．また，脳血流関門の近傍に存在する弓状核とよばれる部位には，摂食を誘導する神経と抑制する神経の2種類が存在していることが現在までにわかっている［63］．前者は，摂食亢進物質であるニューロペプチド（Neuropeptide Y：NPY）とアグーチ関連ペプチド（Agouti-related peptide：AgRP）を含有するNPY/AgRPニューロンである．後者は，摂食抑制物質であるプロオピオメラノコルチン（Proopiomelanocortin：POMC）ニューロンとコカイン-アンフェタミン調節転写産物（Cocaine- and amphetamine-regulated transcript：CART）を含有するPOMC/CARTニューロンである［63］．これらの神経ペプチドの制御は，末梢における複数のホルモンによって調整されている［15］（図5-1）．

(2) 末梢における食欲調節

多数の食欲調整物質が存在するが，ここではグレリン，ペプチドYY（Peptide tyrosine tyrosine：PYY）およびグルカゴン様ペプチド-1（Glucagon-like

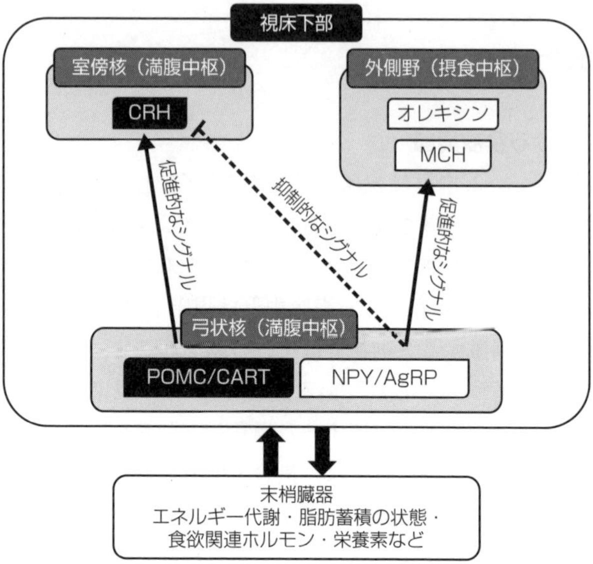

図5-1　食欲調整機構.
MCH：メラニン凝集ホルモン（Melanin-concentrating hormone）
CRH：コルチコトロピン放出ホルモン（Corticotropin-releasing hormone）
NPY：ニューロペプチド（Neuropeptide Y）
AgRP：アグーチ関連ペプチド（Agouti-related peptide）
POMC：プロオピオメラノコルチン（Proopiomelanocortin）
CART：コカイン−アンフェタミン調節転写産物（Cocaine- and amphetamine-regulated transcript）

peptide-1：GLP-1）について紹介する（表5-1）．グレリンは末梢組織から分泌される唯一の食欲亢進ホルモンであり，食欲促進作用のあるアシル化グレリン（10～20%）と食欲抑制作用のあるデアシル化グレリン（80～90%）に分類される［20, 33］．この2つの型を合わせ，総グレリンと呼ばれる．腸，膵臓，視床下部，胎盤，腎臓，そして主に胃体部から産生されることが知られており，迷走神経を介して視床下部に摂食調整の情報を伝えている［55, 77］．空腹時の血中グレリン濃度は，体格指数（Body mass index：BMI）と逆相関を示しており，肥満者で低く神経性食不振症で高い値を示す［34, 70］．血中グレリン濃度は食事前に上昇し，食後1時間程度で速やかに低下

表5-1　食欲関連ホルモン.

ホルモン	構造	産生源	受容体・分布	生理作用
グレリン	28個のアミノ酸残基	胃腸のグレリン産生細胞	• 成長ホルモン分泌促進因子受容体 • 視床下部，下垂体，胃，十二指腸，小腸，大腸，膵臓など	• 食欲亢進 • 成長ホルモン分泌促進 • 胃液の分泌促進 • 消化管蠕動促進 • 血圧降下 • 心拍出量増加
PYY	36個のアミノ酸残基	腸のL細胞	• PYY3-36：Y2受容体 • 回腸，直腸，大腸など	• 摂食抑制 • 胃液の分泌促進 • 胃運動抑制
GLP-1	30個のアミノ酸残基	腸のL細胞	• GLP-1受容体 • 視床下部，膵臓，心臓，腎臓，消化管など	• 摂食抑制 • 胃排泄抑制 • インスリン分泌促進

PYY：ペプチドYY（Peptide tyrosine tyrosine）
GLP-1：グルカゴン様ペプチド-1（Glucagon-like peptide-1）

するため，食事により血中濃度が変動すると考えられている［18］.

PYYは摂食を抑制するホルモンであり，主に十二指腸，回腸，結腸を中心とした腸管に分布するL細胞から分泌され，胃腸の収縮の抑制，胃酸や膵液の分泌抑制に関わっている［57］．活性型としてPYY1-36とPYY3-36の2種類の分子型が存在し，PYY3-36はPYY1-36のN端末の2つのアミノ酸がジペプチジルペプチダーゼ4によって切断され産生される．この2つの断片ペプチドを合わせ総PYYと呼ばれ，特にPYY3-36はPYY1-36と比較してより強い摂食抑制作用を有することが報告されている［66, 67］．ただし，総PYYとPYY3-36との間にも正の相関関係が確認されているため［71］，総PYYも摂食抑制の状態を反映する可能性が考えらえる．血中PYY濃度は食後に上昇し，約1時間後にピークを迎え，その後約6時間は高い血中濃度を維持し，徐々に低下していくことがわかっている［57］．ヒトを対象とした先行研究において，PYY3-36の静脈投与により自由摂取下での食事摂取量が低下したことを報告している［3］.

GLP-1はPYYと同様に腸管に分布するL細胞から血中に分泌される［64］．30個のアミノ酸から成り，活性型としてはGLP-1（7-36）とGLP-1（7-37）が存在する［73］．生理作用として，胃の運動，膵液，胃酸の分泌を抑制し，食欲を減退させる働きが挙げられる［64, 73］．その他に食欲調節に関わる食欲関連ホルモンとして，十二指腸や小腸より分泌される食欲抑制ホルモンであるコレシストキニン（Cholecystokinin：CCK）や膵ポリペプチド（Pancreatic polypeptide：PP）が存在する［45, 68］.

3. 運動と食欲調節

（1）急性の運動による食欲への影響

これまで多くの先行研究にて，一過性の有酸素性運動中や運動後の食欲について検討している（最近の総説を参照）［21］. その多くで，対象者を活動的な若年健常男性としているため研究結果を一般化することは難しいが，視覚的アナログ尺度で評価した運動後の主観的食欲度は一時的に低下することを報告している［21］. 被験者の活動レベルや体力レベルが先行研究の間で異なっているため，それらの結果を直接比較するのは難しいが，概ね最高酸素摂取量（VO_2peak）の60％以上の運動強度で運動後の主観的食欲度の低下を確認している［21］. ただし，レジスタンス運動では有酸素性運動と比較し，運動後の主観的食欲度の低下の程度は大きくなく［6, 46］，かつ一貫した結果が得られていない［21］. 運動後の主観的食欲度の低下は概ね運動30分から60分後に運動前の値に戻り，有酸素性運動やレジスタンス運動を実施した同日の食事摂取量の促進や三大栄養素の組成への影響はないことが報告されている［19］.

また，多くの先行研究において，一過性運動後の食欲関連ホルモンの動態を検討している. 食欲を促進する作用を有するアシル化グレリンについては，多くの先行研究にて一貫して60％ VO_2peak以上の運動強度での有酸素性運動後に低下を示している［21］. 一方，レジスタンス運動後において，一貫した結果が得られていないことが報告されている［21］. また，食欲を抑制するホルモンであるPYY，GLP-1およびPPについて，有酸素性運動後に上昇するが，レジスタンス運動後のこれらのホルモンの変化は小さいことが知られている［21］. これらの食欲関連ホルモンの運動後の動態の変化は一時的であり，概ね数時間内に運動前の濃度に戻ることがわかっている.

(2) 慢性の運動による食欲への影響

運動トレーニングが食欲関連指標へ及ぼす影響を検討した先行研究では，慢性的な運動による食欲の抑制を主とし仮説を立て検証している．運動の様式として有酸素性運動を用いた運動トレーニング研究において，運動トレーニング後の空腹時における主観的食欲度が増えると報告している先行研究［11, 41, 51］，変わらないと報告している先行研究［52–54］や低下すると報告している先行研究［28］が存在していて，一貫した結果が報告されていない．食事摂取量を評価している有酸素性運動トレーニング研究も同様に，運動トレーニング後に食事摂取量が減ると報告している先行研究［16］が存在する一方で，三大栄養素の組成を含め食事摂取量についてほとんど変わらないと報告している先行研究［8, 42, 52, 60］が存在していて，一貫した結果が得られていない．また，運動様式としてレジスタンス運動を用いた運動トレーニング研究は限定的であるが，空腹時や食後の主観的食欲度や食欲関連ホルモンについて変化しないと報告している［28］．

このように運動トレーニングによる食欲度の評価指標への影響が異なるなか，運動トレーニングによる食事摂取に対する欲求が増す一方，食後の満腹感の亢進が認められ全体として食欲調節がされることがわかっている［41］．これらの知見を裏付けるデータとして，安静時代謝率の低い者ほど食後における空腹感が強いため［10］，体力レベルの低い者において，食後の満腹感が得にくいことが考えられる．一方で，形式的な運動トレーニングプログラムにより高密度食品摂取後の主観的食欲度や自由摂取における食事摂取量が低下することが報告されているため［52, 53］，運動トレーニングによって，食後の満腹感を得やすくなる可能性が考えられる．

(3) 肥満予防の視点

1）**運動様式，運動継続時間および運動強度**：高強度の運動後に食事摂取量が減少する「運動誘発性食欲不振」が報告されている［62, 72］．これら運動による食欲への影響は，食欲関連ホルモンの分泌が変動することが関連していると報告されている［7］．ここでは運動様式，運動継続時間および運動強度の3つの視点から食欲に及ぼす影響について紹介する．

運動様式と食欲関連ホルモンの変動について，これまでにランニング，歩行，水泳，自転車運動，レジスタンス運動，縄跳びなどの運動で検討がされてきた［4, 6, 36, 38, 40, 76］．自転車運動はランニング運動と同様にアシル化グレリン濃度を低下させ［40］，レジスタンス運動は有酸素性運動と同様にアシル化グレリン濃度を低下させるが，PYY濃度は有酸素性運動時のみ上昇することが報告されている［76］．水泳では，運動直後にアシル化グレリン濃度が低下するものの，安静試行と有意な差は見られなかった［38］．また，重心の上下動がある縄跳び運動は，自転車運動と同様にアシル化グレリン濃度を低下させると報告されている［6］．このように運動様式によって食欲関連ホルモンの分泌に差が生じる研究もあるが，低強度の歩行はアシル化グレリン分泌に影響を及ぼさず［39］，高強度のランニング運動はアシル化グレリン濃度を低下させることから［7］，その差の大部分が運動強度の違いに依存する可能性が示唆されている［30］．

運動継続時間が食欲関連ホルモンに及ぼす影響を検討した研究として，Erdmannらは，50 Wの強度で30分，60分，120分の運動を行った場合のグレリン，インスリンおよびグルコース濃度を評価している［23］．その結果，120分の運動を行った試行はその後の食事摂取量が増えたものの，総グレリン濃度は運動継続時間の長さに影響を受けないことを報告している［23］．しかし，運動強度を統一し，運動継続時間と食欲関連ホルモンを検討した研究は乏しく，今後検討すべき課題である．

運動強度は，食欲関連ホルモンの種類によって異なる影響を及ぼすと報告されている［23, 30, 72］．運動と食欲に関する研究は中等度強度（最大酸素摂取量（VO_2max）の60～75%）の運動を用いる研究が大半であった．しかし近年，高強度運動（VO_2maxの＞75%）後において，運動後のエネルギー摂取量の減少が報告されている［72］．Erdmannらは30分間の自転車運動において50 Wと100 Wの運動強度の違いがグレリン，インスリンおよびグルコース濃度に及ぼす影響を検討し［23］，100 Wの強度の運動は総グレリン濃度において安静試行と差がない一方，50 Wの低強度運動は総グレリン濃度を上昇させることを明らかにしている［23］．対して摂食亢進作用の強いアシル化グレリン濃度は運動強度と反比例して減少することが明らかとなっている［72］．総PYY濃度は運動強度に影響を受けない一方，摂食を抑制する作用が強いPYY3-36濃度は運動強度に比例して増加することが報告されている［30］．摂食を抑制するGLP-1は運動刺激によって分泌は促進されるが，ある一定強度以上の運動刺激であれば，運動強度に依存せず分泌される［72］．これらの研究より，運動強度の変化に伴い総グレリン，アシル化グレリンおよびPYY3-36濃度は変動し，総PYYとGLP-1は閾値以上の運動強度があれば分泌が誘発されることが考えられる．

2）肥満遺伝子：肥満は生活習慣だけではなく，個人が持つ遺伝子による影響を受けることが知られている［48］．この肥満遺伝子（Fat mass and obesity-associated gene：FTO）は，BMIや肥満に関連していると報告されている一方で，定期的な運動はBMIに対する遺伝的な要因を修正する可能性が報告されている［49, 56, 58］．Linらは，30歳から70歳の18,424名を対象に，肥満関連遺伝子の遺伝子多型および自己申告の運動習慣，BMI，体脂肪率，腹囲，ヒップ周囲径およびウエスト/ヒップ比を調査したところ，定期的にジョギング，登山やウォーキングを行う者はBMI，体脂肪率，ヒップ周囲径に対する遺伝的影響を抑制することを報告している［50］．さらに，肥満遺伝子はヒトの食欲との関連が報告されており，肥満遺伝子の一つであるrs9939609において，ホモ接合型AA配列を持つ者はTT配列を持つものと比較して食後の満腹感が低く，エネルギー摂取量が多いことが報告されている［12, 61, 74］．さらに，Karraらは，AA配列保持者はTT配列保持者と比較して，食後のアシル化グレリン（摂食を促進する）の低下が抑制されることを報告している［35］．DorlingらはAA配列保持者およびTT配列保持者を対象に，急性運動がアシル化グレリン分泌とエネルギー摂取量に及ぼす影響を検討している［22］．運動を実施しない安静試行と比較し，急性運動を行った試行はTT配列保有者およびAA配列保持者ともにアシル化グレリン濃度を低下させ，TT配列保有者よりもAA配列保持者においてその低下の程度が大きいことを報告している（図5–2）［22］．また，自由摂取の食事からのエネルギー摂取量は，運動実施の有無に関わらず，TT配列保有者よりもAA配列保持者において高値を示すことが明らかとなった［22］．この結果から，食事からのエネルギー摂取量が増加するリスクの高いAA配列保

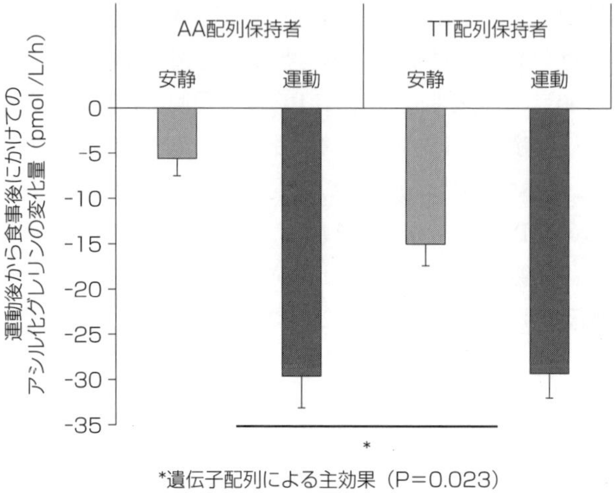

図5-2　遺伝子配列とアシル化グレリン濃度の変化量.
（Dorling JL, Clayton DJ, Jones J, Carter WG, Thackray AE, King JA, Pucci A, Batterham RL, Stensel DJ.: A randomized crossover trial assessing the effects of acute exercise on appetite, circulating ghrelin concentrations, and butyrylcholinesterase activity in normal-weight males with variants of the obesity-linked FTO rs9939609 polymorphism. Am J Clin Nutr 110: 1055–1066, 2019より引用改変）

持者においても，運動を実施することにより摂食を促進するアシル化グレリン濃度を効果的に低下させる可能性が示唆されている.

(4) 運動後の栄養摂取の視点

1）栄養摂取：運動のタイミングが食欲に及ぼす影響については，運動を午前か午後のどちらに行うかという時刻の観点と，食事の前と後のどちらで運動を行うかといったタイミングの観点から研究がなされている［25］．運動を行う時刻に着目したAlizadehらの研究では，過体重の成人女性を対象に30分間のランニング運動を午前（8：00～10：00）もしくは午後（14：00～16：00）のどちらかで行った．その結果，午後に運動を行った試行と比較して，午前に運動を行った試行では試行開始時と終了時における満腹感の増加量が高値を示すことを報告している［1］．また，Larsenらは不活動の男性を対象に30分間の高強度間欠的サイクリング運動を朝（6：00～7：00），午後（14：00～16：00）もしくは夕方（19：00～20：00）に行った場合，朝や夕方に運動を行った試行と比較して，午後に運動を行った試行ではアシル化グレリン濃度が高値を示すことを報告している［47］．運動を行うタイミングに着目したHedenらは，2型糖尿病患者を対象に45分のレジスタンス運動を食事の45分前もしくは45分後に行った場合，食事後に運動を行った試行と比較して食事前に運動を行った試行において，満腹感が増加し，空腹感とアシル化グレリン濃度が減少したことを報告している［31］．これらの研究から，朝に運動を実施すること，さらに食事の前に運動を行うことがエネルギー摂取量の減少に効果的であることが示唆されている．運動後に摂取する栄養素が食欲に及ぼす影響を検討したClaytonらは，30分間の間欠的サイクリング運動後に約4 kcalのプラセボ飲料，約126 kcalのたんぱく質飲料，約126 kcalの炭水化物飲料を摂取し，その後の自由摂取の食事におけるエネルギー摂取量を調査している［14］．エネルギー摂取量はプラセボ飲料を摂取した際と比較して，たんぱく質飲料を摂取した試行で減少した［14］．Claytonらは血液サンプルの測定を行っていないが，たんぱく質飲料摂取後にエネルギー摂取量が減少した理由として，食欲関連ホルモンによる影響を考察している［14］．Bowenらは，たんぱく質飲料摂取後は血漿グレリン濃度が低く，グルカゴン濃度が高いことを示しており［5］，運動後のたんぱく質飲料摂取は，その後の食欲を低下させる可能性が示唆される．

また著者らは，摂取する飲料温度や量が食欲に及ぼす影響を検討している．健常成人男性11名を対象に，2℃，37℃，60℃の水を食事前に摂取し，その後，自由摂取の食事におけるエネルギー摂取量を測定したところ，2℃の水を摂取した試行では37℃および60℃の水を摂取した試行と比較して，食事からのエネルギー摂取量が低下した［27］．さらに，100 mLの栄養飲料の摂取と600 mLの栄養飲料の摂取が胃運動とエネルギー摂取量に及ぼす影響を検討した研究では，600 mLの栄養飲料を摂取した試行において，胃運動が増加し，食事からのエネルギー摂取量が増加した［26］．これらの研究から，飲料の温度や量は食欲を調節する可能性が考えられるが，運動後の栄養摂取に着目

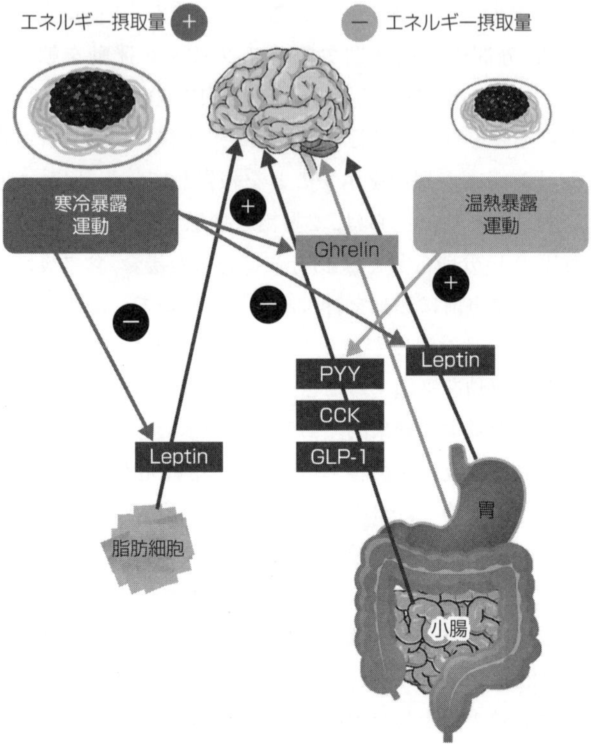

図5−3　寒冷および温熱暴露時の食欲調整機構.
グレリン（Ghrelin）
PYY：ペプチドYY（Peptide YY）
レプチン（Leptin）
CCK：コレシストキニン（Cholecystokinin）
GLP-1：グルカゴン様ペプチド−1（Glucagon-like peptide-1：GLP-1）
（Charlot K, Faure C, Antoine-Jonville S.: Influence of hot and cold environments on the regulation of energy balance following a single exercise session: a mini-review. Nutrients 9: 592, 2017より引用改変）

した研究は乏しい．食欲の低下に基づいた肥満予防，またはアスリートに向けた運動後の食欲摂取方法の確立のために，今後は運動後の栄養摂取のタイミングや栄養組成のみならず，摂取する飲料の温度や量に着目した研究も望まれる.

2) 外部環境：運動を実施する環境の温度は，食欲に影響を及ぼすことが報告されている（図5-3）[13]．ここでは，運動時の温熱暴露や寒冷暴露がエネルギー摂取量や食欲関連ホルモンに与える影響を概説する．運動時の温熱暴露についてWasseらは，20℃の常温環境と30℃の温熱環境における，$\dot{V}O_2$peakの65％の強度で実施する60分間のランニング運動がエネルギー摂取量に及ぼす影響を検討している［75］．その結果，30℃の温熱環境におけるランニング運動は，20℃の常温環境と比較して，食事からのエネルギー摂取量が減少する傾向にあることを明らかとしている［75］．また，Shortenらは25℃で安静座位を保った場合と，$\dot{V}O_2$maxの70％の強度で40分間のランニング運動を，25℃（常温環境），36℃（温熱環境）で行った場合の，その後のエネルギー摂取量を測定している[65]．食事から摂取したエネルギー量から運動や安静時に消費したエネルギー量を引いた相対的な（正味の）エネルギー摂取量は，安静座位と比較して，36℃の温熱環境でサイクリング運動を実施した試行において有意に低下した［65］．一方，Kojimaらは12℃の寒冷環境，24℃の常温環境，36℃の温熱環境における，$\dot{V}O_2$maxの65％強度のサイクリング運動が主観的な食欲度に及ぼす影響を検討し，24℃の常温環境と36℃の温熱環境におけるサイクリング運動後に主観的食欲の有意な差は見られなかったと報告している［44］．しかし，これらの検討は運動単体による食欲への影響と温熱暴露による食欲への影響を個別に検討できていない課題があった．そこで，Faureらは22℃の常温環境および31℃の温熱環境において，安静試行とサイクリング運動（$\dot{V}O_2$peakの60％の強度で40分間）試行を，それぞれ行うという4試行を行わせ，エネルギー摂取量に及ぼす影響を検討し，運動実施による食欲への影響と温熱暴露による食欲への影響を個別に調査している［24］．結果として，常温環境と温熱環境で運動を行った両試行は，座位安静を行った試行と比較して，相対的（正味の）なエネルギー摂取量が減少した一方で，温熱によるエネルギー摂取量への影響は見られなかった［24］．このように，運動時の温熱環境が運動後のエネルギー出納に及ぼす影響について統一した見解が見られない．温熱暴露が運動後の食欲関連ホルモンの分泌に及ぼす影響として，PYYの変化が挙げられる．

Shortenらは，温熱環境で運動を行った後，血漿PYYが高値を示したことを報告している［65］．PYYは摂食を抑制する働きを持ち，温熱環境の運動によるPYYの増加が負のエネルギー出納を引き起こした可能性が考えられる［65］．血漿グレリン，レプチン，コレシストキニン濃度においては，温熱環境下の運動による分泌の変化は報告されていない［24, 65, 75］．

いくつかの先行研究において，運動する環境を低温にする寒冷暴露により，運動後の食欲が増加することが報告されている．Wasseらは活動的な男性を対象にVO_2maxの65％強度でランニング運動を行ったところ，30℃の温熱環境で運動行った試行と比較して，10℃の寒冷環境で運動を行った試行で，運動1時間後および4.5時間後の2回における，自由摂取の食事からのエネルギー摂取量が増加したことを報告している［75］．Crabtreeらは，過体重者を対象に45分間の早歩きを行ったところ，20℃の環境で運動を行った試行と比較して，8℃の環境で運動を行った試行は，エネルギー摂取量が増加したことを報告している［17］．さらに，Kojimaらは男性アスリートを対象に，高強度の間欠的ペダリング運動後にWhole body cryotherapyと呼ばれる超低温（-140℃）キャビン内に入り，全身を冷却することによって，運動後のエネルギー摂取量が増加したことを報告している［43］．一方，Halseらは活動的な男性を対象に，VO_2peakの70％の強度で実施するランニング運動を40分間行った後に水浴（15℃もしくは33℃）を行い，エネルギー摂取量に及ぼす影響を検討している［29］．その結果，水浴は温度（15℃もしくは33℃）に関わらず，運動後に水浴を行わなかった試行と比較してエネルギー摂取量が増加したことを報告しており，寒冷による刺激のみが運動後のエネルギー摂取量を増加させる要因ではないことを示唆している［29］．これらの研究から，運動時の寒冷暴露や運動後の水浴は，運動後の負のエネルギー出納を抑制する可能性がある．したがって，運動後の食事から適切なエネルギー摂取をする必要があるアスリートにおいては，運動時や運動後の寒冷暴露は，運動後の食欲を増加させ，食事から適切なエネルギー摂取を行う一助となる可能性が考えられる．寒冷暴露が食欲関連ホルモンの分泌に及ぼす影響を検討した研究もいくつかある．Crabtreeらは，20℃の環境で運動を行った試行と比較して，8℃の環境で運動を行った試行は，アシル化グレリンの曲線下面積が増加していることを報告している［17］．しかし，寒冷暴露による運動後の総グレリン濃度およびアシル化グレリンを検討した他の研究では，寒冷暴露によるグレリン分泌の変化は見られなかった［13］．運動を行った研究ではないが，成人女性を対象に，安静時の寒冷暴露が血漿レプチン濃度に及ぼす影響を検討した研究では，24.8 ± 0.3℃の室温と比較して6.3 ± 0.5℃の寒冷環境で座位を行った試行で，血漿レプチン濃度が低下したことを報告している［59］．寒冷暴露における運動後のエネルギー摂取量の変化は，これらのレプチン濃度やその他の食欲関連ホルモンの変化が影響している可能性が考えられる．

おわりに

これまでの研究から，概ねVO_2peakの60％以上の運動強度で実施する一過性の有酸素性運動は，一時的に主観的食欲度を低下させることを確認している一方で，その後の同日内での食事摂取量については運動を実施しない場合と比較し変化しないことがわかってきている．このことは，運動によるその後の食事摂取量を増加させなく，1日全体のエネルギー摂取量は減少することを示唆しており，体重管理を目的とした運動の有用性を示す根拠となりうるが，アスリートにとり運動後の素早い栄養補給が難しい状況を意味し，さらにコンディショニングや回復のための望ましい栄養摂取ができていないこと（例：エネルギー出納が負の状態）を示唆している．運動後の素早い栄養補給は，活動筋におけるグリコーゲンの回復や筋たんぱく質の合成を促進するという観点から「運動直後からその後2時間まで」に摂取することが望ましいとされているため［37］，重要な視点である．また，コンディショニングや回復のための望ましい栄養摂取ができていないことは，近年，発表された「International Association of Athletics Federations Consensus Statement 2019：Nutrition for Athletes」において低エネルギー状態の問題として声明文の重要項目の一つに位置付けられているため［9］，同様に重要な視点である．今後，さらなる運動後のエネルギー摂取量を増やすための学術研究を蓄積していくことで，競技現場で有用性を示すことができるか検討をしていくことが望まれる．また，運動トレーニングによる食欲への検討について十分な学術的データの蓄積がなく，さらに体重の変化との関連に着目している検討がほとんどである．今後，恒常性を保つために無意識に調整される食欲の評価のみでなく，報酬系といった食の「快楽」にかかわる食欲の影響についての評価［69］も同様に検討が必要である．

[宮下　政司・藤平　杏子]

[文　献]

［1］Alizadeh Z, Mostafaee M, Mazaheri R, Younespour S.: Acute effect of morning and afternoon aerobic exercise on appetite of overweight women. Asian J Sports Med 6: e24222, 2015.

［2］Anand BK, Brobeck JR.: Hypothalamic control of food intake in rats and cats. Yale J Biol Med 24: 123–140, 1951.

［3］Batterham RL, Bloom SR.: The gut hormone Peptide YY regulates appetite. Ann N Y Acad Sci 994: 162–168, 2003.

［4］Bilski J, Mańko G, Brzozowski T, Pokorski J, Nitecki J, Nitecka E, Wilk-Frańczuk M, Ziółkowski A, Jaszczur-Nowicki J, Kruczkowski D, Pawlik WW.: Effects of exercise of different intensity on gut peptides, energy intake and appetite in young males. Ann Agric Environ Med 20: 787–793, 2013.

［5］Bowen J, Noakes M, Clifton PM.: Appetite regulatory hormone responses to various dietary proteins differ by body mass index status despite similar reductions in ad libitum energy intake. J Clin Endocrinol Metab 91: 2913–2919, 2006.

［6］Broom DR, Batterham RL, King JA, Stensel DJ.: Influence of resistance and aerobic exercise on hunger, circulating levels of acylated ghrelin, and peptide YY in healthy males. Am J Physiol Regul Integr Comp Physiol 296: R29–R35, 2009.

［7］Broom DR, Stensel DJ, Bishop NC, Burns SF, Miyashita M.: Exercise-induced suppression of acylated ghrelin in humans. J Appl Physiol (1985) 102: 2165–2171, 2007.

［8］Bryant EJ, Caudwell P, Hopkins ME, King NA, Blundell JE.: Psycho-markers of weight loss. The roles of TFEQ disinhibition and restraint in exercise-induced weight management. Appetite 58: 234–241, 2012.

[9] Burke LM, Castell LM, Casa DJ, Close GL, Costa RJS, Desbrow B, Halson SL, Lis DM, Melin AK, Peeling P, Saunders PU, Slater GJ, Sygo J, Witard OC, Bermon S, Stellingwerff T.: International Association of Athletics Federations Consensus Statement 2019: Nutrition for Athletics. Int J Sport Nutr Exerc Metab 29: 73–84, 2019.

[10] Caudwell P, Finlayson G, Gibbons C, Hopkins M, King N, Näslund E, Blundell JE.: Resting metabolic rate is associated with hunger, self-determined meal size, and daily energy intake and may represent a marker for appetite. Am J Clin Nutr 97: 7–14, 2013.

[11] Caudwell P, Gibbons C, Hopkins M, King N, Finlayson G, Blundell J.: No sex difference in body fat in response to supervised and measured exercise. Med Sci Sports Exerc 45: 351–358, 2013.

[12] Cecil JE, Tavendale R, Watt P, Hetherington MM, Palmer CN.: An obesity-associated FTO gene variant and increased energy intake in children. N Engl J Med 359: 2558–2566, 2008.

[13] Charlot K, Faure C, Antoine-Jonville S.: Influence of hot and cold environments on the regulation of energy balance following a single exercise session: a mini-review. Nutrients 9: 592, 2017.

[14] Clayton DJ, Stensel DJ, Watson P, James LJ.: The effect of post-exercise drink macronutrient content on appetite and energy intake. Appetite 82: 173–179, 2014.

[15] Coll AP, Farooqi IS, O'Rahilly S.: The hormonal control of food intake. Cell 129: 251–262, 2007.

[16] Cornier MA, Melanson EL, Salzberg AK, Bechtell JL, Tregellas JR.: The effects of exercise on the neuronal response to food cues. Physiol. Behav 105: 1028–1034, 2012.

[17] Crabtree DR, Blannin AK.: Effects of exercise in the cold on Ghrelin, PYY, and food intake in overweight adults. Med Sci Sports Exerc 47: 49–57, 2015.

[18] Cummings DE, Purnell JQ, Frayo RS, Schmidova K, Wisse BE, Weigle DS.: A preprandial rise in plasma ghrelin levels suggests a role in meal initiation in humans. Diabetes 50: 1714–1719, 2001.

[19] Deighton K, Stensel DJ.: Creating an acute energy deficit without stimulating compensatory increases in appetite: Is there an optimal exercise proto-

col? Proc Nutr Soc 73: 352–358, 2014.
[20] Delhanty PJ, Neggers SJ, van der Lely AJ.: Mechanisms in endocrinology: Ghrelin: the differences between acyl- and des-acyl ghrelin. Eur J Endocrinol 167: 601–608, 2012.
[21] Dorling J, Broom DR, Burns SF, Clayton DJ, Deighton K, James LJ, King JA, Miyashita M, Thackray AE, Batterham RL, Stensel DJ.: Acute and chronic effects of exercise on appetite, energy intake, and appetite-related hormones: The modulating effect of adiposity, sex, and habitual physical activity. Nutrients 10: 1140, 2018.
[22] Dorling JL, Clayton DJ, Jones J, Carter WG, Thackray AE, King JA, Pucci A, Batterham RL, Stensel DJ.: A randomized crossover trial assessing the effects of acute exercise on appetite, circulating ghrelin concentrations, and butyrylcholinesterase activity in normal-weight males with variants of the obesity-linked FTO rs9939609 polymorphism. Am J Clin Nutr 110: 1055–1066, 2019.
[23] Erdmann J, Tahbaz R, Lippl F, Wagenpfeil S, Schusdziarra V.: Plasma ghrelin levels during exercise - effects of intensity and duration. Regul Pept 143: 127–135, 2007.
[24] Faure C, Charlot K, Henri S, Hardy-Dessources MD, Hue O, Antoine-Jonville S.: Effect of heat exposure and exercise on food intake regulation: A randomized crossover study in young healthy men. Metabolism 65: 1541–1549, 2016.
[25] Fillon A, Mathieu ME, Boirie Y, Thivel D.: Appetite control and exercise: Does the timing of exercise play a role? Physiol Behav 218: 112733, 2020.
[26] Fujihira K, Hamada Y, Suzuki K, Miyashita M.: The effects of pre-meal drink volume on gastric motility and energy intake in healthy men. Physiol Behav 213: 112726, 2020.
[27] Fujihira K, Hamada Y, Yanaoka T, Yamamoto R, Suzuki K, Miyashita M.: The effects of water temperature on gastric motility and energy intake in healthy young men. Eur J Nutr 59: 103–109, 2020.
[28] Guelfi KJ, Donges CE, Duffield R.: Beneficial effects of 12 weeks of aerobic compared with resistance exercise training on perceived appetite in previously sedentary overweight and obese men. Metabolism 62: 235–243, 2013.
[29] Halse RE, Wallman KE GK.: Postexercise water immersion increases short-

term food intake in trained men. Med Sci Sports Exerc 43: 632–638, 2011.
[30] Hazell TJ, Islam H, Townsend LK, Schmale MS, Copeland JL.: Effects of exercise intensity on plasma concentrations of appetite-regulating hormones: Potential mechanisms. Appetite 98: 80–88, 2016.
[31] Heden TD, Liu Y, Kanaley JA.: Impact of exercise timing on appetite regulation in individuals with type 2 diabetes. Med Sci Sports Exerc 48: 182–189, 2016.
[32] Hetherington AW, Ranson SW.: The spontaneous activity and food intake of rats with hypothalamic lesions. Am J Physiol 136: 609–617, 1942.
[33] Hosoda H, Doi K, Nagaya N, Okumura H, Nakagawa E, Enomoto M, Ono F, Kanagawa K.: Optimum collection and storage conditions for ghrelin measurements: octanoyl modification of ghrelin is rapidly hydrolyzed to desacyl ghrelin in blood samples. Clin Chem 50: 1077–1080, 2004.
[34] Hotta M, Ohwada R, Katakami H, Shibasaki T, Hizuka N, Takano K.: Plasma levels of intact and degraded ghrelin and their responses to glucose infusion in anorexia nervosa. J Clin Endocrinol Metab 89: 5707–5712, 2004.
[35] Karra E, Daly OGO, Choudhury AI, Yousseif A, Millership S, Neary MT, Scott WR, Chandarana K, Manning S, Hess ME, Iwakura H, Akamizu T, Millet Q, Gelegen C, Drew ME, Rahman S, Emmanuel JJ, Williams SCR, Ruther UU, Bruning JC, Withers DJ, Zelaya FO, Batterham RL.: A link between FTO, ghrelin, and impaired brain food-cue responsivity. J Clin Invest 123: 3539–3551, 2013.
[36] Kawano H, Mineta M, Asaka M, Miyashita M, Numao S, Gando Y, Ando T, Sakamoto S, Higuchi M.: Effects of different modes of exercise on appetite and appetite-regulating hormones. Appetite 66: 26–33, 2013.
[37] Kerksick CM, Arent S, Schoenfeld BJ, Stout JR, Campbell B, Wilborn CD, Taylor L, Kalman D, Smith-Ryan AE, Kreider RB, Willoughby D, Arciero PJ, VanDusseldorp TA, Ormsbee MJ, Wildman R, Greenwood M, Ziegenfuss TN, Aragon AA, Antonio J.: International society of sports nutrition position stand: nutrient timing. J Int Soc Sports Nutr 14: 33, 2017.
[38] King JA, Miyashita M, Wasse LK, Stensel DJ.: Influence of prolonged treadmill running on appetite, energy intake and circulating concentrations of acylated ghrelin. Appetite 54: 492–498, 2010.
[39] King JA, Wasse LK, Broom DR, Stensel DJ.: Influence of brisk walking on

appetite, energy intake, and plasma acylated ghrelin. Med Sci Sports Exerc 42: 485–492, 2010.

[40] King JA, Wasse LK, Stensel DJ.: The acute effects of swimming on appetite, food intake, and plasma acylated ghrelin. J Obes 2011: 351628, 2011.

[41] King NA, Caudwell PP, Hopkins M, Stubbs JR, Naslund E, Blundell JE.: Dual-process action of exercise on appetite control: Increase in orexigenic drive but improvement in meal-induced satiety. Am J Clin Nutr 90: 921–927, 2009.

[42] King NA, Hopkins M, Caudwell P, Stubbs RJ, Blundell JE.: Individual variability following 12 weeks of supervised exercise: Identification and characterization of compensation for exercise-induced weight loss. Int J Obes 32: 177–184, 2008.

[43] Kojima C, Kasai N, Kondo C, Ebi K, Goto K.: Post-exercise whole body cryotherapy (-140℃) increases energy intake in athletes. Nutrients 10: E893, 2018.

[44] Kojima C, Sasaki H, Tsuchiya Y, Goto K.: The influence of environmental temperature on appetite-related hormonal responses. J Physiol Anthropol 34: 22, 2015.

[45] Kojima S, Ueno N, Asakawa A, Sagiyama K, Naruo T, Mizuno S, Inui A.: A role for pancreatic polypeptide in feeding and body weight regulation. Peptides 28: 459–463, 2007.

[46] Laan DJ, Leidy HJ, Lim E, Campbell WW.: Effects and reproducibility of aerobic and resistance exercise on appetite and energy intake in young, physically active adults. Appl Physiol Nutr Metab 35: 842–847, 2010.

[47] Larsen P, Marino F, Melehan K, Guelfi KJ, Duffield R, Skein M.: Evening high-intensity interval exercise does not disrupt sleep or alter energy intake despite changes in acylated ghrelin in middle-aged men. Exp Physiol 104: 826–836, 2019.

[48] Li P, Tiwari HK, Lin WY, Allison DB, Chung WK, Leibel RL, Yi N, Liu N.: Genetic association analysis of 30 genes related to obesity in a European American population. Int J Obes (Lond) 38: 724–729, 2014.

[49] Li S, Zhao JH, Luan J, Ekelund U, Luben RN, Khaw KT, Wareham NJ, Loos RJ.: Physical activity attenuates the genetic predisposition to obesity in 20,000 men and women from EPIC-Norfolk prospective population study.

PLoS Med 7: e1000332, 2017.

[50] Lin WY, Chan CC, Liu YL, Yang AC, Tsai SJ, Kuo PH.: Performing different kinds of physical exercise differentially attenuates the genetic effects on obesity measures: Evidence from 18,424 Taiwan Biobank participants. PLoS Genet 15: e1008277, 2019.

[51] Martins C, Kulseng B, King NA, Holst JJ, Blundell JE.: The effects of exercise-induced weight loss on appetite-related peptides and motivation to eat. J Clin Endocrinol Metab 95: 1609–1616, 2010.

[52] Martins C, Kulseng B, Rehfeld JF, King NA, Blundell JE.: Effect of chronic exercise on appetite control in overweight and obese individuals. Med Sci Sports Exerc 45: 805–812, 2013.

[53] Martins C, Truby H, Morgan LM.: Short-term appetite control in response to a 6-week exercise programme in sedentary volunteers. Br J Nutr 98: 834–842, 2007.

[54] Morishima T, Kurihara T, Hamaoka T, Goto K.: Whole body, regional fat accumulation, and appetite-related hormonal response after hypoxic training. Clin Physiol Funct Imaging 34: 90–97, 2014.

[55] Nakazato M, Murakami N, Date Y, Kojima M, Matsuo H, Kangawa K, Matsukura S.: A role for ghrelin in the central regulation of feeding. Nature 409: 194–198, 2001.

[56] Ochs-Balcom HM, Preus L, Nie J, Wactawski-Wende J, Agyemang L, Neuhouser J, Tinker L, Zheng C, Kazlauskaite R, Qi L, Sucheston-Campbell LE.: Physical activity modifies genetic susceptibility to obesity in postmenopausal women. Menopause 25: 1131–1137, 2018.

[57] Persaud SJ, Bewick GA, Peptide YY.: more than just an appetite regulator. Diabetologia 57: 1762–1769, 2014.

[58] Rask-Andersen M, Karlsson T, Ek WE, Johansson Å.: Gene-environment interaction study for BMI reveals interactions between genetic factors and physical activity, alcohol consumption and socioeconomic status. PLoS Genet 13: e1006977, 2017.

[59] Ricci MR, Fried SK, Mittleman KD.: Acute cold exposure decreases plasma leptin in women. Metabolism 49: 421–423, 2000.

[60] Rosenkilde M, Reichkendler MH, Auerbach P, Torang S, Gram AS, Ploug T, Holst JJ, Sjodin A, Stallknecht B.: Appetite regulation in overweight, sed-

entary men after different amounts of endurance exercise: A randomized controlled trial. J Appl Physiol 115: 1599–1609, 2013.

[61] Rutters F, Lemmens SG, Born JM, Bouwman F, Nieuwenhuizen AG, Mariman E, Westerterp-Plantenga MS.: Genetic associations with acute stress-related changes in eating in the absence of hunger. Patient Educ Couns 79: 367–371, 2010.

[62] Schubert MM, Sabapathy S, Leveritt M, Desbrow Ben.: Acute exercise and hormones related to appetite regulation: A meta-analysis. Sports Med 44: 387–403, 2014.

[63] Schwartz MW, Woods SC, Porte Jr D, Seeley RJ, Baskin DG.: Central nervous system control of food intake. Nature 404: 661–671, 2000.

[64] Shah M, Vella A.: Effects of GLP-1 on appetite and weight. Rev Endocr Metab Disord 15: 181–187, 2014.

[65] Shorten AL, Wallman KE, Guelfi KJ.: Acute effect of environmental temperature during exercise on subsequent energy intake in active men. Am J Clin Nutr 90: 1215–1221, 2009.

[66] Sloth B, Davidsen L, Holst JJ, Flint A, Astrup A.: Effect of subcutaneous injections of PYY1-36 and PYY3-36 on appetite, ad libitum energy intake, and plasma free fatty acid concentration in obese males. Am J Physiol Endocrinol Metab 293: E604–E609, 2007.

[67] Sloth B, Holst JJ, Flint A, Gregersen NT, Astrup A.: Effects of PYY1-36 and PYY3-36 on appetite, energy intake, energy expenditure, glucose and fat metabolism in obese and lean subjects. Am J Physiol Endocrinol Metab 292: E1062–E1068, 2007.

[68] Stanley S, Wynne K, McGowan B, Bloom S.: Hormonal regulation of food intake. Physiol Rev 85: 1131–1158, 2005.

[69] Thivel D, Roche J, Miguet M, Fillon A, Khammassi M, Beaulieu K, Finlayson G, Pereira B, Miyashita M, Thackray AE, Masurier J, Duclos M, Boirie Y.: Post-moderate-intensity exercise energy replacement does not reduce subsequent appetite and energy intake in adolescents with obesity. Br J Nutr 123: 592–600, 2020.

[70] Tschöp M, Weyer C, Tataranni PA, Devanarayan V, Ravussin E, Heiman ML.: Circulating ghrelin levels are decreased in human obesity. Diabetes 50: 707–709, 2001.

[71] Tsilchorozidou T, Batterham RL, Conway GS.: Metformin increases fasting plasma peptide tyrosine tyrosine (PYY) in women with polycystic ovarian syndrome (PCOS) . Clin Endocrinol 69: 936–942, 2008.

[72] Ueda SY, Yoshikawa T, Katsura Y, Usui T, Fujimoto S.: Comparable effects of moderate intensity exercise on changes in anorectic gut hormone levels and energy intake to high intensity exercise. J Endocrinol 203: 357–364, 2009.

[73] Verdich C, Flint A, Gutzwiller JP, Näslund E, Beglinger C, Hellström PM, Long SJ, Morgan LM, Holst JJ, Astrup A.: A meta-analysis of the effect of glucagon-like peptide-1 (7-36) amide on ad libitum energy intake in humans. J Clin Endocrinol Metab 86: 4382–4389, 2001.

[74] Wardle J, Llewellyn C, Sanderson S, Plomin R.: The FTO gene and measured food intake in children. Int J Obes (Lond) 33: 42–45, 2009.

[75] Wasse LK, King JA, Stensel DJ, Sunderland C.: Effect of ambient temperature during acute aerobic exercise on short-term appetite, energy intake, and plasma acylated ghrelin in recreationally active males. Appl Physiol Nutr Metab 38: 905–909, 2013.

[76] Wasse LK, Sunderland C, King JA, Miyashita M, Stensel DJ.: The influence of vigorous running and cycling exercise on hunger perceptions and plasma acylated ghrelin concentrations in lean young men. Appl Physiol Nutr Metab 38: 1–6, 2013.

[77] Wren AM, Seal LJ, Cohen MA, Brynes AE, Frost GS, Murphy KG, Dhillo WS, Ghatei MA, Bloom SR.: Ghrelin enhances appetite and increases food intake in humans. J Clin Endocrinol Metab 86: 5992–5995, 2001.

6 章

消化・吸収系機能とパフォーマンス

食事によって摂取した栄養素は，胃および膵臓などから分泌される消化酵素によって消化される．さらに，小腸などに発現している輸送体を介して体内へ吸収され，各臓器へと分配される．したがって，食事が生体に及ぼす効果は，このような消化・吸収系の能力による影響を強く受けることになる．スポーツ選手・アスリートにおいては，疲労の回復を促したり，トレーニング効果を高めたりするうえで，適切な食事・栄養補給を行うことの重要性がさらに増すが，その効果も消化・吸収系機能の良し悪しによって大きく左右されると考えられる．しかしながら，内臓・消化器系は直接目に触れることがなく，その変化を感じとることも難しいことから，スポーツ科学の分野においてこれまでほとんど注目されることがなかった．そのような中で，スポーツ栄養学の世界的な権威であるJeukendrup博士による“Training the Gut for Athletes”という総説論文が2017年に発表され［9］，消化・吸収系機能とパフォーマンスとの関係が注目されるようになってきている．本章では，Jeukendrup博士による総説の内容にも触れつつ，消化・吸収系機能とパフォーマンスとの関係についての最近の知見をいくつか紹介する．

1．長時間運動中における糖質飲料の摂取と消化・吸収系機能

長時間運動中には，体内に貯蔵されている糖質の減少・枯渇を予防し，さらに糖質の酸化量を維持することを目的として，スポーツドリンクなどの形で糖質を摂取することが多い．実際，長時間運動中に糖質を摂取することで，パフォーマンスが向上することが広く認められている［1］．他の章でも述べられているが，このときに摂取する糖質としては，グルコース（ブドウ糖）と

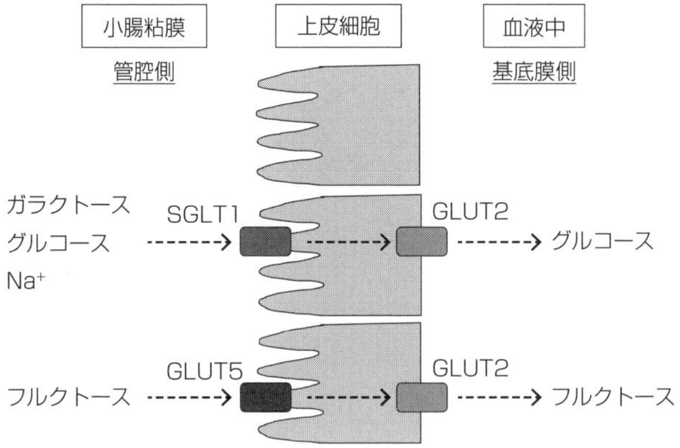

図6−1　小腸における糖の吸収経路.
最近の研究では，フルクトースは小腸内においてグルコースに代謝される可能性も示唆されている.

フルクトース（果糖）を2：1の割合で混合したものを摂取することが，最も効果的であると言われている［8］．このように異なる種類の糖質を摂取することで，グルコースの吸収を担う糖輸送体SGLT1（sodium-glucose cotransporter 1）だけでなく，フルクトースの吸収を担う糖輸送体GLUT5（glucose transporter 5）も活用することが可能となり，小腸で糖が速やかに吸収されるようになる（図6−1）［8, 9］．グルコースとフルクトースの摂取量および比率に関しては，グルコース：フルクトース＝1.2 g：0.6 g/分（2：1）というものが効果的であることが，これまでの研究によって明らかになっている［8］．また，グルコースとフルクトースがそれぞれ1個ずつ結合したスクロース（ショ糖）を活用しても（グルコース：スクロース＝0.6 g：1.2 g/分），同様の効果が得られることが報告されている［31］．いずれの摂取方法においても，フルクトースの摂取比率が少ないのは，小腸でのGLUT5の発現量が，SGLT1に比べて少ないためである（フルクトースの多量摂取は下痢，嘔吐，腹痛などを生じさせるため注意が必要である）．このような糖質摂取法を用いることで，小腸での糖の吸収が高まり，骨格筋にも十分な量の糖質が供給され，その酸化率が高く維持されることになる．

糖質を飲料の状態で摂取する場合には，その飲料中の糖質濃度を8％

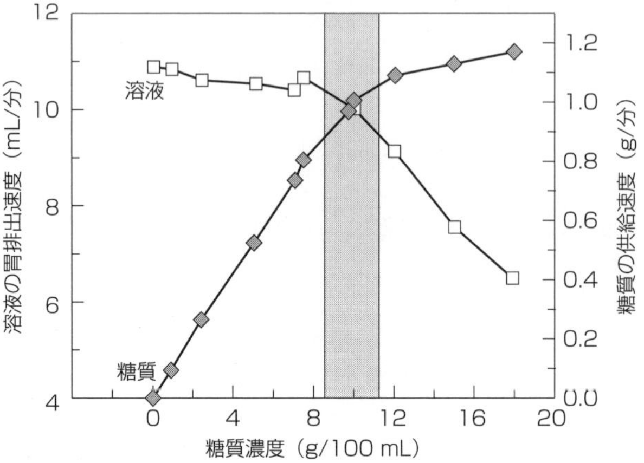

図6-2　摂取する溶液中の糖質濃度と溶液の胃排出速度および糖質の供給速度との関係.
（Mitchell JB, Costill DL, Houmard JA, Fink WJ, Robergs RA, Davis JA.: Gastric emptying: influence of prolonged exercise and carbohydrate concentration. Med Sci Sports Exerc 21: 269-274, 1989より作図したものを，寺田新：運動中の水分摂取法とスポーツドリンクの効果．スポーツ栄養学：科学の基礎から「なぜ？」にこたえる．東京大学出版会，pp.197−216, 2017より引用）

（8 g/100 mL）以下にする必要があると言われている．図6−2は，溶液中に含まれる糖質の濃度と摂取した溶液が胃から小腸へ排出される速度（胃排出速度），およびこの二つの数値を掛け合わせることで算出される小腸への糖の供給速度の関係を表したものである．溶液中の糖質濃度が8%になるまでは，胃排出速度が遅延することがないため，溶液中の糖質濃度に比例して小腸への糖の供給速度が増加する［18］．しかしながら，糖質の濃度がさらに高まると，十二指腸に存在すると言われている受容体が糖を感知し，それによって胃の活動が抑えられ（胃の幽門が閉じられ），胃排出速度が低下する［13］．その結果，糖の供給速度もそれ以上増加しなくなる（このような状況では，小腸における水分の吸収も低下してしまうため，暑熱環境下においては好ましくない状況となる）．このようなことから，溶液中の糖質濃度は8%以下にすべきであると考えられている［29］．糖質濃度が6～8%のスポーツ

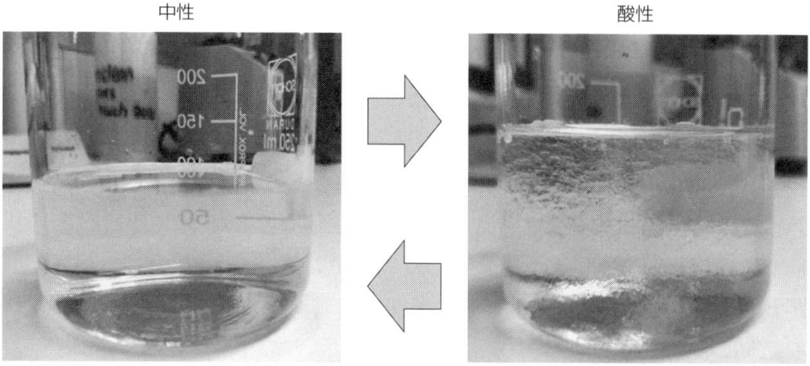

図6-3　pHの違いによるアルギン酸配合スポーツドリンクの形状変化.
（McCubbin AJ, Zhu A, Gaskell SK, Costa RJS.: Hydrogel carbohydrate-electrolyte beverage does not improve glucose availability, substrate oxidation, gastrointestinal symptoms or exercise performance, compared with a concentration and nutrient-matched placebo. Int J Sport Nutr Exerc Metab 30: 25-33, 2020より引用改変）

ドリンクを摂取することで，長時間運動時のパフォーマンス（運動持続時間ではなく，より実際のレースに近いモデルであるタイムトライアルなどで評価したもの）が向上することが多くの研究で認められており（メタ解析によって確認されており）[24]，スポーツドリンクを設計する上での一つの基本的な考え方となっている.

以上のように，パフォーマンス向上のためのスポーツドリンクとしては，グルコースとフルクトースを2：1の割合で混合し（合計の糖質摂取量としては，1.8 g/分程度），溶液中の糖質の濃度を8％以下にしたものが効果的であると言われてきた．しかしながら，最近のマラソン界では，ある素材を活用することで，より糖質濃度の高いスポーツドリンクを摂取しても胃排出速度が低下することなく，パフォーマンスも向上するという可能性が示されている [26]．その素材とは，アルギン酸と呼ばれる海藻から抽出される成分である．アルギン酸は，酸性の条件下ではハイドロゲルとなり，その内部に物質を保持できるようになる（図6-3）[15]．逆に，pHが上昇するとアルギン酸ハイドロゲルは崩れ始め，中に保持していた物質を放出するようになる．以上のような性質を利用したアルギン酸と糖質からなるスポーツドリンクが開発・市販されている．このドリンクが効果を発揮する際のメカニズムは以下の通りとなっている．①高濃度の糖質（約16%）とアルギン酸の混合物を摂取した場合，胃酸で強酸性になっている胃の中にその混合物が到達すると，アルギン酸ハイドロゲルが形成され，その内部に糖質が内包される．②ハイドロゲルに内包された多量の糖質は，十二指腸に存在する糖の受容体で感知されることなく（胃排出速度を遅延させることなく），小腸へと送り込まれることになる．③小腸に達したアルギン酸ハイドロゲルは，pHが上昇することで崩れ，内包されていた多量の糖質が放出され，小腸で吸収されるようになる［26］．

このアルギン酸配合のスポーツドリンクの効果について，実験的な検証はこれまでほとんど行われてこなかったが，最近になり持久的競技者を対象として行われた研究の結果が報告されている［15］．この実験において，被験者は90 gの糖質（53 gのマルトデキストリンと37 gのフルクトースを含む）とアルギン酸ナトリウムを混合した溶液（溶液中の糖質の濃度は16%），もしくはアルギン酸ナトリウムを含まない同量の糖質溶液を1時間ごとに摂取しながら，60% VO_2maxの強度で3時間の走行運動を行った．その結果，運動中の血糖値や糖質酸化量，また，胃腸の不快感などの症状の現れ方には両試行間で差が認められず，さらにその後に引き続き行われた漸増負荷運動時の運動継続時間にも差がなかったことが報告されている．したがって，現在のところ，アルギン酸を配合したスポーツドリンクの摂取によって，長時間運動時のパフォーマンスが向上するという明確なエビデンスは得られていないのが現状である．しかしながら，ここ数年間に世界各地で行われた主要なマラソン大会における優勝者（主にケニアをはじめとする東アフリカのマラソンランナー）は，ほぼ全員このアルギン酸配合のスポーツドリンクを摂取していた［26］．このような世界トップレベルの選手を対象とした検討はまだほとんど行われていないため，競技レベルによっては異なる結果が得られる可能性もある．後述するように，ケニア人アスリートは，糖質の配合量が非常に多い超高糖質食を普段から摂取しており［22］，他のアスリートに比べて糖質の消化・吸収能力が顕著に高まっている可能性がある．そのようなアスリートでは，糖質濃度が16%にもなるようなドリンクを摂取しても，それを十分に消化・吸収でき，パフォーマンスの向上に繋げられているのかもしれない．今後，さらなる検証が行われる必要があるものの，消化・吸収系器官の仕組みを上手に活用することでパフォーマンスを向上させうる手法の一つとして現在注目されている．

2. 食事に対する消化・吸収系機能の適応

上記のように，糖質の消化・吸収系器官の仕組みを活用し，生体内，特に骨格筋へより多くの糖質を供給できるようになることが，持久的な競技におけるパフォーマンスの向上において重要となる．また，マラソンやトライアスロンなどの長時間運動時においては，糖質をはじめとするエネルギーの補給を行った場合に，下痢や腹痛などの症状がでてしまい，エネルギー不足というよりも，そのような消化器系のトラブルが原因でパフォーマンスが低下してしまう選手も少なくない．

運動に伴い胃腸系に障害が生じる現象は,「運動誘発性胃腸症候群（Exercise-induced gastrointestinal syndrome)」と呼ばれている［2］．主な症状としては，吐き気のほか，上部消化管では上腹部膨満感，心窩部痛，げっぷ，胸やけなどが，また，下部消化管では下痢，腹痛，便の異常などが生じる．図6-4には，Costaらによる運動誘発性胃腸症候群の概略図を示した［2］．運動誘発性胃腸症候群は，主に循環器系および神経内分泌系が運動によって影響を受けることによって生じると考えられている．循環器系に関しては，運動による血流の再分配（骨格筋への血流量の増大）に伴い内臓への血流量の低下（低灌流）が生じることで，小腸の虚血，小腸粘膜の損傷や腸管透過性の亢進が引き起こされる．神経内分泌系に関しては，交感神経系活動が亢進することで，胃や小腸の働きが全般的に抑制され，栄養素の吸収不良が引き起こされる．これらの反応が組み合わされることで，胃腸の諸症状が生じるとされている．また，このような症状が生じやすくなる条件としては，強度の高い運動もしくは長時間の運動を行った場合，また30℃以上の高温環境という条件が挙げられるが,他にも運動様式（特に走行運動で生じやすい）や性別(女性の方が男性に比べて生じやすい)によっても発症の出方が異なっ

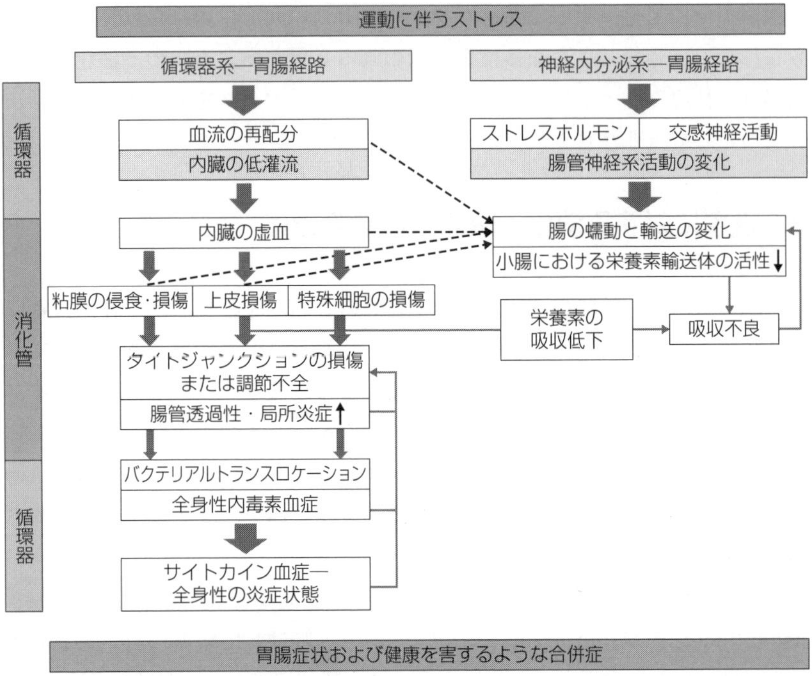

図6-4　運動誘発性胃腸症候群の概略図.
（Costa RJS, Snipe RMJ, Kitic CM, Gibson PR.: Systematic review: exercise-induced gastrointestinal syndrome—implications for health and intestinal disease. Aliment Pharmacol Ther 46: 246-265, 2017より引用改変）

てくるようである．また，胃腸症状が生じやすくなる閾値・条件としては，「60% VO_2max強度で2時間以上の運動」というものが示されている［2］．

このような胃腸症状を軽減させるための栄養摂取法として，最近注目されているものの一つに，低FODMAP食が挙げられる．FODMAPとは，fermentable（発酵性），oligosaccharides（オリゴ糖），disaccharides（二糖類），monosaccharides（単糖類），and polyols（ポリオール）の頭文字をとった略称である．これらの糖類は，小腸で吸収されづらいという性質を持つ．その結果，小腸管腔内の浸透圧の上昇と，それに伴う水分の貯留，さらには大腸内でのガスの産生量の増加を引き起こす［25］．このようにして蓄積した

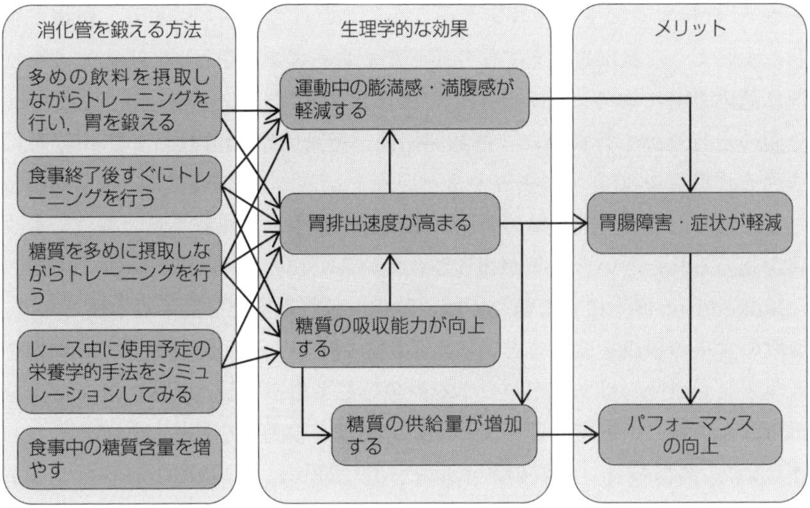

図6–5　アスリートにおける消化・吸収系機能の鍛え方．
（Jeukendrup AE.: Training the gut for athletes. Sports Med 47 (Suppl 1): 101–110, 2017より引用改変）

水分とガスが腸壁を引き伸ばすため，腸が敏感な人においては痛みや不快感が生じることになる．元々，過敏性腸症候群の患者においてFODMAPの少ない食事，すなわち低FODMAP食を摂取することで症状の改善が認められたことが発端となっているが，最近では，アスリートにおいても，短期間の低FODMAP食の摂取（1日あたりの摂取量を81 gから7 gに減らすこと）により，運動中の胃腸症状が抑えられることが報告されている[14]．ただし，長期間の低FODMAP食の摂取やFODMAPを完全に排除した食事は腸内細菌叢の変化などを生じさせる可能性があることも指摘されており［25］，実施する際には注意が必要であろう．

他の方法としては，競技中に腹痛や下痢といった症状が出ないように，消化・吸収系機能を普段のトレーニングの段階から鍛えておくということが挙げられる．図6–5には，Jeukendrup博士による総説［9］の中で紹介されている「消化・吸収系機能の鍛え方」の図を示した．具体的な手法として示されているのは，「多量の飲料や糖質を摂取しながらトレーニングを行う」ことや,「食後すぐにトレーニングを行う」といった方法,つまり,腹痛が生じやすいような状況をあえて作り出してトレーニングを行い,そのような状況に適応させておく,というものである.例えば,60% VO_2max強度で60分間の走行運動を行う際に,運動開始前,運動開始20分目および40分目にそれぞれ糖質を30 gずつ摂取するというトレーニングを週5日,2週間にわたって行った場合,運動時の胃腸の不快感が減少し,吸収不良の指標にも改善が認められたという結果が報告されている [16].

Jeukendrup博士による総説では,消化・吸収系機能を高める手法として,普段の食事の組成を変えるといった手法も紹介されている [9].実験動物を対象とした研究ではあるが(ヒトを対象として胃や膵臓,小腸のサンプルを得ることは難しいので,このような研究では実験動物を対象として行うことが多い),高糖質食(糖質のエネルギー比:58%)を4週間摂取したラットでは,低糖質食(糖質のエネルギー比:29%)を摂取したラットに比べて,糖質の消化酵素であるアミラーゼの貯蔵量が,膵臓の腺房細胞(消化酵素の合成,貯蔵,分泌を行う細胞)において約6倍も高い値を示すことが報告されている [28].同様に,糖質の割合(エネルギー比)を7~60%の間で様々に変化させた飼料を実験動物に摂取させた場合,飼料中の糖質配合量に比例して小腸の糖輸送体SGLT1の発現量が増加し,それに伴い,小腸におけるグルコースの取り込み量も高い値を示すことも報告されている [19].このように,食事中の糖質量を増やすことで,その糖質の消化・吸収に関わる酵素・輸送体が増加すること,すなわち普段から多く摂取している栄養素をより消化・吸収しやすい消化管へと適応していくようである.ケニア人の長距離選手を対象として行われた食事調査では,彼らの食事は,エネルギー摂取量の約80%が糖質由来であることが明らかとなっている[22].このような「超高糖質食」を長期間にわたって摂取することで,彼らの消化・吸収系機能もそれに適応し,より糖質を体内へと取り込みやすいものとなっていると予想される.まだ推測の域をでないが,先述したように,近年マラソン界を席巻しているケニア人マラソンランナーの多くがアルギン酸を配合した「超高糖質ドリンク」をレース中に摂取している.彼らは,普段から超高糖質食を摂取することで,そのような高容量の糖質ドリンクを摂取しても十分対応・処理できる消化管へと適応できているのかもしれない．

一方，糖質量の少ない食事（低糖質食）を摂取した場合には，逆の適応が生じる．3章でも示したように (p. 86, 図3-13)，低糖質食（糖質のエネルギー比:10%）を2週間にわたって摂取したマウスでは，通常食（糖質のエネルギー比：60%）を摂取したマウスに比べて，SGLT1の発現量が顕著に低い値を示し，それに伴い糖の吸収能力も低下することが明らかとなっている（小腸粘膜上皮細胞の基底膜側に存在し，血管への放出の際に主に働く糖輸送体であるGLUT2［図6-1参照］には，変化は認められなかった）[5]．このような適応は，パフォーマンスに対して悪影響を及ぼす可能性がある．近年，糖質をほとんど含まない超低糖質・高脂肪の食事，いわゆるケトン食と呼ばれる食事を摂取するアスリートが増えてきている．そのようなケトン食を長期間摂取した世界トップレベルのトライアスロン選手が，体内の糖質量を高めておこうと，レース前およびレース中に多量の糖質を摂取したところ，レース中に腹痛が生じ，パフォーマンスが大きく低下してしまったという症例が報告されている [20]．このような腹痛が生じたのは，糖質がほとんど含まれない食事を摂取することで，膵臓のアミラーゼ活性が低下したことに加え，小腸の糖輸送体が減少し，糖質の消化・吸収機能が低下してしまったことが原因であると考えられる．

食事の組成を変えることに対する消化管の適応は，わずか数日間でも生じると言われている [9]．図6-6には，普通食もしくは高脂肪（低糖質）食を3日間摂取したマウスにおける運動後の筋グリコーゲンの回復過程を示した [27]．低糖質・高脂肪食を3日間摂取すると，運動開始前の筋グリコーゲン濃度も低値を示すが，運動後に全く同じ量の糖質を摂取しても，筋グリコーゲンの回復率が顕著に低くなる．3日間程度の低糖質・高脂肪食では，骨格筋の糖輸送体発現量が低下したり，インスリン抵抗性が発症したりすることはほとんどない．したがって，このような筋グリコーゲン回復率の低下は，消化・吸収系機能の変化に起因している可能性，すなわち低糖質・高脂肪食の摂取によって，膵臓による消化能力および小腸での糖の吸収能力が低下し，グリコーゲン回復のための十分な糖質が骨格筋へと供給されなかった可能性が高いと考えられる．レース前のグリコーゲンローディング法として，初期

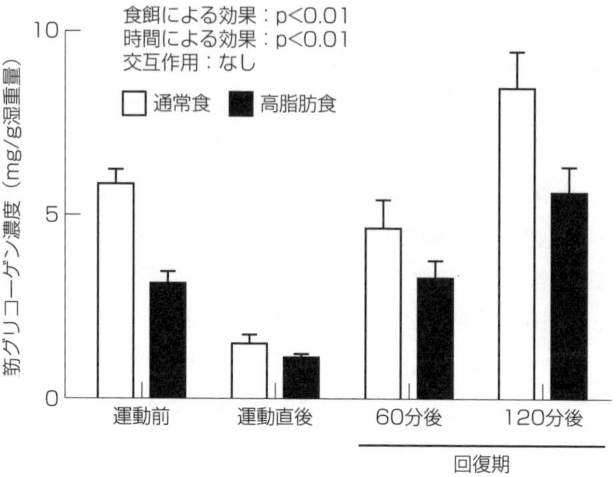

図6-6　3日間の低糖質・高脂肪食摂取が運動後の筋グリコーゲン回復に及ぼす影響.
（Takahashi Y, Matsunaga Y, Tamura Y, Terada S, Hatta H.: Pre-exercise high-fat diet for 3 days affects post-exercise skeletal muscle glycogen repletion. J Nutr Sci Vitaminol (Tokyo) 63: 323–330, 2017より引用改変）

の頃の手法では，グリコーゲン枯渇運動を行った後，3日間ほど無糖質の食事を摂取してから，高糖質の食事を数日間摂取するという食事法が推奨されていた（古典的グリコーゲンローディング法）[3]．この手法を用いた場合，下痢などの症状を訴えるものが多かったと言われているが，このような症状も，無糖質食を数日間摂取することで膵臓アミラーゼ活性の低下や小腸における糖輸送体の減少が生じたことによるものと考えられる．

3．一過性の運動が消化・吸収系機能に及ぼす影響

上記のように，食事の組成によって消化・吸収系の機能が大きく変わり，それにともないパフォーマンスも大きな影響を受ける可能性が示されている．では，運動・トレーニングを行った場合には消化・吸収系機能にはどのような変化が生じるのであろうか？　まずは一過性運動の影響から見ていく

ことにする.

一過性の運動時には胃排出速度が低下することがよく知られている. 特に, 70% VO_2max以上となるような高強度運動, また運動時間が長時間になるほど, その傾向が強くなると言われている [7]. このような運動に伴う胃排出速度の低下も, 栄養素の消化・吸収動態に大きく影響を及ぼす. 例えば, 一過性の高強度レジスタンス運動の直後（終了から5分後）に糖質とたんぱく質を含む飲料を摂取した場合, 運動終了30分後に摂取した場合に比べて, 血糖値および血中BCAA濃度の上昇が緩やかになることが報告されている [10]. これは, 高強度運動に伴って胃排出速度の遅延が生じるが, 運動直後（運動終了5分後）においては, その影響がまだ強く残っているためである [10].

また, 運動時間がより長時間に及んだ場合には, 膵臓の消化機能にも影響が生じる可能性が示されている [12]. 実験動物を対象とした研究ではあるが, 1時間の一過性の水泳運動を行ったラットでは, 膵臓のアミラーゼ活性や糖輸送体SGLT1およびGLUT2の発現量に変化は認められなかったのに対して, 6時間という一過性の超長時間水泳運動を行った場合（午前と午後に練習を行うような状況を想定し, 3時間の運動を1時間の休憩をはさみ2セット実施）には, その運動直後において, 膵臓のアミラーゼ活性, 膵臓の消化酵素量を反映するとされている膵臓全体の総たんぱく質量および膵臓全体の重量が大きく減少することが報告されている（図6-7）[12]. さらには, 運動終了から24時間の回復期間後においても, これらの値がまだ完全に元に戻らず, その影響が長時間にわたって残るという可能性も示されている.

この研究では, 運動終了から24時間の回復期間中には, 実験動物は自由に餌を摂取できる状況にあった. 興味深いことに, 6時間の水泳を行い, アミラーゼ活性の低下や膵臓の萎縮が生じた群では, 運動終了から1時間の間の摂食量は他の群に比べて有意に多いものであったが, 24時間の回復期間全体での摂食量はむしろ少なくなっていた（図6-7）[12]. つまり, 長時間運動時に消費したエネルギー量を補おうと, 運動終了後には食事（餌）を多く摂取しようとするものの, アミラーゼをはじめとする膵臓の消化酵素が減少してしまったために, 消化・吸収が進まず, その途中で食べられなくなってしまったという可能性が考えられる. 長時間運動や高強度運動を行った後

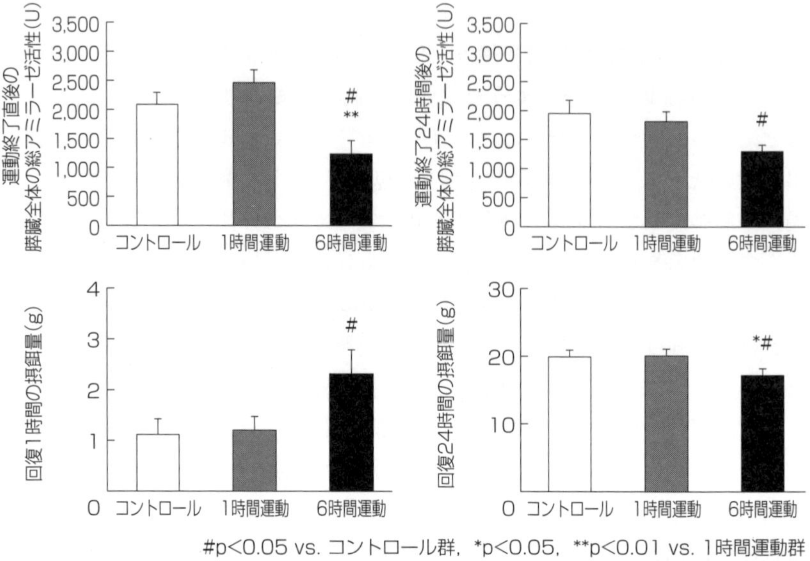

図6-7　一過性の水泳運動が膵臓アミラーゼ活性および回復期間中の摂餌量に及ぼす影響.
（近藤早希，深澤歩，寺田新：運動時間の異なる一過性の水泳運動が糖質の消化・吸収に関わる酵素ならびに輸送体へ及ぼす影響．日本スポーツ栄養研究誌　12：42-51, 2019 より引用改変）

には，食欲が低下し，十分なエネルギー・栄養補給ができないということが経験上よく知られている．最近の研究では，このような運動に伴う食欲低下には，食欲調節に関わる消化管ホルモンが関係しているという説が有力視されている［4］．一方，上記の動物実験の結果は，一過性運動に伴う食欲低下には，消化管ホルモンだけでなく他の要因，すなわち消化・吸収系機能の低下も一部寄与しているという可能性を示唆している．

4．長期的なトレーニングが消化・吸収系機能に及ぼす影響

上記のように，一過性運動の場合，消化・吸収系機能に対しては必ずしも好ましい効果は得られず，運動時間によっては消化機能に悪影響が生じる可能性が示されている．では，運動を継続的に行った場合，すなわちトレーニ

ングを行った場合にどのような適応が生じるのであろうか？

長期間のトレーニングに対する膵臓の適応に関しては，実験動物（ラット）を対象として，これまでにいくつか研究が行われており，1日1時間の走行運動もしくは水泳運動を6週間程度行わせることで，膵臓アミラーゼ活性が増加するという結果が報告されている［17］．上述したように，1時間程度の運動であれば，一過性の運動でも膵臓に対する大きな影響は認められていないことから，このような生体への負担が大きくない運動を継続して行えば，膵臓の消化機能が高まると言えそうである．一方，アスリートが行うような過酷なトレーニング，すなわち先に示したような膵臓の萎縮が生じるような6時間の運動を継続して行った場合にはどのような適応が生じるのであろうか．図6–8に示すように，一過性運動の結果とは異なり，このような長時間のトレーニングを6週間継続して行ったラットでは，膵臓のアミラーゼ活性，さらには膵臓全体の総たんぱく質量や膵臓重量が顕著に増加し，1日1時間のトレーニングを行った群よりも，さらに高値を示すという結果が得られている［11］．現在のところ，膵臓の適応を生じさせるためには最低どれくらいのトレーニング期間が必要かは明らかとなっていないものの，トレーニングを長期間実施することで，そのトレーニング容量に依存して膵臓の消化機能の適応が得られる可能性が高いと考えられる．

上述したように，超長時間の一過性運動を実施した場合には，その後の回復期における摂食量が低下するのに対して［12］，同じ超長時間の運動を長期間にわたって行った場合には，運動終了後（最終トレーニング終了後）の摂食量はむしろ増加し，さらに膵臓アミラーゼ活性との間に高い相関関係が認められている（図6–8）［11］．この研究で使用されている飼料は，糖質がエネルギー比で65％含まれる，いわゆる「高糖質食」であることから，トレーニングで膵臓のアミラーゼ活性が増大し，糖質の消化能力が向上したことで，高糖質食をより多く摂取することが可能になったと考えられる（「トレーニングを行い，空腹感が増大したことで，摂食量が増加し，その結果，膵臓の適応が得られた」という可能性も考えられる．ただし，運動直後には，膵臓のたんぱく質合成に関わる経路が活性化すること，すなわち運動そのものが，摂食量の変化を介さずに，膵臓に影響を及ぼしていることが確認されており，

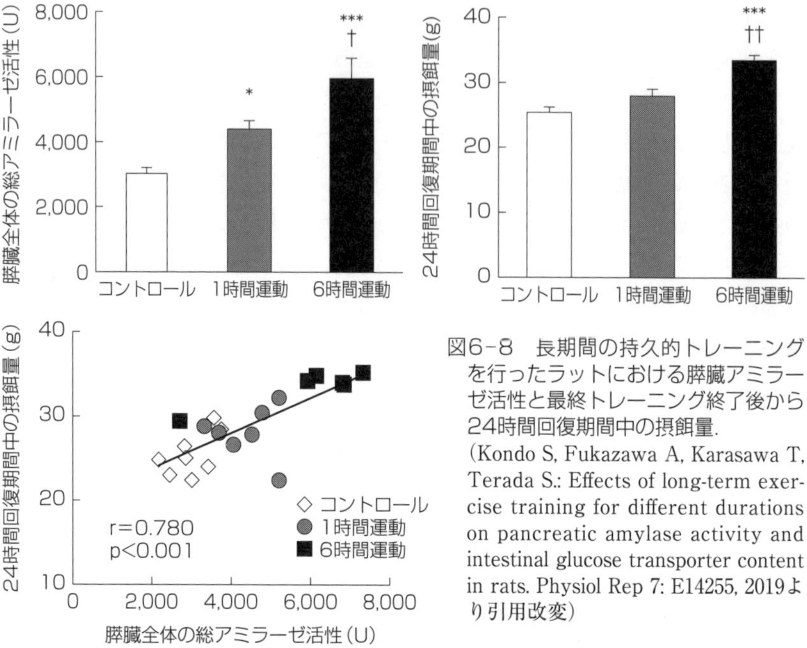

図6-8　長期間の持久的トレーニングを行ったラットにおける膵臓アミラーゼ活性と最終トレーニング終了後から24時間回復期間中の摂餌量.
(Kondo S, Fukazawa A, Karasawa T, Terada S.: Effects of long-term exercise training for different durations on pancreatic amylase activity and intestinal glucose transporter content in rats. Physiol Rep 7: E14255, 2019より引用改変)

*$p < 0.05$, *** $p < 0.001$ vs. コントロール群, †$p < 0.05$, ††$p < 0.01$ vs. 1時間運動群

また，トレーニングによる膵臓の適応は，絶食状態で解剖を行った実験動物でも認められている [17]．したがって，トレーニングが膵臓に直接作用し，適応を引き起こしているという可能性の方が高いと考えられる）．

このように，トレーニングに対して膵臓の消化機能は大きく適応するようであるが，その生理学的な意義はどのようなものなのだろうか．持久的トレーニングを実施することで，筋グリコーゲン濃度が増加することがよく知られている．トレーニングによる筋グリコーゲン濃度の増加は，糖輸送体GLUT4の増加とそれに伴う筋の血糖取り込み能力の向上によるものであると広く信じられてきた [21]．実際に，持久的トレーニングと膵臓の適応を検討した上記の研究においても，トレーニングを行ったラットでは，骨格筋のGLUT4発現量と筋グリコーゲン濃度の増加が認められており，先行研究の結果と同様に，両者の間には相関関係も認められている（図6-9）[11]．し

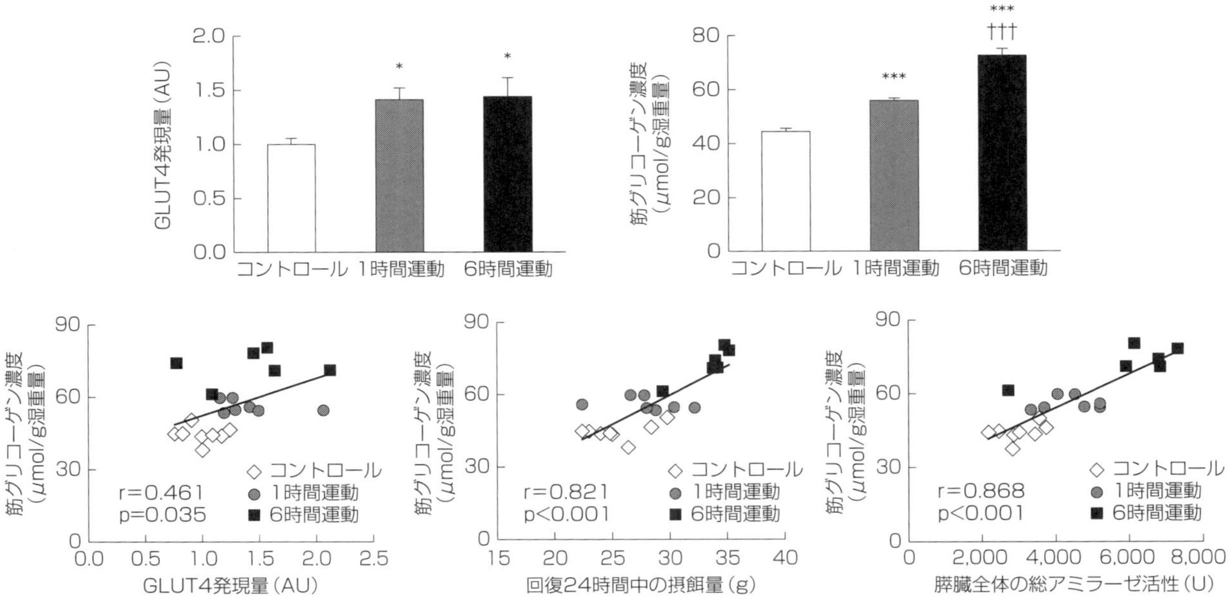

図6-9　長期間の持久的トレーニングを行ったラットにおける骨格筋GLUT4発現量と筋グリコーゲン濃度および筋グリコーゲン濃度と他の因子との関係.

*p<0.05, ***p<0.001 vs. コントロール群, †††p<0.001 vs. 1時間運動群

(Kondo S, Fukazawa A, Karasawa T, Terada S.: Effects of long-term exercise training for different durations on pancreatic amylase activity and intestinal glucose transporter content in rats. Physiol Rep 7 : E14255, 2019より引用改変)

かしながら，筋グリコーゲン濃度は，1日1時間のトレーニングを行った群に比べて6時間のトレーニングを行った群でより大きく増加している（トレーニング容量に依存して増加している）のに対して，骨格筋のGLUT4発現量は1日1時間のトレーニングを行うことで頭打ちになっており，6時間のトレーニングを行うことでさらに増加することはない．このことは，持久的トレーニング，特にトレーニング容量が多い場合に見られる筋グリコーゲン濃度の増加には，これまで考えられてきたGLUT4の増加以外の要因が関与しているという可能性を示している．上述したように，膵臓のアミラーゼ活性は，1日1時間のトレーニングよりも6時間のトレーニングでより多く増加すること，すなわちトレーニング容量に依存して増加することが認められており（図6–8），この膵臓アミラーゼ活性と筋グリコーゲン濃度の間には，非常に高い相関関係が認められている（図6–9）．さらに，その相関係数（r=0.868）は，GLUT4と筋グリコーゲンの間のもの（r=0.461）よりも統計的に有意に高いものとなっている（図6–9）[11]．上述したように，膵臓アミラーゼ活性が高いほど，高糖質食の摂食量が増加する，という関係が認められていることから（図6–8），持久的トレーニングによる膵臓アミラーゼ活性の増加は，より多くの高糖質食の摂取を可能とし，その結果，生体内さらには骨格筋へより多くの糖質が供給されることとなり，筋グリコーゲン濃度の大きな増加がもたらされた，という可能性が考えられる（図6–10）．

まとめ

本章では，主に糖質の消化・吸収系機能とパフォーマンスとの関係について解説させていただいた．今回触れることができなかったが，たんぱく質の消化・吸収系機能についても，興味深い知見が近年得られている．例えば，筋たんぱく質合成を高める作用のあるロイシンを，サプリメントとして単体で摂取した場合，同量のロイシンを食事（混合食）で摂取した場合に比べて血中のロイシン濃度がより高まるという結果が報告されている [32]．ロイシンはmechanistic target of rapamycin（mTOR）の活性化を介して筋たんぱく質合成を促進する作用を持ち，さらに血中ロイシン濃度と筋たんぱく質合成の間には相関関係が認められている [23]．したがって，筋たんぱく質

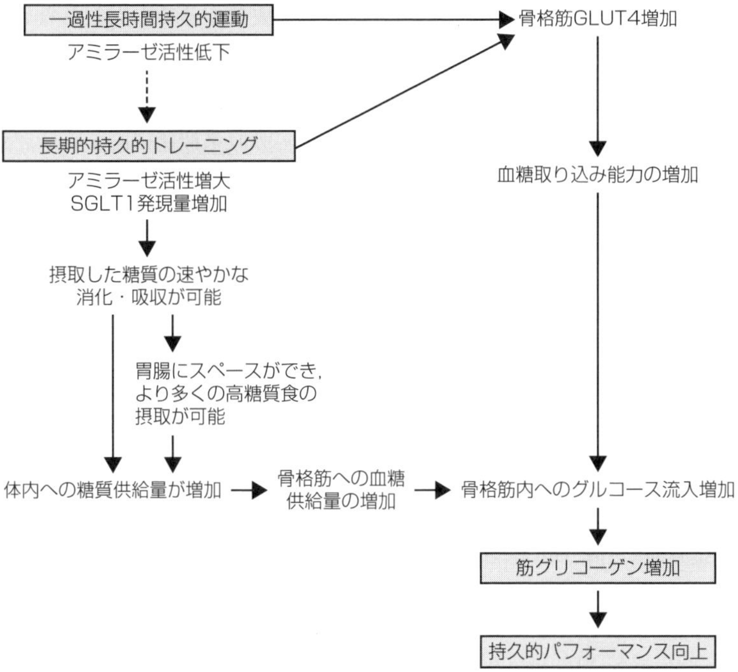

図6-10　運動・トレーニングに伴う消化管および骨格筋における糖代謝機能の適応の概略図.

の合成に差が見られるかどうかはまだ明らかではないものの，ロイシンの摂取量が同じであっても，単体で摂取する場合と食事として摂取する場合とでは，消化･吸収動態さらには筋たんぱく質合成が異なる可能性がある．また，次の食事までの時間が短い場合（3～5時間）には，消化・吸収が速やかなたんぱく質（例：ホエイプロテイン）を，長い場合（睡眠などで6時間以上空いてしまう場合）には，消化･吸収がゆるやかなたんぱく質（例：カゼイン）をそれぞれ摂取すべきと言ったように，食事のタイミングに合わせて消化・吸収特性が異なるものを摂取することで，より高い効果が得られるようである［30］．この他にも，プロテインサプリメント摂取後の姿勢（仰臥位 vs. 座位）によって，その消化・吸収の速度，さらには血中アミノ酸濃度の動態が異なるという可能性も示されている［6］ことから，食後に消化・吸収を阻害しないような姿勢で休むといった配慮が必要になるのかもしれない.

以上のように，消化・吸収系機能はパフォーマンスやトレーニングによる適応に大きな影響を及ぼす可能性が示されているが，まだ解明されていない部分が多く残されている分野でもある．消化・吸収系機能に関する研究が難しい理由の一つとして，ヒトに対して侵襲的な手法を用いることが難しい（胃，膵臓，小腸のサンプルを採取することができない）ことが挙げられる．運動・トレーニングや食事が消化・吸収系機能にどのような適応を生じさせるのか，さらにはそれがパフォーマンスに対してどのような影響を及ぼすのかということについての研究が，ヒトおよび動物実験（メカニズム研究）の両面から今後益々進展していくことが期待される.

[近藤　早希・寺田　　新]

［文　献］

［1］ Cermak NM, van Loon LJ.: The use of carbohydrates during exercise as an ergogenic aid. Sports Med 43: 1139–1155, 2013.

［2］ Costa RJS, Snipe RMJ, Kitic CM, Gibson PR.: Systematic review: exercise-induced gastrointestinal syndrome—implications for health and intestinal disease. Aliment Pharmacol Ther 46: 246–265, 2017.

［3］ Costill DL.: Carbohydrates for exercise: dietary demands for optimal performance. Int J Sports Med 9: 1–18, 1988.

［4］ Dorling J, Broom DR, Burns SF, Clayton DJ, Deighton K, James LJ, King JA, Miyashita M, Thackray AE, Batterham RL, Stensel DJ.: Acute and chronic effects of exercise on appetite, energy intake, and appetite-related hormones: the modulating effect of adiposity, sex, and habitual physical activity. Nutrients 10: E1140, 2018.

［5］ Higashida K, Terada S, Li X, Inoue S, Iida N, Kitai S, Nakai N.: Low-carbohydrate high-protein diet diminishes the insulin response to glucose load via suppression of SGLT-1 in mice. Biosci Biotechnol Biochem 83: 365–371, 2019.

［6］ Holwerda AM, Lenaerts K, Bierau J, van Loon LJ.: Body position modulates gastric emptying and affects the post-prandial rise in plasma amino acid concentrations following protein ingestion in humans. Nutrients 8: 221,

2016.
[7] Horner KM, Schubert MM, Desbrow B, Byrne NM, King NA.: Acute exercise and gastric emptying: a meta-analysis and implications for appetite control. Sports Med 45: 659–678, 2015.
[8] Jeukendrup AE.: Carbohydrate and exercise performance: the role of multiple transportable carbohydrates. Curr Opin Clin Nutr Metab Care 13: 452–457, 2010.
[9] Jeukendrup AE.: Training the gut for athletes. Sports Med 47 (Suppl 1): 101–110, 2017.
[10] Kashima H, Sugimura K, Taniyawa K, Kondo R, Endo MY, Tanimoto S, Kobayashi T, Miura A, Fukuba Y.: Timing of post-resistance exercise nutrient ingestion: effects on gastric emptying and glucose and amino acid responses in humans. Br J Nutr 120: 995–1005, 2018.
[11] Kondo S, Fukazawa A, Karasawa T, Terada S.: Effects of long-term exercise training for different durations on pancreatic amylase activity and intestinal glucose transporter content in rats. Physiol Rep 7: E14255, 2019.
[12] 近藤早希，深澤歩，寺田新：運動時間の異なる一過性の水泳運動が糖質の消化・吸収に関わる酵素ならびに輸送体へ及ぼす影響．日本スポーツ栄養研究誌 12: 42–51, 2019.
[13] Leiper JB.: Fate of ingested fluids: factors affecting gastric emptying and intestinal absorption of beverages in humans. Nutr Rev 73 (Suppl 2): 57–72, 2015.
[14] Lis D, Ahuja KD, Stellingwerff T, Kitic CM, Fell J.: Case study: utilizing a low FODMAP diet to combat exercise-induced gastrointestinal symptoms. Int J Sport Nutr Exerc Metab 26: 481–487, 2016.
[15] McCubbin AJ, Zhu A, Gaskell SK, Costa RJS.: Hydrogel carbohydrate-electrolyte beverage does not improve glucose availability, substrate oxidation, gastrointestinal symptoms or exercise performance, compared with a concentration and nutrient-matched placebo. Int J Sport Nutr Exerc Metab 30: 25–33, 2020.
[16] Miall A, Khoo A, Rauch C, Snipe RMJ, Camões-Costa VL, Gibson PR, Costa RJS.: Two weeks of repetitive gut-challenge reduce exercise-associated gastrointestinal symptoms and malabsorption. Scand J Med Sci Sports 28: 630–640, 2018.

[17] Minato K.: Effect of endurance training on pancreatic enzyme activity in rats. Eur J Appl Physiol Occup Physiol 76: 491–494, 1997.
[18] Mitchell JB, Costill DL, Houmard JA, Fink WJ, Robergs RA, Davis JA.: Gastric emptying: influence of prolonged exercise and carbohydrate concentration. Med Sci Sports Exerc 21: 269–274, 1989.
[19] Moran AW, Al-Rammahi MA, Arora DK, Batchelor DJ, Coulter EA, Ionescu C, Bravo D, Shirazi-Beechey SP.: Expression of Na+/glucose co-transporter 1 (SGLT1) in the intestine of piglets weaned to different concentrations of dietary carbohydrate. Br J Nutr 104: 647–655, 2010.
[20] Mujika I.: Case study: long term low-carbohydrate, high-fat diet impairs performance and subjective well-being in a world-class vegetarian long-distance triathlete. Int J Sport Nutr Exerc Metab 13: 1–6, 2018.
[21] Nakatani A, Han DH, Hansen PA, Nolte LA, Host HH, Hickner RC, Holloszy JO.: Effect of endurance exercise training on muscle glycogen supercompensation in rats. J Appl Physiol 82: 711–715, 1997.
[22] Onywera VO, Kiplamai FK, Boit MK, Pitsiladis YP.: Food and macronutrient intake of elite kenyan distance runners. Int J Sport Nutr Exerc Metab 14: 709–719, 2004.
[23] Pennings B, Boirie Y, Senden JM, Gijsen AP, Kuipers H, van Loon LJ.: Whey protein stimulates postprandial muscle protein accretion more effectively than do casein and casein hydrolysate in older men. Am J Clin Nutr 93: 997–1005, 2011.
[24] Pöchmüller M, Schwingshackl L, Colombani PC, Hoffmann G.: A systematic review and meta-analysis of carbohydrate benefits associated with randomized controlled competition-based performance trials. J Int Soc Sports Nutr 13: 27, 2016.
[25] Staudacher HM, Irving PM, Lomer MC, Whelan K.: Mechanisms and efficacy of dietary FODMAP restriction in IBS. Nat Rev Gastroenterol Hepatol 11: 256–266, 2014.
[26] Sutehall S, Muniz-Pardos B, Bosch AN, Di Gianfrancesco A, Pitsiladis YP.: Sports drinks on the edge of a new era. Curr Sports Med Rep 17: 112–116, 2018.
[27] Takahashi Y, Matsunaga Y, Tamura Y, Terada S, Hatta H.: Pre-exercise high-fat diet for 3 days affects post-exercise skeletal muscle glycogen

repletion. J Nutr Sci Vitaminol (Tokyo) 63: 323–330, 2017.
[28] Takaori K, Blevins GTJr, Nishikawa M, Chowdhury P, Rayford PL.: Effects of diet on cholecystokinin-stimulated amylase secretion by pancreatic Acini and amylase mRNA levels in rat pancreas. Pancreas 11: 402–407, 1995.
[29] 寺田新：運動中の水分摂取法とスポーツドリンクの効果．スポーツ栄養学：科学の基礎から「なぜ？」にこたえる．東京大学出版会，pp.197–216, 2017.
[30] Trommelen J, Betz MW, van Loon LJC.: The muscle protein synthetic response to meal ingestion following resistance-type exercise. Sports Med 49: 185–197, 2019.
[31] Trommelen J, Fuchs CJ, Beelen M, Lenaerts K, Jeukendrup AE, Cermak NM, van Loon LJ.: Fructose and sucrose intake increase exogenous carbohydrate oxidation during exercise. Nutrients 9: E167, 2017.
[32] Yoshii N, Sato K, Ogasawara R, Nishimura Y, Shinohara Y, Fujita S.: Effect of mixed meal and leucine intake on plasma amino acid concentrations in young men. Nutrients 10: E1543, 2018.

7章 減量とパフォーマンス

アスリートの中でも体重階級制競技や審美系競技，自重負荷がパフォーマンスに影響する競技では，通常の体重や体脂肪が標準的なレベルよりも少なくても減量を必要とする場合がある．極端なエネルギー制限や偏った栄養素摂取は，アスリートのパフォーマンスを低下させるだけでなく，健康を損なう危険性も伴っている．これまでは主に減量が健康面やパフォーマンスに及ぼす悪影響が取り沙汰され，パフォーマンス向上効果については選手の主観であるとされてきた．しかし，近年のスポーツ科学・スポーツ栄養学の進展により，減量によるパフォーマンス向上効果や科学的理論が明らかとなってきた．本章では，アスリートの減量に関する最新理論と，減量がパフォーマンスに及ぼす影響について紹介する．

1．アスリートのエネルギーバランスと身体組成変化の特徴

減量のための栄養指導や運動指導では，エネルギー消費量とエネルギー摂取量のバランス，すなわちエネルギーバランスを負の状態にするように指示される．このとき一般的に，減少させる体重1 kgあたり約7,000 kcalとして減量計画を立てる．これは，ヒトの脂肪組織には87%の脂質が含まれており，体重減少量の全てを脂肪組織で減少させた場合に7,700 kcalなるとの説［40］や，体重減少量の75%が脂肪成分（脂質），25%が除脂肪成分（糖質，たんぱく質等）であることから7,000～7,400 kcalになるとの説［37］に基づいている．しかし，減量前の体脂肪量が少ない者では体重1kgの減量に占める除脂肪量の割合が高まり，さらに減量時のエネルギー摂取量の制限が大きいほど体重減少に占める除脂肪量の割合が大きいことが報告されている［3, 5, 8, 9]．図7-1のように一般成人において減量中に1,500～1,900 kcal/日のエネ

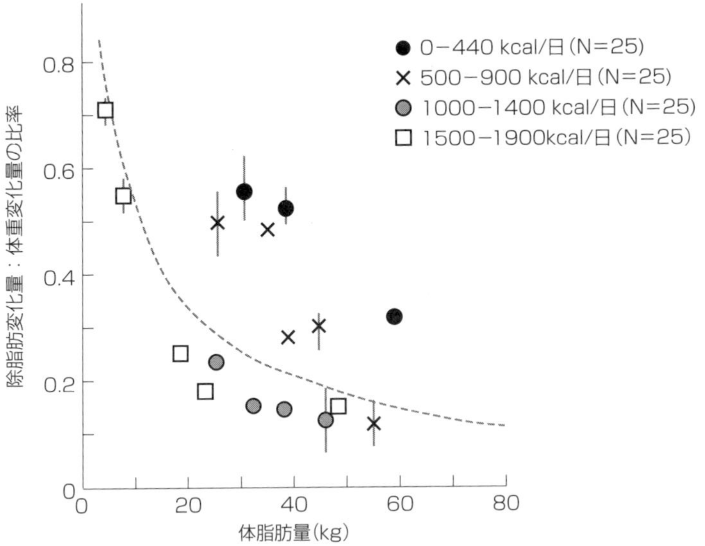

図7-1　減量前体脂肪率と体重変化量に対する除脂肪変化量の比率との関係.
(Forbes GB.: Body fat content influences the body composition response to nutrition and exercise. Ann N Y Acad Sci 904: 359-365, 2000より引用改変)

ルギーを摂取していても，減量前の体脂肪量が10 kg未満と少ない場合には，体重減少に占める除脂肪量の割合は高い．一方，体脂肪量が30 kg以上と多い場合でも，440 kcal/日未満の超低エネルギー食による減量では，体脂肪量10 kg未満の人のように除脂肪量の減少割合が高くなる．

ヒトの身体組成は，多くの場合，脂肪成分と除脂肪成分の2成分に分けて考える．脂肪成分1 kgは9,500 kcal，除脂肪成分1 kgは1,020 kcalと成分によって異なるエネルギーを含んでいる［9, 28］．また，増量のように身体に栄養素が蓄積する際には，生合成のためのエネルギーも必要とするため，脂肪成分1 kgの増加には13,200 kcal，除脂肪成分1 kgの増加には2,200 kcal必要であると考えられている［31］．したがって，1 kgの体重減少時に身体から喪失または蓄積するエネルギーは，減少または増加する成分の割合によって異なる可能性があることが図7-2のように予測される［46］．

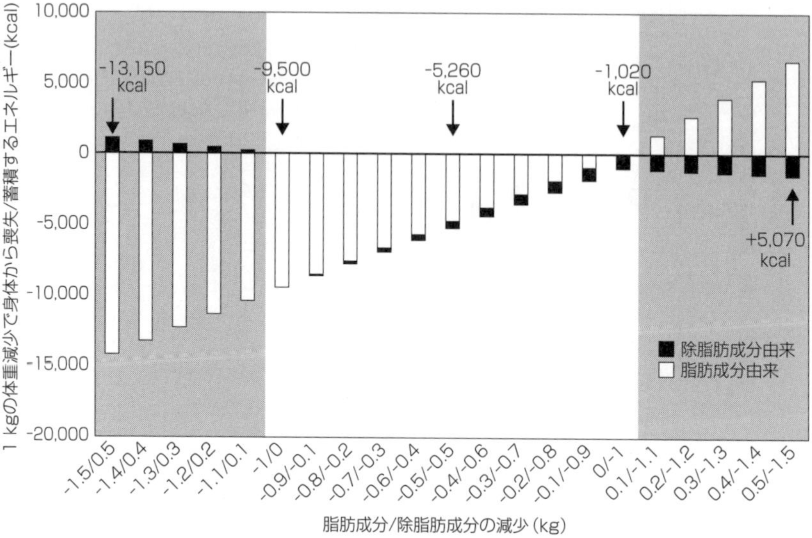

図7-2　減量時の脂肪成分と除脂肪成分の割合別に示した1 kgの体重減少で身体から喪失/蓄積するエネルギー量の理論値.
(岡村浩嗣：スポーツ栄養学講座12　減量方法を考える．櫂：kai 16: 43-49, 2013より引用改変)

減量を必要とすることの多い競技におけるアスリートの体脂肪率は，多くの場合男性で10%前後，女性で15%前後であり［51］，減量前から体脂肪率が少ない（表7-1，表7-2）．これらの体脂肪率から体脂肪量を算出すると，10 kg未満であることがわかる．この数値を仮に図7-1のグラフに当てはめると，体重減少量の50%程度は除脂肪量も減少する可能性がある．この場合は，図7-2の理論値から算出すると，1 kgの体重減少のために5,260 kcalの負のエネルギーバランスにするようにエネルギー摂取量を調節すればよく，7,000 kcalもエネルギーバランスを負にすることは過度なエネルギー摂取量の制限を強いていることになる．実際に，レスリング選手を対象に53時間で体重の6%の急速減量をしたときの体重1 kgの減少に要する負のエネルギーバランスは，約1,500 kcalであった［13］．また，Silvaらは，様々な競技のアスリートを対象に競技シーズン中の5～10カ月の身体組成変化量からエネルギーバランスを推定した結果，体重が1.5%以上減少したアスリー

表7-1　トップアスリートの身体組成（男性）.

競技種目名	身長（cm）	体重（kg）	体脂肪率（%）	除脂肪量（kg）
体重階級系競技				
柔道・軽量級	166.1	70.6	7.0	65.3
柔道・中量級	175.7	89.7	11.1	78.7
レスリング・軽量級	165.1	65.0	8.1	59.5
レスリング・中量級	172.2	76.0	9.0	70.1
ボクシング・軽量級	169.1	59.9	11.1	53.2
ボクシング・中量級	178.9	73.5	9.0	66.8
テコンドー	176.4	72.3	10.5	64.3
ウエイトリフティング・軽量級	160.1	62.3	7.1	57.6
ウエイトリフティング・中量級	166.9	74.0	8.7	67.3
審美系競技				
体操競技	165.5	60.6	5.1	57.6
トランポリン	166.3	61.7	11.2	55.0
フィギュアスケート	169.0	61.7	8.8	57.2
水泳・飛込	170.3	67.5	11.6	59.6
荷重負荷がパフォーマンスに影響する競技				
陸上競技・長距離/マラソン	170.5	56.8	8.2	52.0
陸上競技・中距離	176.8	64.1	6.7	59.3
陸上競技・短距離	174.8	67.4	6.8	62.7
自転車・中/長距離	173.7	67.6	12.6	59.2
トライアスロン	173.5	65.2	12.1	57.1
スキー・コンバインド	171.2	62.5	9.7	56.6
陸上競技・跳躍	179.1	70.0	5.7	65.9
スキー・ジャンプ	172.1	60.0	9.6	54.4

（独立行政法人日本スポーツ振興センター国立スポーツ科学センター．国立スポーツ科学センター形態・体力測定データ集2010. 2012より作成）

トは除脂肪量が増加し，体脂肪量が多く減少していたため，体重1 kgの減少に要した負のエネルギーバランスは平均で8,182 kcalだったことを報告している［28］．減量時の脂肪成分と除脂肪成分の割合は様々な要因によって決定すると考えられているが［9］，個々の割合を予測する推定式などはまだ

表7-2　トップアスリートの身体組成（女性）.

競技種目名	身長(cm)	体重(kg)	体脂肪率(%)	除脂肪量(kg)
体重階級系競技				
柔道・軽量級	156.3	55.9	14.2	47.9
柔道・中量級	164.5	70.0	17.2	57.5
レスリング・軽量級	157.2	55.3	13.9	46.8
テコンドー	161.6	55.0	17.1	45.2
ウエイトリフティング・軽量級	149.6	52.9	12.6	46.4
ウエイトリフティング・中量級	156.0	60.7	18.8	49.9
審美系競技				
体操	152.8	45.0	13.1	39.2
新体操	163.3	48.9	13.4	42.1
フィギュアスケート	159.8	52.6	14.7	44.4
飛込	156.6	50.9	14.1	43.7
アーティスティックスイミング	164.0	55.0	19.3	44.1
荷重負荷がパフォーマンスに影響する競技				
陸上競技・長距離/マラソン	158.7	45.0	11.4	39.8
陸上競技・中距離	161.6	49.2	10.8	43.3
陸上競技・短距離	161.9	52.7	11.3	47.0
自転車・中/長距離	163.8	54.4	17.8	44.5
トライアスロン	160.1	52.2	15.2	44.1
陸上競技・跳躍	168.5	55.8	11.9	49.0
スキー・ジャンプ	158.1	50.7	18.3	41.5

（独立行政法人日本スポーツ振興センター国立スポーツ科学センター．国立スポーツ科学センター形態・体力測定データ集2010. 2012より作成）

考案されていないのが現状である．したがって，今後データを蓄積し，減量時の身体組成の変化とエネルギーバランスとの関連，これらに関わる他の要因を明らかにしていく必要があるだろう．

これまでのスポーツ栄養学関連のテキストに示されるように，エネルギーバランスを考慮し，エネルギーバランスを負にすることで体重が減少することは現代のスポーツ栄養学でも普遍の事実である．しかしながら，アスリートが，エネルギーバランスを負にしたとしても体重が増加するという事実は，現場のアスリートにはあまり知られていないのかもしれない．1日のエネルギー消費量を日常の自由環境下で測定する二重標識水法を用い，1シーズンを通したアスリートのエネルギーバランスと身体組成を評価した近年の研究においてその事実が示されている．Silvaらはアスリートが1日20 kcalの負のエネルギーバランスであったにもかかわらず，体重が増加したことを報告している［29］．これは，体脂肪量（9.5 kcal/g）をエネルギーとして使用し，除脂肪量（1.0 kcal/g，全身たんぱく質量の増加，体水分量は変化なし）を増加させ，結果として負のエネルギーバランスにはなるが，体重が増加していることを示している．アスリートのこの負のエネルギーバランス・エネルギー負債はトレーニングに伴う多大な身体活動量，すなわち，高い総エネルギー消費量のレベル（3,500～4,500 kcal/日）と除脂肪量の増加により起こる現象であり，大変興味深い．またこれらの研究において，競技種目によってこの体脂肪量減少と除脂肪量増加の変動が大きく異なっている．例えば，バレーボール選手はシーズンを通して，1日あたり平均100 kcalの負のエネルギーバランスであるが，除脂肪量を2 kgも増加させている［29］．したがって，集団での特異的なトレーニングが総エネルギー消費量，除脂肪量を増加させている．つまりは，すべてのアスリートにとってエネルギーバランスの結果が体重を減少させる「減量」につながるわけではないことを推察することができる．しかしながら，上記の研究では，トレーニングや食事の具体的な内容が示されていないため，このような結果を生じさせた要因は明らかとなっていない．

身体活動レベルは1日の総エネルギー消費量が基礎代謝の何倍であるかを示す．たとえば，ツール・ド・フランスに参加した自転車のアスリートは少なくとも測定期間の3週間は身体活動レベルが4.3～5.3のかなり高い身体活動量であった［38］．2019年にこの身体活動レベルの限界点はどの程度かを明らかにする研究が発表された．Pontzerらの研究チームは，2015年に開催されたアメリカを西海岸（ロングビーチ近郊）から東海岸（ワシントンDC）まで横断する「Race Across the USA」において，140日間かけて約5,000 km走破したランナーのエネルギーバランスを測定した［33］．この距離はフルマラソンの116回分に相当するもので，ランナーたちは1週間に6回のランニングで，約5カ月かけて達成した．西海岸から開始された初期の段階では多大な総エネルギー消費量により，負のエネルギーバランス状態が続き，体重・体脂肪量が大きく減少した．しかしながら，その5カ月間の横断レース中，ほぼ毎日フルマラソンを走っているにも関わらず，総エネルギー消費量は減少し，身体活動レベルは2.5程度で安定した数値を記録するようになった．すなわち，ヒトは数週間から数カ月続くような身体活動・運動では基礎代謝の2.5倍（身体活動レベル）のエネルギー消費量に制限されるような代謝適応を起こすことを意味している．この研究の仮説では，総エネルギー消費量が制限される適応が起こる場合，その多くを構成する要素である基礎代謝が低下する，というものであったが，基礎代謝は運動量・身体活動の大小にかかわらず一定であった（図7–3）．したがって，このようなほぼ毎日フルマラソンを走るような過酷な運動をしても，運動量の増加に見合う総エネルギー消費量の増加が起こらなくなり，さらに基礎代謝の減少も起こらない．総エネルギー消費量を増加させずに高いレベルの運動が可能であるかは明らかではないが，図7–3を見る限り運動以外の日常生活のエネルギー消費量は大きく低下しているように推察される．これは日常生活に例えると，トレーニングジムでは過酷な運動を行うが，ジムへの往来は階段でなくエレベーター，徒歩ではなく自動車といった行動での適応が起こっているのかもしれない．これらの研究は，もともとアスリートのような身体活動量が多い人がさらなる減量を望むのであれば，さらに過酷な運動・トレーニングを施行するのではなく，食事からのエネルギー摂取を減らす方が効率的ということを示唆している．また，エネルギー摂取量を減らすことができず，かつ更にトレーニングでのエネルギー消費量を増やせないアスリートには，意図的に生活環境での身体活動を増やすように意識することが減量に寄与するのかもしれない．

また，この「Race Across the USA」の研究では，仮説段階ではあるが，ヒトの総エネルギー消費量，身体活動レベルの限界点は，エネルギーを摂取するための食物を消化吸収する能力に関係しているのかもしれないことを示唆している．総エネルギー消費量が6,000 kcalであるならば，その分，毎日6,000 kcalのエネルギー摂取量を維持する必要があり，この摂取量を維持す

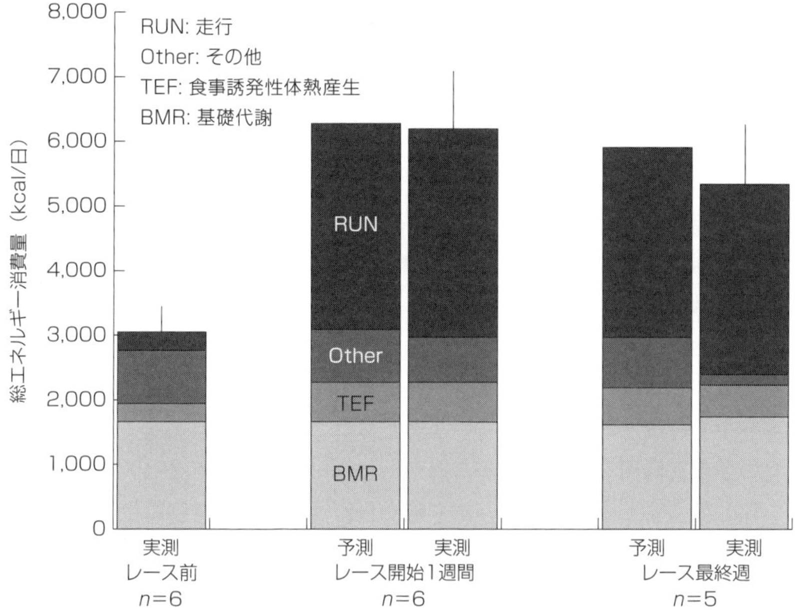

図7-3　Race across the USAのエネルギー消費の構成要素の実測と予測.
（Thurber C, Dugas LR, Ocobock C, Carlson B, Speakman JR, Pontzer H.: Extreme events reveal an alimentary limit on sustained maximal human energy expenditure. Sci Adv 5: eaaw0341, 2019より引用改変）

ることができなくなれば体重は減少する．高強度運動，激運動を行うと食欲が減衰することは多くの研究で知られている事実である．このランナーたちはほぼ毎日フルマラソンを走っているわけであり，さらには摂った食物の消化吸収能力が低下していることもおおいに考えられる．したがって，エネルギー摂取量がフルマラソン1回分に相当するエネルギー消費量に満たないことは十分に考えられる．他のエネルギー消費量が高いアスリートも日常的な身体活動レベルの増加に伴い，エネルギー摂取量が増加に伴わない，あるいは減少すると，先述してきたランナーのように初期段階では減少するが，「ある一定の体重減少量」に達するとその後，総エネルギー消費量を節約する代謝適応が起こる可能性がある．減量を行った多くのアスリートが経験するであろう，徐々に体重が減少しにくくなるという現象は，この代謝適応がその一端を担っているからではないかと考えられる．

2．代謝適応，生理学的代謝反応の狩猟採集民族との比較

200万年前から続く狩猟採取生活を送っている民族は12時間以上も獲物を追う生活を営んでいるにもかかわらず，便利な生活をしている近代人と比べたときに総エネルギー消費量は同程度であることが示された［20］．このような現象は，農耕民族と欧米人，もしくは動物園で飼育されている動物と野生動物で比較した研究においても，それぞれ同程度の総エネルギー消費量であることが報告されており，農耕民族や野生動物は身体活動量のわりにエネルギーをそれほど消費していないと言える．この狩猟採取民族では，女性は主食の芋を何時間もかけて土から掘り出し，男性は毎日何キロメートルも獲物を探し動きまわる生活を何万年も前から続けており，毎日の生活の身体的負担は大きい．この狩猟採集民族と近代人の身体活動量が格段に違うにもかかわらず，総エネルギー消費量に違いが見られないのは，生命維持に必要なエネルギー構成要素である基礎代謝の部分を節約し（生殖ホルモンを低下させるなど），総エネルギー消費量を変えずに，身体活動でエネルギーを使えるようにしている可能性がある．つまりは，狩猟採集民族にとって，身体活動は生きていくために必要不可欠なものであるので，そのためにエネルギーを配分するのは合理的であると考えられる．狩猟採集民族の研究から，総エネルギー消費量がある一定量になり，それが制限されることが明らかになっており，このことは制限的総エネルギー消費量モデルと呼ばれている．このモデルは，これまでに考えられてきた身体活動の増加に伴い，総エネルギー消費量が増加する加算的総エネルギー消費量モデルと異なる考え方である（図7–4）［20］．近年，人類学の分野から次々に発表されている内容ではあるが，実は，30年以上前にアスリートに対して行われた研究から同様の結果が発表されていた．この研究は半年後のハーフマラソンに向けたトレーニング期間中のエネルギーバランスを示した研究であり，徐々にトレーニングの走行距離（身体活動）を増加させていくと制限的総エネルギー消費量モデルと同様に総エネルギー消費量が定常状態になることが見て取れる（図7–5）

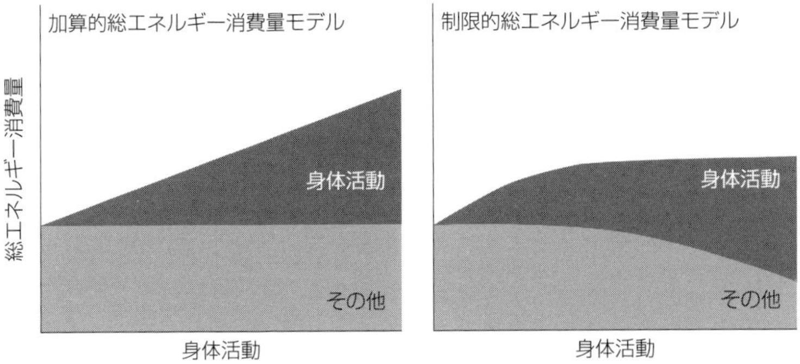

図7-4　総エネルギー消費量と身体活動の関連性のモデル.
(Pontzer H, Durazo-Arvizu R, Dugas LR, Plange-Rhule J, Bovet P, Forrester TE, Lambert EV, Cooper RS, Schoeller DA, Luke A.: Constrained total energy expenditure and metabolic adaptation to physical activity in adult humans. Curr Biol 26: 410–417, 2016)

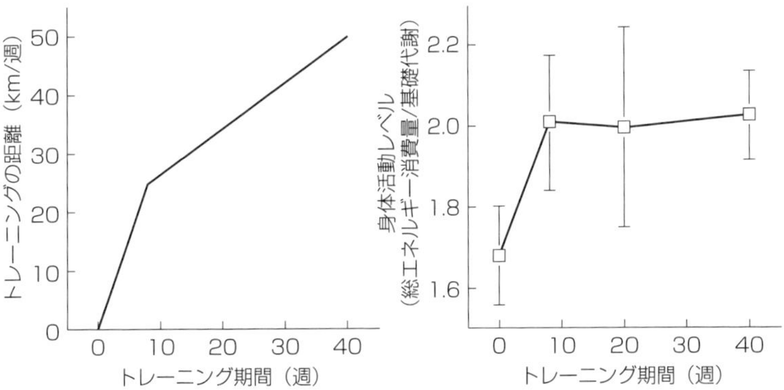

図7-5　ハーフマラソンに向けたトレーニング期間中のトレーニング距離の増加と総エネルギー消費量の変化.
(Westerterp KR, Meijer GA, Janssen EM, Saris WH, Ten Hoor F.: Long-term effect of physical activity on energy balance and body composition. Br J Nutr 68: 21–30, 1992より引用改変)

[39]. これもトレーニング開始初期は体重・体脂肪量が大きく減少するが，その後変化がなくなる現象であり，近年のPontzerらのグループの研究と同様の結果である [20]. すなわち，トレーニングを行うアスリートは，運動

量を増やしても減量できなくなる「Exercise Paradox」を現場の経験から感じ取っていたのかもしれない.

3. 狩猟採集民族との比較と総エネルギー消費量の配分

総エネルギー消費量を変えずに身体活動にエネルギー消費量を配分するために制限される構成要素として，狩猟採集民族では基礎代謝分が節約されることが示唆されているが，先述したランナーの大陸横断の研究では基礎代謝の低下は起こっていない．近代的な生活を送る人はある程度のエネルギー負債は体脂肪の減少によって賄うが，体脂肪が少なくなるとその後，生殖機能に影響を及ぼし，エネルギー消費量の制限が起こっている可能性がある．これは，そもそも持っている体脂肪の違いが影響しているのではないかと推察される．実際，この狩猟採集民族の男性の体脂肪率は13.5%，女性の体脂肪率は20.9%であり，多くの身体活動を行ってもエネルギー消費量を節約しながら，体に一定量の体脂肪を保持しつつ，生殖機能を維持している．エネルギーには限りがあり，ある形質に配分すれば必然的に他の形質への配分は減少する．例えば，ウサギは驚異的な繁殖力を持つ一方で短命であり，子孫を残すのに注ぎ込むエネルギーが大きい分，個体の身体維持と長寿に配分できるエネルギーが少ない [20]．ヒトは他の霊長類と比較しても総エネルギー消費量は大きく，長寿で，身体活動量は多く，繁殖力を保持しており，基本的な進化の原則に反しているこの狩猟採集民族は元気な子どもたちと60・70代の高齢者であふれていることから，いつでも食べ物がある状況ではなく低エネルギー摂取量かつ高い身体活動にもかかわらず，健康で生殖・繁殖機能を保っていることが伺える [20]．女性の月経を例にすると，目崎は体脂肪率が20%を下回ると月経異常の割合が増えることを示している (図7-6) [52]．また，近年の研究において，月経が再開する体脂肪率として，21.2%という値が示されており [34]，この程度の体脂肪率が生殖・繁殖機能を保つためのラインであるのかもしれない．男性においては体脂肪率が4～5%になると生理的拒絶反応が現れるとの報告があり [4]，女性よりは生殖機能が維持される体脂肪率の閾値が低いように考察できる．一概に言うことはで

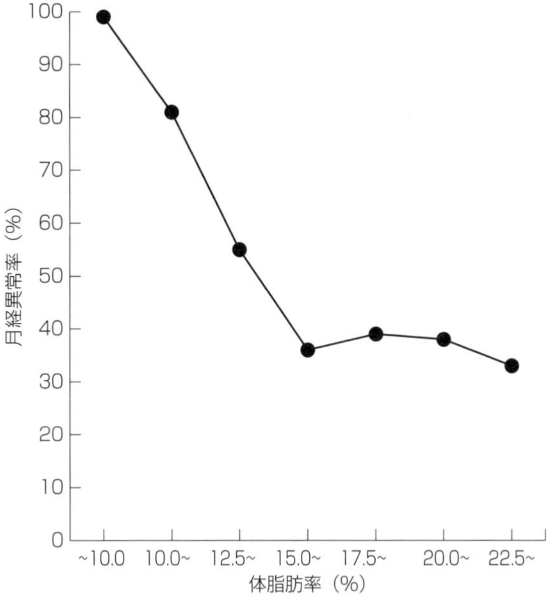

図7-6　月経異常発生率と体脂肪率との関係性.
（目崎登：女性スポーツの医学．文光堂，1997）

きないが，月経歴に加えて体脂肪率の評価は，月経機能障害のスクリーニングツールとして使用できる[21]. まとめると, そもそもヒトの体は減量を行って身体活動のパフォーマンスを向上させるというよりは，体脂肪を保ちつつも生存・繁栄のためにエネルギー消費量を制限し，制限されている中で，様々なエネルギー消費にうまく配分するようにデザインされているのかもしれない.

また，これらのエネルギー消費の配分はエナジーアベイラビリティの概念に近いのかもしれない．このエナジーアベイラビリティは哺乳動物が食物より摂取したエネルギーを体温調節，体細胞維持，免疫，成長，生殖，移動の生理的過程で消費しているエネルギーであり「生存と繁栄」に必要なエネルギー消費量である．ヒトや他の動物を対象とした多くの観察・臨床研究では，この生理的過程がエネルギー摂取量，エネルギー消費量，およびそのエネルギーバランス，エナジーアベイラビリティに依存しており，エネルギー貯留量とは関連がないことを示している．つまり，この生存に必要なエナジーアベイラビリティが低値を示すことは生理的過程での異常事態であり，様々な健康被害の発端となると言われている［14, 15］．推察に過ぎないが，戦後日本の歴史を考えると，当時は意図的に減量を行わなくても，生きていくために低エネルギー摂取かつ高身体活動であったのかもしれない．戦後75年，現在生存する75～100歳の高齢者はまさにその環境が変わる，エネルギー変革を生きてきた良き例であるとも言える．したがって，このような人たち（75～100歳の高齢者）を調査していくことで，若年時の狩猟採集民族のような低体重を維持する生活や意図的に繰り返し行うような減量がどの程度の年齢や寿命にまで影響を及ぼしているのかが明らかになるであろう．

4．減量速度と競技力の関係

減量速度がアスリートの身体づくりや運動パフォーマンスに及ぼす影響について，これまでに多くの研究がされている．除脂肪量を維持しながら体脂肪量を減少させることを目的とする減量であれば，1週間に多くても1％程度の減量が推奨されている［32］．Garthらは，エリートアスリートにおいて緩徐（0.7％／週，8.5週間，19％のエネルギー摂取制限）に減量したときのほうが急速（1.0％／週，5.3週間，30％のエネルギー摂取制限）に減量したときよりも，体脂肪の減少量が多く，除脂肪量（図7-7a）や筋力（図7-7b）の増加が大きいことを報告している［6］．しかし，介入後6カ月後には緩徐減量を行った者で体脂肪量が，12カ月後には両群とも体脂肪量および除脂肪量が減量前と同程度に戻っていたことが報告されている［7］．この研究結果から，アスリートが競技に最適な身体組成を維持し続けることは困難であり，適切なピリオダイゼーションと長期的な支援が必要である可能性が考えられる．

さらに実践的な研究として，体重階級制競技の急速減量が実際の試合の競技力に及ぼす影響を調べた研究もいくつか報告されている．Realeらの研究では，柔道のオーストラリア全国大会において，計量後から試合当日の体重

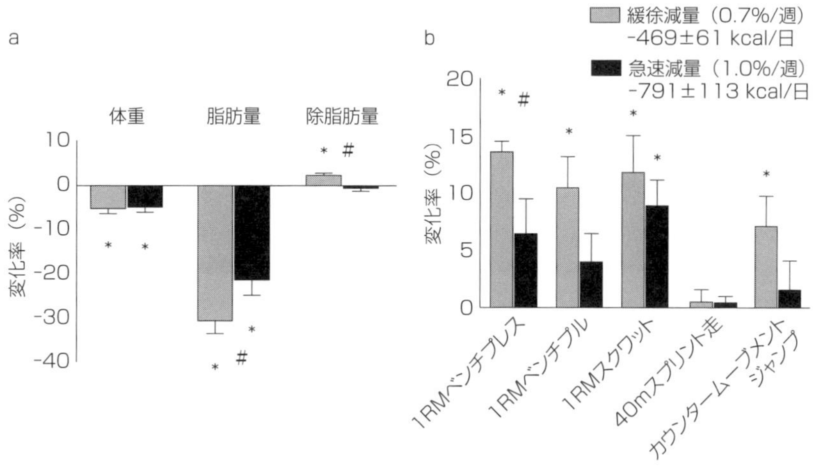

図7-7　減量速度の違いによる身体組成変化（a）とパフォーマンス変化（b）．
*p<0.05 vs. 減量前，#p<0.05 群間に有意差あり．
（Garthe I, Raastad T, Refsnes PE, Koivisto A, Sundgot-Borgen J.: Effect of two different weight-loss rates on body composition and strength and power-related performance in elite athletes. Int J Sport Nutr Exerc Metab 21: 97–104, 2011より引用改変）

増加量はメダリストのほうが非メダリストよりも多かった（図7–8）[22]．計量後から試合までに急激に体重が増加したということは，その前に短期的に大幅な減量をしたことが推察され，急速減量を実施していたと解釈されている．しかし，アマチュアボクシングでは，計量後から試合1時間前までの体重増加量は勝者と敗者で差がみられなかった [23]．この大会では，朝6時30分から7時に計量が行われたため，午前の試合に出る選手よりも午後の試合に出る選手で体重増加量が多かった．さらに，ブラジルの総合格闘技（mixed martial arts：MMA）の大会における調査では，減量幅は勝者と敗者で差はみられなかったが，計量後から試合までの体重増加量は勝者のほうが敗者よりも多かった [2]．また，この研究では試合の動作解析も行っており，体重増加量と攻撃や組み技などの高強度運動時間との間に正の相関が認められた．これらの要因として，勝者ではエネルギーや糖質を十分に摂取しており，グリコーゲン貯蔵量の増加やアデノシン三リン酸（ATP）合成が高まったことが推察された [2]．急速減量と計量後のリカバリーが競技力に

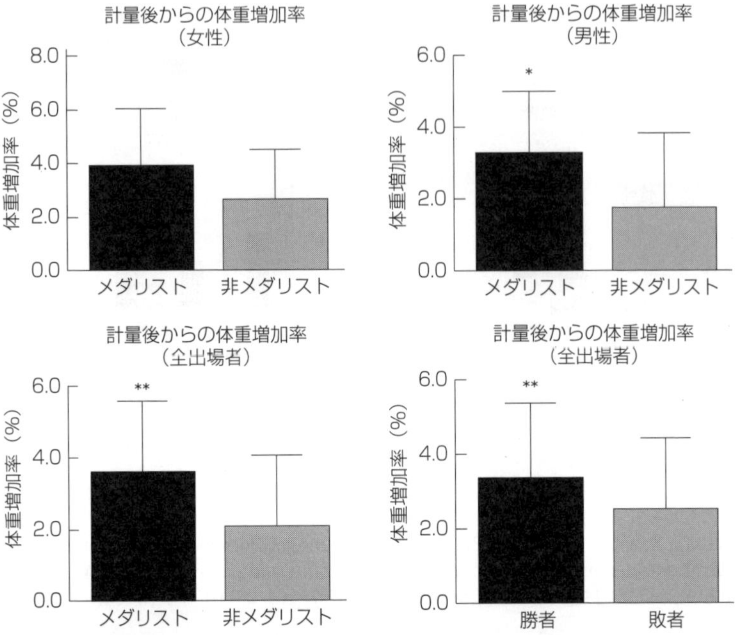

図7-8　柔道全国大会（オーストラリア）におけるメダリストと非メダリスト，勝者と敗者の体重増加量の違い.
*p＜0.05，**p＜0.01群間に有意差あり.
（Reale R, Cox GR, Slater G, Burke LM.: Regain in body mass after weigh-in is linked to success in real life judo competition. Int J Sport Nutr Exerc Metab 26: 525–530, 2016より引用改変）

及ぼす影響については，組手のある競技と打撃系の競技の違い，競技時間や計量から試合までの時間，男女差など，様々な要因が考えられ，実際の競技力にどの程度影響するかは引き続き検討が必要である.

アスリートの減量の多くは体脂肪が少ないにもかかわらず競技に適切な体格を得るために行われるため，より厳しい練習計画と食事の調整が必要となる．アスリートが大事な試合に最適なコンディションで臨むためには，競技の特徴とトレーニングのピリオダイゼーションに合わせて身体作りの計画を立て，現実的に可能な無理のない減量計画を立てるのが望ましいだろう.

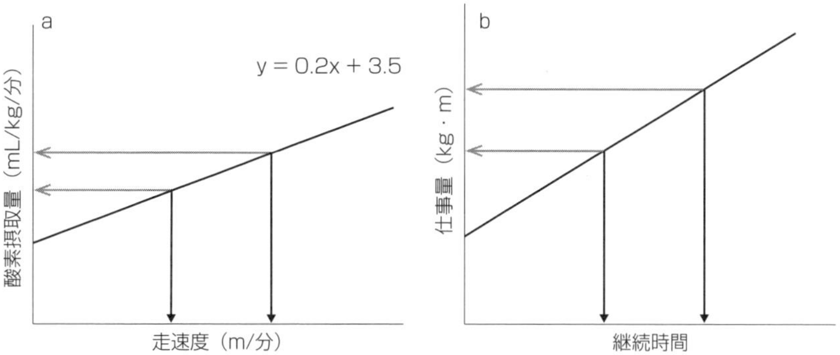

図7-9　生理学的な面（酸素消費量，a）および物理学的な面（仕事量，b）から推定した減量によるタイムの短縮.
（田中宏暁：減量なんてかんたんだ. ランニングマガジン 141: 18-22, 2014より引用改変）

5. 減量を行うと走パフォーマンスが向上する理論

陸上の長距離をはじめ体重が負荷となる記録系の競技では，パフォーマンスの向上を狙って減量が行われることが多い．減量ではなくともアスリートは日常的なトレーニングからその感覚を持ち合わせ，競技期間あるいはシーズンを通して低体重を維持している状況も見受けられる．田中は理論上，生理学的および物理学的な面から減量の効果を推定した場合には，いずれの方法からでも減量が記録に結びつくことを示している（図7-9）[50]．アメリカスポーツ医学会で示される計算式を用いて生理学的な面から推定を行うと，体重1 kgあたり1分間の酸素摂取量（y），分速あたりのスピード（x）の関係性は【y=0.2x+3.5】で求められる（図7-9a）．例えば，マラソンを2時間10分で走るトップランナーの分速は324.5 m/分なので，体重あたりの酸素摂取量は68.4 mL/kg/分で算出される．ここで，体重が52 kgの場合の酸素摂取量は3,557 mL/分なので，2 kgの減量で50 kgとなったときの酸素摂取量は71.1 mL/kg/分となり，上記の計算式に当てはめると71.1 mL/kg/分=0.2x+3.5になる．ここからスピードを求めると338 m/分となり，このスピードを維持したままマラソン（42,195 m）を完走したとすると，125分（2

時間5分）となり約5分間の記録短縮が見込めることになる．対して，物理学的な面から推定した場合には，マラソンを走るために必要な力（仕事量）は体重×距離であり，52 kg × 42,195 mであれば，2,194,149 kg・mと計算され，2時間10分で走っているので1分当たり16,878 kg･m/分のパワーで走っていることになる．同じパワーを発揮できると仮定し，同様に2 kgの減量を行うと体重は50 kgになり，マラソンを走るためのパワーは50 kg × 42,195 mから2,109,750 kg・mとなり，1分当たり16,878 kg・m/分のパワーで割ると2時間5分となり，こちらも同様に約5分間の記録短縮が見込めることになる（図7-9b）．この2つの視点からのアプローチ（推定法）は，100 m競技のスプリンターに対しても同様に適用（活用）することが可能であり，理論上，減量による記録短縮を見込むことができる．しかしながら，これらの理論には走るパワーを落とさずに減量を行う前提が含まれる．すなわち，身体組成のなかでも除脂肪量（骨格筋量）を維持したまま，負荷となる体脂肪量を減少させることでこの計算が成り立つことになる．過去の研究から，肥満者が減量を行う場合には，一定の割合で体脂肪量と除脂肪量が減少することが示されており［9］，アスリートのパフォーマンスを向上させるには体脂肪量のみを減少させ，除脂肪量を維持・向上させるような減量計画が必要となってくる．さらには，もとより体脂肪率の低いアスリートであれば，その難易度は増すため個人に合わせた栄養・トレーニング戦略が重要である．

6. 体重階級制競技の減量

柔道，レスリング，ボクシングなどの格闘技系競技，ウエイトリフティング，パワーリフティングなどのような重量挙げ種目は除脂肪量が競技力に影響する．これは，除脂肪量が多い者は筋力が高い傾向にあるためである．そのため，これらの競技では体格の影響を相殺するために体重階級が定められている．しかし，アスリートの中には1週間程度で大幅な減量を行い，計量後に食事や水分を多く摂取する体重調整（making weight）を行う選手がいることが数多く報告されている［1, 27, 47–49］．骨格筋量の多い選手は主に脱水で急速に減量し，計量後に急激な水分補給とリカバリーをすれば，体格

表7-3　計量ルールと推奨される回復食.

	計量ルール	計量から試合までの時間	予選から決勝までの日数	許容される試合１週間前の体重超過率	推奨される回復食
ウエイトリフティング	・検量は各試合の２時間前（１時間）	１～２時間	１日	～5%	・体水分減少量の150％塩分（50-60 mmol/L）を含む飲料を摂取する ・消化吸収の良い，糖質を豊富に含む食品を摂取する（1g/kg体重以上） ・試合間は水分と血糖値を維持するために，こまめに補食を摂取する ・暑熱環境の場合は，体温を下げるために冷たい飲料を摂取したり冷たいタオルで体を冷やす. ・試合前の糖質とカフェインのマウスリンスが有効かもしれない
アマチュアボクシング	・計量は毎試合の前に実施 ・試合間は12時間以上空けなければならない	３～５時間	数日	～5%	・栄養摂取はウエイトリフティングと同様 ・体重の5％以上の減量をすると，水分やエネルギー源を十分に回復できない ・試合が複数日続くため，脱水による減量は最小限に留めるのが望ましい ・体水分減少量の150％の飲料を摂取する ・食品の形状や量は胃腸の不快感を感じないように調整する ・トーナメント順により回復時間が比較的長時間取れるときは，飲料や消化の良い糖質を豊富に含む食品をできるだけ多く摂取する（１ g/kg体重／時間以上） ・翌日の試合に向けて，食物繊維が少なく重量が軽く，糖質を多く含む食品が望ましい ・翌日にも試合がある場合は，試合後に体重を確認し，翌日の試合時間，就寝中と計量前に減量できる体重を考慮し，軽量で糖質を多く含む食品で筋グリコーゲンを回復させる ・試合前の糖質とカフェインのマウスリンスが有効かもしれない
レスリング	・計量は試合当日の朝に実施（１日目：30分間，２日目：15分間） ・２ kgまでの体重超過が認められている大会もある（ワールドカップなど）	２～５時間	２日（出場者が16人未満の場合は１日）	～5%	
総合格闘技（ONE Championship*）	・「ウォーキング・ウエイト（試合１週間前計量）」と日常の稽古体重を専用ウェブサイトに記録しなければならない ・試合前の週ごとに超過許容体重が定められている ・試合のある週は毎日計量する ・尿比重を到着の１日後と試合開始３時間前に検査し，1.020未満でなければならない ・キャッチウエイト（契約体重）での試合の場合は，軽い方の選手の体重の5％を超えてはならない	３時間	１日	体重超過は認められない	

*シンガポールの総合格闘技団体

表7-3　計量ルールと推奨される回復食（つづき）.

テコンドー(キョルギ; 組手)	・計量は試合の1日前に実施（2時間） ・試合当日の初戦2時間前にランダム計量があり，階級体重より5%以上ある場合，失格となる	12時間以上	1日	～5%	・ランダム計量で体重の5%を超過せず，ベストコンディションで試合に出場するために，体重の5%以上の減量は推奨されない ・体水分減少量の150%塩分(50-60 mmol/L)を含む飲料を摂取する ・計量後は，就寝中と計量前に減量できる体重を考慮し，軽量で糖質を多く含む（7～10 g/kg体重），食物繊維の少ない食品をできるだけ多く摂取する ・試合当日は，ランダム計量後，飲料や消化の良い糖質を豊富に含む食品をできるだけ多く摂取する（1 g/kg体重/時間以上） ・食品の形状や量は胃腸の不快感を感じないように調整する ・試合前の糖質とカフェインのマウスリンスが有効かもしれない
柔道	・計量は20時から開始（30～60分間） ・団体戦では，個人戦にも出場した選手のみ2 kg超過まで許可される ・（個人戦のみ）試合当日の初戦1時間前にランダム計量があり，階級体重より5%以上ある場合，失格となる	12時間以上	1日	～5%	
空手（組手）	・計量は遅くとも試合前日に実施	12時間以上	1日	5～8%	・体水分減少量の150%塩分（50-60 mmol/L）を含む飲料を摂取する ・急速減量で減少した体重の3/4以上体重を回復させるために，積極的に栄養摂取をする. ・糖質を豊富に含む（高グリセミックインデックスの）食品を何回かに分けて摂取する（7～10 g/kg体重）. ・食事開始から始めの4時間は筋グリコーゲンを回復させるために，炭水化物1.0-1.2 g/kg体重/時または炭水化物0.8 g/kg体重/時とたんぱく質0.4 g/kg体重/時を摂取する ・食物繊維が少なく食品の嵩が小さいものを選択する. ・試合前の糖質とカフェインのマウスリンスが有効かもしれない
プロボクシング	・計量は試合前日16:00～20:00に実施（2時間） ・階級体重を超過した場合，罰金などの制裁が科され，タイトルのない試合として行われることがある	16～36時間	1日	5～8%	
総合格闘技（前日計量の競技）	・計量日時は主催者の指定による	16～36時間	1日	5～8%	

*シンガポールの総合格闘技団体

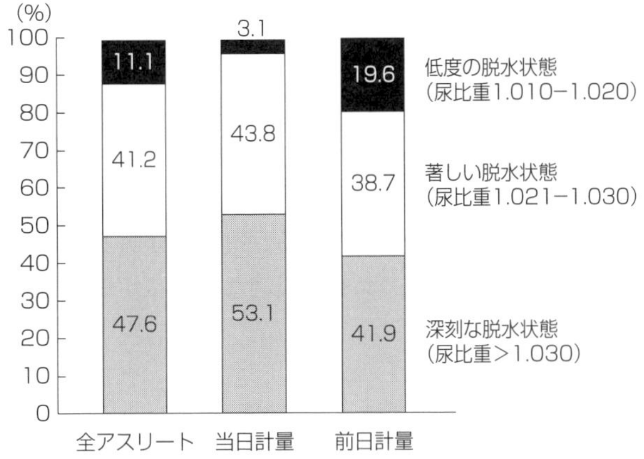

図7-10　計量タイミングの違いによる体水分状態の違い.
(Pettersson S, Berg CM.: Hydration status in elite wrestlers, judokas, boxers, and taekwondo athletes on competition day. Int J Sport Nutr Exerc Metab 24: 267-275, 2014より引用改変)

の小さな対戦相手よりも体格的にも身体能力的にも有利な立場に立てるだけでなく，精神的にも有利に立てると考えられている［19］．また，体重階級数が少なく1階級ごとの体重の幅が大きい場合には，通常体重よりも低い体重階級を選択することが多い．これまでは，一括りに「体重階級制競技の選手は急速減量を行う」と捉えられてきたが，各競技を丁寧に見ていくとそれぞれ計量のルールが異なっている［11, 16, 17, 35, 41-44］．近年の体重階級制競技のウエイトコントロールに関するレビューでは，計量から試合開始までの時間が短い競技と長い競技では計量後のリカバリーを行える時間が異なるため，計量までの準備としての「減量」と計量から試合までの準備としての「リカバリー」の考え方が異なることが示されている［24, 45］（表7-3）．急速減量は，体水分量［26］や筋グリコーゲン量［10, 30］を減少させることが明らかとなっており，いずれのルールにおいても糖質と水分を素早く回復させることが計量後のリカバリーにおけるポイントとなるだろう．

実際に，前日計量の競技と当日計量の競技の実際の試合において，エリート選手の計量時と試合前の体重および試合当日，早朝第一尿の尿比重を測定したところ，当日計量の競技のほうが前日計量の競技よりも計量後から試合前までの体重増加量が少なく，深刻な脱水状況を示す者の割合が高かったことが報告されている（図7–10）[18]．一方，前日計量の競技においても深刻な脱水を示す者が42％と高い割合を占めており，この研究ではどちらのルールにおいても計量から試合までに十分な水分のリカバリーができていなかったことが示された．この研究における食事内容は明らかにされていないため，今後，各競技のルールに合わせた最適なリカバリー方法の検討が進むことを期待したい．

7．ウォーターローディング

ウォーターローディングとは，計量の約1週間前から普段よりも多く水を飲み（1日7～10L以上），塩分制限を行うことで体内の水分代謝を促進する適応を起こし，計量直前に体水分の排泄を促す体重調整方法である．この方法は，ボディービルダーやパワーリフターの間でよく用いられていた方法であるが，近年は様々な体重階級制競技でも取り入れられてきている．実際にウォーターローディングの減量効果を検証した研究では，図7–11aのようなプロトコルで減量期間中の始めの3日間は普段よりも多い水（7～8L/日）を摂取するウォーターローディング群と，普段通りの飲水量で3日間を過ごすコントロール群を比較した[25]．両群とも4日目に飲水制限を行い，5日目の夕方に計量を終えた後にリカバリーのために前日の体重減少量に合わせた量の水分を摂取した．その結果，5日目の体重減少率はコントロール群では2.4％だったのに対してウォーターローディング群で3.2％と0.8％多く減少した（図7–11b）．塩分を控えて水を多く飲む行為は，低ナトリウム血症を引き起こすことが懸念されるが，この研究で用いられた方法は7～8L/日をこまめに飲むことで腎臓による水分排泄量が増加し（図7–11c），低ナトリウム血症を回避することができたと考えられる[25]．多量の水分摂取はバソプレシンの分泌を抑制し，腎臓の集合管における水分の再吸収を抑制する[36]．飲水量が急に少なくなっても，水分の再吸収が高まるのには時間を要する可能性があり（ラットでは3～5日かかるとされている[12]），ウォーター

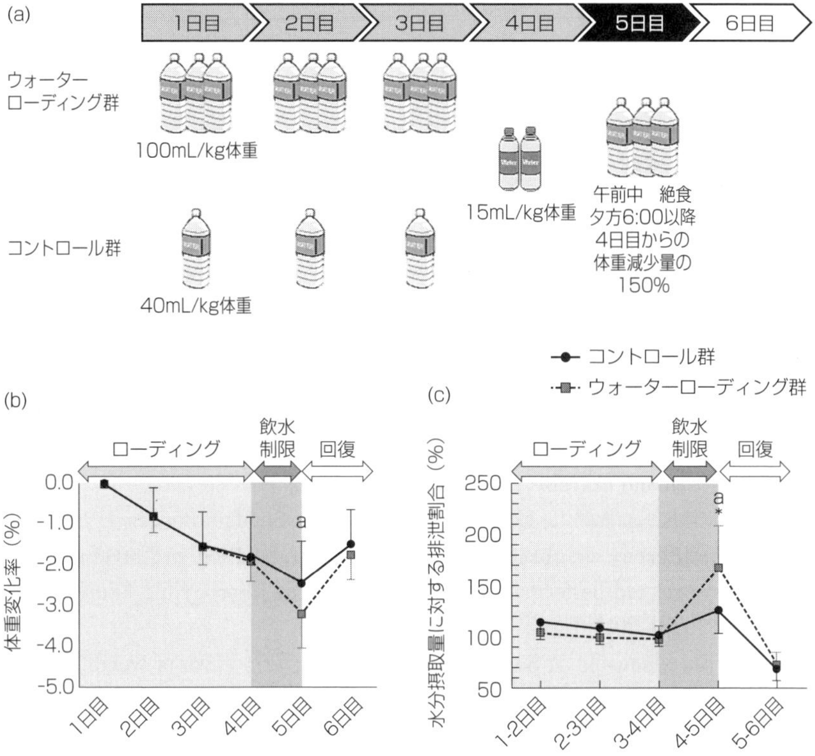

図7-11　(a) ウォーターローディング実験のプロトコル. (b) 体重変化率. (c) 水分摂取量に対する排泄割合.
平均値 ± 標準偏差, *p<0.05群間に有意差あり, a群間の差効果量大（>0.8）
(Reale R, Slater G, Cox GR, Dunican IC, Burke LM.: The effect of water loading on acute weight loss following fluid restriction in combat sports athletes. Int J Sport Nutr Exerc Metab 28: 565-573, 2018より引用改変)

ローディング群ではより水分を多く排泄し体重が減少したものと考えられている. ただし, ウォーターローディングは1日で劇的に体重を減少させられる方法でも, 長期的な飲水制限などの危険な方法でもなく, 通常よりも数百グラム多く体水分を減少させられる方法であると考え, 計画的な減量を行っていただきたい.

[近藤　衣美・下山　寛之]

[文　献]

[1] Artioli GG, Gualano B, Franchini E, Scagliusi FB, Takesian M, Fuchs MLancha AH.: Prevalence, magnitude, and methods of rapid weight loss among judo competitors. Med Sci Sports Exerc 42: 436–442, 2010.

[2] Coswig VS, Miarka B, Pires DA, da Silva LM, Bartel C, Del Vecchio FB.: Weight regain, but not weight loss, is related to competitive success in real-life mixed martial arts competition. Int J Sport Nutr Exerc Metab 1–8, 2018.

[3] Dulloo AG, Jacquet J.: The control of partitioning between protein and fat during human starvation: its internal determinants and biological significance. Br J Nutr 82: 339–356, 1999.

[4] Fagerberg P.: Negative consequences of low energy availability in natural male bodybuilding: a review. Int J Sport Nutr Exerc Metab 28: 385–402, 2018.

[5] Forbes GB.: Body fat content influences the body composition response to nutrition and exercise. Ann N Y Acad Sci 904: 359–365, 2000.

[6] Garthe I, Raastad T, Refsnes PE, Koivisto A, Sundgot-Borgen J.: Effect of two different weight-loss rates on body composition and strength and power-related performance in elite athletes. Int J Sport Nutr Exerc Metab 21: 97–104, 2011.

[7] Garthe I, Raastad T, Sundgot-Borgen J.: Long-term effect of weight loss on body composition and performance in elite athletes. Int J Sport Nutr Exerc Metab 21: 426–435, 2011.

[8] Hall KD.: What is the required energy deficit per unit weight loss? Int J Obes (Lond) 32: 573–576, 2008.

[9] Heymsfield SB, Gonzalez MC, Shen W, Redman L, Thomas D.: Weight loss composition is one-fourth fat-free mass: a critical review and critique of this widely cited rule. Obes Rev 15: 310–321, 2014.

[10] Houston ME, Marrin DA, Green HJ, Thomson JA.: The effect of rapid weight loss on physiological functions in wrestlers. Phys Sportsmed, 9: 73–78, 1981.

[11] International Weightlifting Federation. Technical and competition rules & regulations. 2020.

[12] Kishore B, Terris J, Knepper M.: Quantitation of aquaporin-2 abundance in microdissected collecting ducts: axial distribution and control by AVP. Am J Physiol 271: F62–F70, 1996.

[13] Kondo E, Sagayama H, Yamada Y, Shiose K, Osawa T, Motonaga K, Ouchi

S, Kamei A, Nakajima K, Higaki Y, Tanaka H, Takahashi H, Okamura K.: Energy deficit required for rapid weight loss in elite collegiate wrestlers. Nutrients 10: 536, 2018.

[14] Manore M, Thompson J.: Energy requirements of the athlete: assessment and evidence of energy efficiency. In: Burke L, Deakin V, Eds.: Clinical sports nutrition. McGraw-Hill Education (Australia) Pty Ltd, pp.114–163, 2015.

[15] Mountjoy M, Sundgot-Borgen JK, Burke LM, Ackerman KE, Blauwet C, Constantini N, Lebrun C, Lundy B, Melin AK, Meyer NL, Sherman RT, Tenforde AS, Klungland Torstveit M, Budgett R.: IOC consensus statement on relative energy deficiency in sport (RED-S): 2018 update. Br J Sports Med, 52: 687–697, 2018.

[16] ONE Championship. Martial arts https://www.onefc.com/martial-arts/.

[17] PANCRASE MMA. パンクラスオフィシャルルール2019年改訂版. p.3, 2019.

[18] Pettersson S, Berg CM.: Hydration status in elite wrestlers, judokas, boxers, and taekwondo athletes on competition day. Int J Sport Nutr Exerc Metab 24: 267–275, 2014.

[19] Pettersson S, Ekstrom MP, Berg CM.: Practices of weight regulation among elite athletes in combat sports: a matter of mental advantage? J Athl Train 48: 99–108, 2013.

[20] Pontzer H, Durazo-Arvizu R, Dugas LR, Plange-Rhule J, Bovet P, Forrester TE, Lambert EV, Cooper RS, Schoeller DA, Luke A.: Constrained total energy expenditure and metabolic adaptation to physical activity in adult humans. Curr Biol 26: 410–417, 2016.

[21] Punpilai S, Sujitra T, Ouyporn T, Teraporn V, Sombut B.: Menstrual status and bone mineral density among female athletes. Nurs Health Sci 7: 259–265, 2005.

[22] Reale R, Cox GR, Slater G, Burke LM.: Regain in body mass after weigh-in is linked to success in real life judo competition. Int J Sport Nutr Exerc Metab 26: 525–530, 2016.

[23] Reale R, Cox GR, Slater G, Burke LM.: Weight re-gain is not linked to success in a real life multi-day boxing tournament. Int J Sports Physiol Perform 12: 856–863, 2016.

[24] Reale R, Slater G, Burke LM.: Individualised dietary strategies for Olympic combat sports: Acute weight loss, recovery and competition nutrition. Eur

J Sport Sci 17: 727–740, 2017.

[25] Reale R, Slater G, Cox GR, Dunican IC, Burke LM.: The effect of water loading on acute weight loss following fluid restriction in combat sports athletes. Int J Sport Nutr Exerc Metab, 28: 565–573, 2018.

[26] Sagayama H, Yoshimura E, Yamada Y, Ichikawa M, Ebine N, Higaki Y, Kiyonaga A, Tanaka H.: Effects of rapid weight loss and regain on body composition and energy expenditure. Appl Physiol Nutr Metab 39: 21–27, 2014.

[27] Scott JR, Horswill CA, Dick RW.: Acute weight gain in collegiate wrestlers following a tournament weigh-in. Med Sci Sports Exerc 26: 1181–1185, 1994.

[28] Silva AM, Matias CN, Santos DA, Rocha PM, Minderico CS, Thomas D, Heymsfield SB, Sardinha LB.: Do dynamic fat and fat-free mass changes follow theoretical driven rules in athletes? Med Sci Sports Exerc 49: 2086–2092, 2017.

[29] Silva AM, Matias CN, Santos DA, Thomas D, Bosy-Westphal A, Muller MJ, Heymsfield SB, Sardinha LB.: Energy balance over one athletic season. Med Sci Sports Exerc 49: 1724–1733, 2017.

[30] Tarnopolsky MA, Cipriano N, Woodcroft C, Pulkkinen WJ, Robinson DC, Henderson JM, MacDougall JD.: Effects of rapid weight loss and wrestling on muscle glycogen concentration. Clin J Sport Med 6: 78–84, 1996.

[31] Tataranni PA, Harper IT, Snitker S, Parigi AD, Vozarova B, Bunt J, Bogardus C, Ravussin E.: Body weight gain in free-living Pima Indians: effect of energy intake vs expenditure. Int J Obes 27: 1578–1583, 2003.

[32] Thomas DT, Erdman KA, Burke LM.: American College of Sports Medicine Joint Position Statement. Nutrition and Athletic Performance. Med Sci Sports Exerc 48: 543–568, 2016.

[33] Thurber C, Dugas LR, Ocobock C, Carlson B, Speakman JR, Pontzer H.: Extreme events reveal an alimentary limit on sustained maximal human energy expenditure. Sci Adv 5: eaaw0341, 2019.

[34] Tokatly Latzer I, Kidron-Levy H, Stein D, Levy AE, Yosef G, Ziv-Baran T, Dubnov-Raz G.: Predicting menstrual recovery in adolescents with anorexia nervosa using body fat percent estimated by bioimpedance analysis. J Adolesc Health 64: 454–460, 2019.

[35] United World Wrestling. International wrestling rules. p.14, 2020.

[36] Verbalis JG.: Disorders of body water homeostasis. Best Pract Res Clin Endocrinol Metab 17: 471–503, 2003.
[37] Webster JD, Hesp R, Garrow JS.: The composition of excess weight in obese women estimated by body density, total body water and total body potassium. Hum Nutr Clin Nutr 38: 299–306, 1984.
[38] Westerterp KR, Saris WH, van Es M, ten Hoor F.: Use of the doubly labeled water technique in humans during heavy sustained exercise. J Appl Physiol (1985) 61: 2162–2167, 1986.
[39] Westerterp KR, Meijer GA, Janssen EM, Saris WH, Ten Hoor F.: Long-term effect of physical activity on energy balance and body composition. Br J Nutr 68: 21–30, 1992.
[40] Wishnofsky M.: Caloric equivalents of gained or lost weight. Am J Clin Nutr 6: 542–546, 1958.
[41] World Boxing Association. Rules of World Boxing Association. p.23, 2015.
[42] World Boxing Federation. Weight and weigh-in ceremony http://www.worldboxingfederation.net/wbfrulesandregulations.htm.
[43] World Karate Federation. Karate competition rules. In: Federation WK, Ed., p.76, 2020.
[44] World Taekwondo. Competition rules & interpretation. p.20, 2019.
[45] Wright HH, Garthe I: Weight-Category sports. In: Maughan RJ, Ed.: Sports nutrition. John Wiley & Sons, Ltd, pp.639–650, 2014.
[46] 岡村浩嗣：スポーツ栄養学講座12　減量方法を考える．櫂：kai 16: 43–49, 2013.
[47] 久木留毅：レスリング・ロンドンオリンピック出場選手における試合に向けた減量の実態と炭酸飲料の嗜好．臨床スポーツ医学会誌 23: 111–119, 2015.
[48] 久木留毅，相澤勝治，中嶋耕平，増島篤：全日本レスリング選手権大会出場選手における減量の実態．日本臨床スポーツ医学会誌 14: 325–332, 2006.
[49] 相澤勝治，久木留毅，増島篤，中嶋耕平，坂本静男，鳥羽泰光，西牧謙吾，細川完，青山晴子，大庭治雄：ジュニアレスリング選手における試合に向けた減量の実態．日本臨床スポーツ医学会誌　13: 214–219, 2005.
[50] 田中宏暁：減量なんてかんたんだ．ランニングマガジン 141: 18–22, 2014.
[51] 独立行政法人日本スポーツ振興センター国立スポーツ科学センター．国立スポーツ科学センター形態・体力測定データ集2010. 2012.
[52] 目崎登：女性スポーツの医学．文光堂，1997.

8章

女性アスリートに関する諸問題（エナジーアベイラビリティー, RED-S）

女性アスリートにおける医学的問題として，1992年に初めてアメリカスポーツ医学会によって，摂食障害，無月経，骨粗鬆症の3つの症状が「女性アスリートの三主徴（Female Athlete Triad：FAT）」であると定義された[71]．しかし，2007年には女性アスリートの三主徴は，（摂食障害の有無にかかわらず）利用可能エネルギー不足（low energy availability：LEA）が生じることで，視床下部性無月経や骨粗鬆症を引き起こすことを提唱した[48]．これらの要素は，それぞれ単独ではなく相互に関連しており，食事および運動の状況に応じて健康な状態から治療が必要な状態へと変化する（図8–1）．特にLEAは，他の症状を引き起こす主要因であることが多くの研究によって示されている［12］．

また，国際オリンピック委員会（IOC）によって発表されたコンセンサスステートメントでは，女性アスリートの三主徴は3つの疾病から構成されているのではなく，LEAを原因として起こる症候群（すなわち病的な様々な症状の組み合わせ）であると推論している[46]．さらに，LEAは女性アスリートに限ったことではなく男性アスリートにもみられることから，IOCは“スポーツにおける相対的エネルギー不足”（Relative energy deficiency in sport：RED-S）という用語を提案した（図8–2）[46]．女性アスリートの三主徴およびRED-Sは，両者ともにLEA，すなわちエネルギーバランスが負の状態であることが様々な健康障害を引き起こす主要因となっており，運動パフォーマンスに悪影響を及ぼす（図8–3）．

本章では，LEAが生理的機能や運動パフォーマンスに及ぼす影響について，主に女性アスリートを対象とした研究を中心に紹介する．

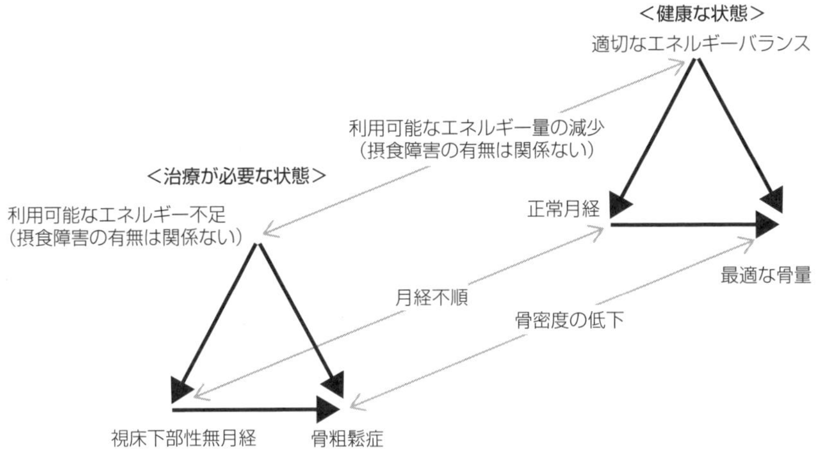

図8-1　女性アスリートの三主徴の相互関係．
（Nattiv A, Loucks AB, Manore MM, Sanborn CF, Sundgot-Borgen J,Warren MP.: American College of Sports Medicine position stand. The female athlete triad. Med Sci Sports Exerc 39: 1867–1882, 2007より引用改変）

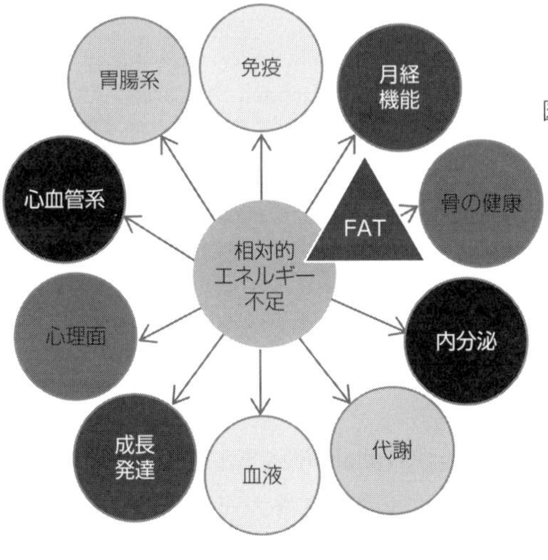

図8-2　Low energy availabilityから生じる健康問題．
FAT：female athlete traiad
（Mountjoy M, Sundgot-Borgen J, Burke L, Carter S, Constantini N, Lebrun C, Meyer N, Sherman R, Steffen K, Budgett R, Ljungqvist A.: The IOC consensus statement: beyond the Female Athlete Triad--Relative Energy Deficiency in Sport (RED-S). Br J Sports Med 48: 491–497, 2014より引用改変）

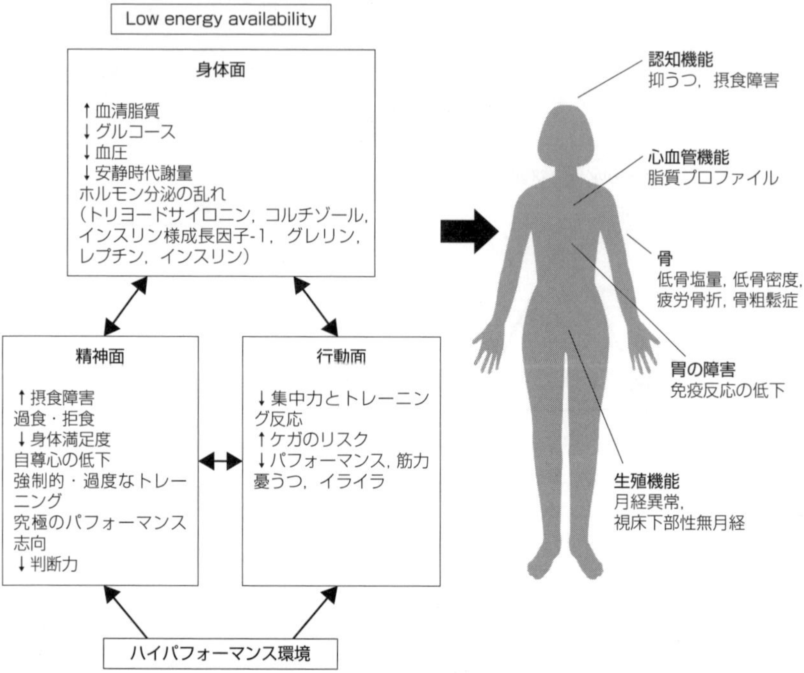

図8-3　Low energy availabilityによる健康障害がパフォーマンスに与える影響.
（Logue D, Madigan SM, Delahunt E, Heinen M, Mc Donnell SJ, Corish, CA.: Low Energy Availability in Athletes: A Review of Prevalence, Dietary Patterns, Physiological Health, and Sports Performance. Sports Med 48: 73-96, 2018より引用改変）

1．エナジーアベイラビリティー

(1) 定義

エナジーアベイラビリティー（energy availability：EA）は，摂取したエネルギー量のうち，運動やトレーニングに必要なエネルギー以外の成長，免疫機能，体温調節などの身体機能を維持するために利用できるエネルギー量と定義されている［48］．EAは，総エネルギー摂取量（total energy intake：TEE）から運動によるエネルギー消費量（exercise energy expenditure：

EEE）を差し引き，除脂肪体重（fat-free mass：FFM）で除することによって算出される．この場合の「運動によるエネルギー消費量」とは，練習やトレーニング時の“運動”であって，日常的な動作（階段を上る，通勤のための徒歩など）は含めない．したがって，LEAは極端な食事制限によってエネルギー摂取量が低い状態というだけではなく，練習によるエネルギー消費量が過剰（オーバートレーニング）であることによって生じるケースもある．

(2) 測定方法

EAを算出するためには，食事によるエネルギー摂取量，運動によるエネルギー消費量および体組成を測定しなければならない．アスリートを対象としたLEAに関する先行研究では，エネルギー摂取量は，食事記録法が多く用いられている [34]．エネルギー摂取量を推定する質問紙法では過小申告が認められ，さらにBMI（body mass index）が高い者ほど過小評価の程度は強くなることが報告されているので注意しなければならない [49]．

運動によるエネルギー消費量は，心拍数または加速度計を用いて推定している研究が多くみられる [34]．さらに，エネルギー消費量を推定する簡易的な方法として身体活動（トレーニングメニュー）を記録し，METs（metabolic equivalents）からエネルギー消費量を算出する要因加算法がある．自己申告による食事や運動の記録は正確性に欠けているが，EAの推定に広く使用されている [26, 61, 65, 66]．体組成の測定には，二重エネルギーX線吸収測定法（dual-energy X-ray absorptiometry：DEXA），生体インピーダンス法，皮下脂肪厚法 [41] が主に用いられている．

現在は，EAの測定法としてゴールドスタンダードとされているものはない．実験室以外で実施する研究では，運動によるエネルギー消費量を正確に測定することは非常に困難である．さらに，FFMを推定するための体組成の測定方法もそれぞれの研究によって異なるため，算出されたEAへの影響はますます大きくなると考えられる．しかしながら，個人の変化をとらえるのであれば，簡易的な方法を用いてEAを推定することは有用である．その場合，測定方法が異なる研究の値と比較することについては，注意しなければならない．

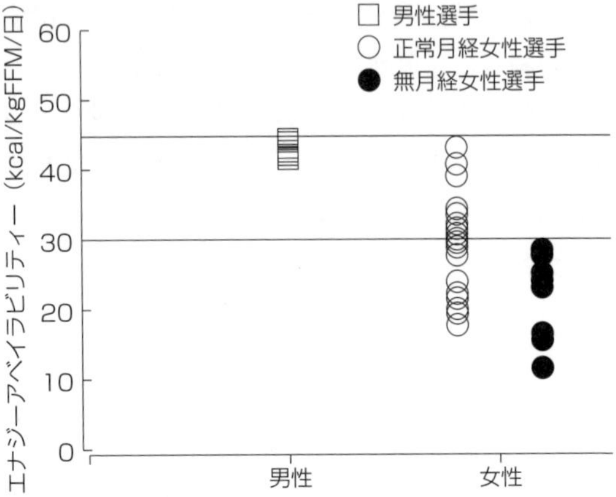

図8-4　長距離選手におけるエナジーアベイラビリティー．FFM：除脂肪体重
(Loucks AB.: Low energy availability in the marathon and other endurance sports. Sports Med 37: 348-352, 2007より引用改変)

(3) 基準値

女性アスリートにおけるEAの適正値については，欧米諸国で実施された研究を中心に検討されており，コンセンサスステートメントにおいて具体的に示されている［46, 48］．

Loucksら［39］は，男性と女性の長距離選手を対象として，EAの調査を実施した．その結果，視床下部性無月経の女性選手では，EAが12～29 kcal/kg FFM/日であった（図8-4）．このようにEAが30 kcal/kg FFM/日未満になると，黄体化ホルモン（luteal hormone：LH）のパルスが乱れ月経異常につながることが観察されている．また，正常な月経周期を維持し，健康な状態を保つためにはEAが45 kcal/kg FFM/日以上となるようにエネルギー摂取量を増やすことを推奨している［25］．しかしながら，この基準値を決定する際に基になった研究には，運動習慣のない女性を対象とした研究も含まれており，あくまでもEAの変化がLHパルスや骨代謝マーカーに与える影響を検討した結果に基づいて決定している．女性アスリートを対象とした研究においてもLEAは生殖機能の低下に関係しているが［8, 37, 69］，その一方でエネルギー欠乏のレベルと月経障害の重症度は関連しないことが強調されている［70］.

LEAの状態からの回復するためには，これまでの摂取エネルギーを約20～30％増加させ，7～10日間ごとに約0.5 kgの体重増加を目指し［25, 40］，最終的にはBMIが18.5 kg/m^{2}以上となるように体重や体組成を定期的に管理することを推奨している［45］．しかしながら，対象が減量を希望しているアスリートに対して摂取カロリーを急激に増加させることは生理的・心理的に大きな負担となるため，慎重に対応すべきである.

日本人女性アスリートを対象としてEAと月経状態の関連性について検討した報告は限られる．田口ら［64］は，日本人女性アスリート41名を対象にEAを測定した結果，平均値は30.1 ± 11.6 kcal/kg FFM/日であり，3～55 kcal/kg FFM/日と非常に大きな個人差が認められたことを報告している．また，約半数（20名）がカットオフ値とされている30 kcal/kg FFM/日を下回っていたが，そのうち無月経の者は2名であり，全身骨密度のZスコアが－1.0を下回る低骨密度の者はいなかった．さらに，小清水ら［28］は，女性アスリート77名を対象にEAと月経状況（正常月経，月経不順，無月経）の関連性について検討している．EAの平均値は，それぞれ正常月経群37.5 kcal/FFMkg/日，月経不順群34.7 kcal/FFMkg/日，無月経群25.8 kcal/FFMkg/日であり，各群間に有意な差は認められなかったが，EAは無月経群において最も低い値を示した.

これら2つの研究における運動によるエネルギー消費量の測定方法は異なるが，日本人女性アスリートのEAは，欧米から報告されている数値に比べてかなり低いことが共通している．日本人のアスリートを対象としてEAと無月経の関係について検討した調査や無月経のアスリートを対象とした食事による介入研究の報告は乏しく，前述のEAの基準値や摂取エネルギーの増加方法をそのまま日本人女性に当てはめることが有効であるかは明らかになっていない．また，男性アスリート向けのEAの推奨事項については，欧米諸国においても未だ提案されていない．今後，さらに日本人アスリートを対象としてエネルギー摂取量や運動によるエネルギー消費量の調査を実施し，競技特性なども考慮してEAの基準値について検討する必要がある．その際には，可能な限り測定方法を統一することが望ましい．

2. エネルギー不足の生化学的指標

LEAの状態が長期間続いたとしても，自覚症状がないため検出することが難しい．健康障害が生じ，運動パフォーマンスが低下する前にLEAを検出し，予防することが重要である．そのためには，食事の状態とあわせてLEAに関連する生化学的な指標を用いることによって，潜在的にLEAのリスクがあるアスリートを特定することができると考えられる．Warrenら[71]は，LEAのバイオマーカーとしてレプチン，トリヨードサイロニン（T3）およびコルチゾールを推奨している．表8-1にLEAを示したアスリートの代謝基質とホルモンレベルを調査した研究の概要を示した［34］．

(1) レプチン，グレリン

LEAの状態が長期間続くことによって，体脂肪量が減少し，食欲をコントロールする作用を持つレプチンやグレリンの血中濃度に変化が生じる．レプチンの減少またはグレリンの増加は，視床下部での性腺刺激ホルモン放出ホルモン（gonadotropin releasing hormone：GnRH）の分泌を抑制し，視床下部性無月経や骨粗鬆症を引き起こすと考えられている（図8-5）［37, 56］．視床下部性無月経の女性は正常月経の女性に比べて，血中レプチン濃度が低値を示すことが報告されている．Weltら［68］は，視床下部性無月経の女性に組み換え型レプチンを3カ月間投与したところ，血中レプチン濃度の増加に伴い，LH，エストラジオール，トリヨードサイロニン，サイロキシン，IGF-1（insulin-like growth factor 1）および骨形成マーカーである骨型アルカリフォスファターゼ，オステオカルシンが投与前に比べて投与後に有意に増加したことを報告している．レプチンは，脂肪細胞から分泌され，視床下部の受容体を介して食欲抑制作用をもたらすことが知られているが，GnRHニューロンを介して性腺刺激ホルモン分泌細胞に作用し，卵胞刺激ホルモン（FSH）やLH分泌を促す作用を持つ．したがって，体脂肪減少に伴うレプチン分泌量低下が性腺刺激ホルモン分泌量低下を誘発し，無月経を引き起こ

表8-1　エナジーアベイラビリティーと生化学的指標の関連性について検討した研究.

先行研究	対象者	生化学的指標
クロスオーバー試験 Koeher et al. (2016) [27]	運動習慣のある男性（n=6）	テストステロン，T3，インスリン，レプチン，グレリン，グルコース，グリセロール，FFA
観察研究 Schaal et al. (2017) [58]	シンクロナイズドスイミングの女性選手（n=11）	唾液コルチゾール，グレリン，レプチン
Vanheest et al. (2014) [65]	エリート水泳選手（n=10） 周期的群（n=5） 卵巣ホルモン抑制群（n=5）	IGF-1，T3
Reed et al. (2013) [53]	サッカー選手 試合期前（n=19） 試合期中期（n=15） 試合期後（n=17）	T3
症例対照研究 Schaal et al. (2011) [59]	持久性アスリート（n=10） 正常月経（n=5） 無月経（n=5）	グルコース，乳酸，アドレナリン，ノルアドレナリン，コルチゾール
横断研究 Melin et al. (2015) [42]	エリート持久性アスリート（n=40） 正常月経（n=16） 月経異常（n=24）	コレステロール（TC, LDL, HDL），中性脂肪，グルコース，コルチゾール，IGF-1，インスリン，レプチン，T3
Koehler et al. (2013) [26]	アスリート（n=352） 男性（n=167） 女性（n=185）	レプチン，インスリン，IGF-1，T3
Thong et al. (2000)	エリートおよびレクリエーションレベルの女性アスリート（n=39） 無月経エリート（n=5） 正常月経エリート（n=8） 正常月経レクリエーションレベル（n=13） 経口避妊薬服用レクリエーションレベル（n=13）	レプチン，インスリン，T3，サイロキシン

T3；トリヨードサイロニン，FFA；遊離脂肪酸，IGF-1；インスリン様成長因子-1，TC；総コレステロール，LDL；低比重リポタンパク，HDL；高比重リポタンパク

（Logue D, Madigan SM, Delahunt E, Heinen M, Mc Donnell SJ, Corish, CA.: Low Energy Availability in Athletes: A Review of Prevalence, Dietary Patterns, Physiological Health, and Sports Performance. Sports Med 48: 73–96, 2018より引用改変）

すことになる．また，レプチンレベルと骨の微小構造と関連があることが認められており，低レプチン症では骨質不良となり，骨折リスクが増大するこ

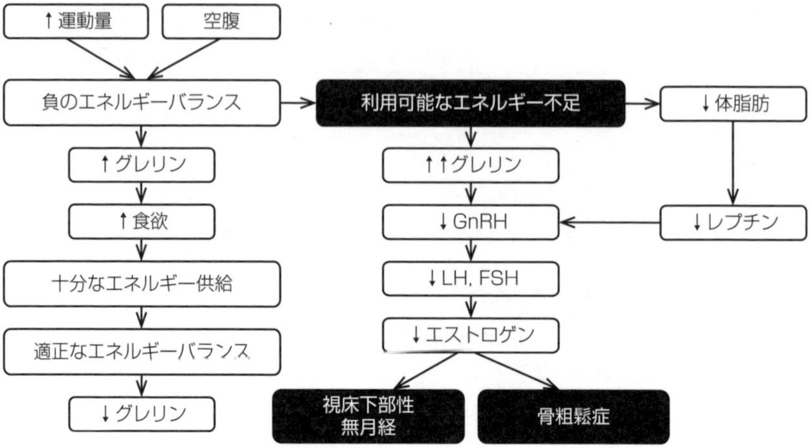

図8-5　女性アスリートの三主徴とグレリンおよびレプチンとの関連性.
GnRH：性腺刺激ホルモン放出ホルモン，LH：黄体形成ホルモン，FSH：卵胞刺激ホルモン
(Russell M, Misra M.: Influence of ghrelin and adipocytokines on bone mineral density in adolescent female athletes with amenorrhea and eumenorrheic athletes. Med Sport Sci 55: 103–113, 2010より引用改変)

とが報告されている［32］．一方，食欲増進作用を持つグレリンは無月経女性において高値を示し，LH分泌量とグレリン分泌量との間に負の相関関係が認められている［4］．このように，LEAが様々な因子に影響与え，月経異常や骨密度の低下を引き起こすこととなる．

以上のことから，レプチンとグレリンはLEAの生化学的マーカーとなりえると考えられる．しかしながら，持久性女性アスリートを対象とした研究では，EAが高いグループ（EA平均値:51.7 kcal/FFMkg/日）と低いグループ（EA平均値：19.1 kcal/FFMkg/日）で血中レプチンレベルを比較したところ，両グループ間の差は認められなかったという報告もある［42］．また，グレリンレベルを調査した研究では，4週間の強化トレーニング後にEAが減少し，唾液中のグレリンレベルが増加した［58］．一方で男性を対象として正常なEA条件とLEA条件で血中グレリン濃度の差はみられていない［27］．このような結果の違いには，LEA状態の期間または男女による反応

の違いが関係しているかもしれない．レプチンおよびグレリンレベルの変化がEAを識別できるか否かを判断するためには，さらなる研究が必要である．

(2) トリヨードサイロニン，サイロキシン

トリヨードサイロニン（T3）およびサイロキシン（T4）は，視床下部—下垂体—甲状腺（Hypothalamic-pituitary-thyroid：HPT）軸によって制御されており，成長，生殖および代謝の調節に関与する．視床下部性無月経の女性は，正常月経の女性に比べてT3は低い値を示すことが多く報告されているが，T4に関しては視床下部性無月経の女性の方が高い，低い，差はないという異なる結果が散見され，一致した見解は得られていない［7, 10, 11, 15, 18, 20, 35, 36, 44, 63］．一方，LEAの男性［27］および女子サッカー選手［53］において，T3に影響はなかったという報告もある．月経異常の女性ではT3が低下することは明らかではあるが，LEAの状態を評価するマーカーとして使用できるかを判断するためには，男性アスリートも含めてさらなる研究が必要であるといえる．

(3) コルチゾール

コルチゾールは，視床下部—下垂体—副腎髄質（hypothalamic-pituitary-adrenal：HPA）軸によって制御されており，特に食物摂取，エネルギー貯蔵，エネルギー供給などエネルギー代謝の調節に重要な役割を担っている．コルチゾールは，BMIおよび体脂肪量とUカーブの関係を示す．つまり，極端に低体重または過体重の場合にHPA軸を活性化し，血中コルチゾール濃度が増加する［60］．

月経異常の女性は正常月経の女性に比べてコルチゾール濃度が高値を示すことが多く報告されている［3, 55, 59］．しかしながら，持久性アスリートを対象としてEAの状態（正常 vs. やや不足 vs. 不足）を比較したところ，コルチゾール濃度に差は認められなかったという報告もみられる［42］．さらに，LaughlinとYen［31］は，運動習慣のない女性と比較して女性アスリートでは24時間の血清コルチゾール値が高いことを報告しており，このことは月経の状態に関係なく，運動のストレスがコルチゾール分泌に大きく寄与して

いる可能性を示唆している．一方，LEAの長距離男性ランナー（EA：27.2 ± 12.7 kcal/kg FFM/日）とEAが正常な一般男性（EA：45.4 ± 18.2 kcal/kg FFM/日）のコルチゾール濃度を比較した研究では，グループ間で差は認められていない［23］.

以上のことから，コルチゾールは，運動刺激や精神的ストレスによっても上昇するため，アスリートを対象とする場合には測定時のトレーニング内容が結果に影響を与える可能性が考えられた．また，男性アスリートの副腎機能に対するLEAの影響の詳細については，未だに明らかとなっていない.

(4) インスリン様成長因子－1

インスリン様成長因子－1 (IGF-1) はソマトメジン類の一種であり，肝臓や骨格筋から分泌され，骨や筋の成長に関与する．月経異常の女性は，正常月経の女性に比べて血中IGF-1濃度が低値を示すことが多く報告されている［6, 9, 43］．しかし，Russellら［57］は運動習慣のない女性と無月経および正常月経の女性アスリートの安静時の血中IGF-1濃度に差はみられなかったことを報告している．さらに，正常月経であっても12週間の強化トレーニングによって著しく低下したという報告も見られる［65］.

LEAとの関連性を検討した研究では，運動習慣のない女性を対象として，5日間EAを10，20，または30 kcal/kg FFM/日に制限したところ，IGF-1はすべての条件において回遊前に比べて介入後に有意に低い値を示した［37］．また，Papageorgiouら［52］は，正常な月経周期を有する女性を対象としたクロスオーバー試験を実施し，コントロール条件（EA：45 kcal/kg LBM/日），食事エネルギー制限によるLEA条件（EA:15 kcal/kg LBM/日）および運動エネルギー消費の増加によるLEA条件（EA：15 kcal/kg LBM/日）のIGF-1濃度を比較した．その結果，ベースラインに比べてIGF-1は食事エネルギー制限によるLEA条件では－13%，運動エネルギー消費の増加によるLEA条件では－23%低い値を示した．これらの結果から，IGF-1濃度の低下は，食事によるエネルギー摂取不足および運動によるエネルギー消費増加の両方に関連しており，LEAの生化学的指標として有用なのではないかと考えられた．しかしながら，男性アスリートを対象とした報告では

IGF-1とEAの関係はみられていない［26, 51］．IGF-1とLEAの関連性を示唆するエビデンスは多くあるが，男性アスリートを対象とした研究が不足しており，今後さらなる研究が望まれる．

3. LEAに関連する健康障害と運動パフォーマンスへの影響

（1）生殖機能

慢性的なLEAは，視床下部―下垂体―性腺軸（Hypothalamo-pituitary-gonadal axis：HPG axis）を抑制し，生殖機能の低下を引き起こす［5］．HPG軸が抑制されることによって，視床下部からのGnRHの分泌が抑制され，下垂体からのLHと卵胞刺激ホルモン（Follicle stimulating hormone：FSH）の分泌が減少する．このような視床下部―下垂体ホルモン分泌の減少によって，結果的に卵巣からのエストロゲンとプロゲステロンの分泌を抑制し，月経機能障害を引き起こすことになる．長期間のLEA（EA：10 kcal/kg FFM/日）はLHパルスが低下することも報告されており［38］，女性アスリートを対象とした研究では，LEAは生殖機能を低下させることが一貫して報告されている［22, 29, 30, 42, 47, 65］．

一方，男性アスリートの生殖機能に対するLEAの影響は十分に実証されておらず，さらなる研究が必要だが，持久力トレーニングを習慣的に実施している男性アスリートは，テストステロンレベルが持続的に低値を示すことが報告されている［19］．LEAの女性アスリートにHPG軸の抑制が生じることから，男性アスリートにおいても同様にLEA状態では性ホルモン分泌量が低下するのではないかと推察される．

（2）骨

視床下部性無月経の女性アスリートは，正常月経の女性アスリートや運動習慣のない女性に比べて骨密度が低いことが多く観察されている［1, 2, 12］．前述のとおり，LEAはHPG軸に影響を及ぼし，男女ともに性ホルモン濃度が低い状態となり，女性では無月経を引き起こす．Southmaydら［62］は，EAとエストロゲンの状態が骨密度，骨の形状および骨強度の推定値に影響を及ぼすことを報告している．また，短期および長期的なLEA条件下では骨吸収が亢進する［1, 24, 51］．Ihle とLoucks［24］は，エネルギー摂取量の条件を変えて運動後の骨代謝マーカーを観察している．その結果，EAが30 kcal/kg FFM/日を下回ると骨吸収マーカーであるurinary N-telopeptide（NTX）が増加し，骨形成マーカーであるオステオカルシンは減少した．LEA状態では，骨形成が骨吸収を上回る高代謝回転型となることが示唆され，長期的にLEAが続いた場合には骨粗鬆症を惹起すると考えられる．

一方，男性においても性ホルモンは骨代謝調節に関与している．Lederら［33］は，運動習慣のない男性を対象として，エストロゲン（E）およびテストステロン（T）が骨代謝マーカーに与える影響について，20～40歳の男性を以下の3つのグループに分けて検討した．①性腺刺激ホルモン放出ホルモン（Gonadotropin releasing hormone：GnRH）拮抗薬（内因性性ホルモンの産生を抑制する薬剤）を投与し，TもEも欠乏する（－T，－E）グループ，②GnRH拮抗薬を投与するが外因性のTとEも投与・補充する（+T，+E）グループ，③GnRH拮抗薬＋外因性のT＋アロマターゼ阻害剤（TからEへの変換を抑制する薬剤）を投与し，Eのみが欠乏する（+T，－E）するグループ．その結果，②の（+T，+E）のグループに比べて，①の（－T，－E）および③の（+T，－E）のグループで骨吸収のマーカーが増加した．これは，男性でも，骨吸収の抑制にはテストステロンだけでは不十分であり，エストロゲンも必要となることを示す．また他の研究では，高齢男性を対象にGnRH拮抗薬とアロマターゼ阻害剤の両方を投与しながら，①TとEの投与なし（－T，－E），②Eの経皮投与（－T，+E），③Tの経皮投与（+T，－E），④TとEの経皮投与（+T，+E）の4グループに分け，6週間後に骨代謝マーカーの変化を観察している．骨吸収マーカーは，①と③のEが欠乏したグループでベースラインに比べて有意に増加し，②と④のEが投与されたグループでは変化しなかった．一方，骨形成マーカーは，①の投与なしのグループでは，ベースラインに比べて有意に低下したが，②と④のEが投与されているグループでは変化がなく，またTを投与した群でも，一部の骨形成マーカーの減少が抑制されていた［16］．これらの結果から，骨吸収の抑制にはエストロゲンが重要であり，骨形成の維持にはテストステロンとエストロゲンの両方が関与していると考えられる．エストロゲンは，男性においても骨代謝調節に重要な役割を果たしており，テストステロンよりもその貢献度は高いといえる．

アメリカスポーツ医学会では，女性アスリートの三主徴の診断基準として，Zスコア－1.0未満を低骨密度と定義している［48］．しかしながら，男性アスリートの低骨密度に関しては，このような明確な基準値はない．今後は，男性アスリートを対象としてLEAと性ホルモン濃度の変化が骨密度に与える影響について長期的に観察する必要がある．

(3) 循環器系

心臓および血管には，エストロゲンやプロゲステロンの受容体が存在し，様々な調節機能を担っている．エストロゲンは，動脈のトーヌスを管理する血管平滑筋に作用して動脈血管を拡張させる［14, 50］．また，プロゲステロンは血管の部位に応じて，血管拡張作用と血管収縮作用の両方をもたらす［13］．

長期間のLEA状態ではHPG軸を抑制することから，エストロゲンおよびプロゲステロンの分泌が減少する．このような性ホルモン濃度の減少は，血管内皮機能の低下を引き起こし，心血管系疾患のリスクが高まると考えられる．Hochら［22］は，バレエダンサーを対象として血管内皮機能の指標として用いられる血流依存性血管拡張反応（Flow Mediated Dilation：FMD）を測定したところ，エストロゲン濃度との間に正の相関が認められたことを報告している．さらに，Hochら［21］は，無月経アスリートと正常月経アスリートを対象としてFMDを比較している．その結果，無月経アスリートは，正常月経アスリートに比べて有意に低い値を示した（図8-6）．さらに，無月経アスリートに対して治療や食事の改善などの介入を行い，2年後に測定したところFMDは改善した．このことは適切なEAを確保し，月経機能が回復することによって血管内皮機能を改善させ，心血管系疾患のリスクを低下させることが可能だといえる．

血中のコレステロールの上昇は，心血管系疾患のリスクを高めることが知られているが，無月経アスリートでは，正常月経アスリートと比較して総コ

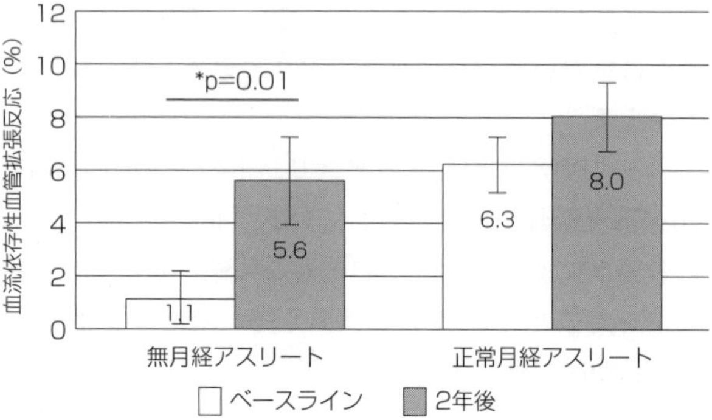

図8-6　無月経および正常月経アスリートの血流依存性血管拡張反応の比較.
(Hoch AZ, Lal S, Jurva JW, Gutterman DD.: The female athlete triad and cardiovascular dysfunction. Phys Med Rehabil Clin N Am 18: 385-400, 2007より引用改変)

レステロールおよび低比重リポタンパク（low density lipoprotein：LDL）が高い値を示すことが報告されている［21］．また，LEAはコレステロール合成を亢進する可能性がある．Melinら［42］は，LEAおよび/または摂食障害を有する持久力アスリートにおいて総コレステロールが高い値を示すことを報告している．男性柔道選手が7日間の食事制限を行った場合，総コレステロール，LDL，高比重リポタンパク（high density lipoprotein：HDL）に影響を及ぼさなかったが，トリグリセリドと遊離脂肪酸のレベルが増加した［17］．同様に，4日間15 kcal/kg FFM/日に食事制限した場合，男性アスリートで遊離脂肪酸濃度の増加が観察されている［27］．以上のことから，競技種目の違いやLEAの期間の長さが血中脂質プロファイルに影響を与える可能性が示唆された．

4．運動パフォーマンス

カナダの研究グループは，15～17歳のナショナルレベルの水泳選手を対象に卵巣機能の低下とLEAが水泳のパフォーマンスに及ぼす影響について

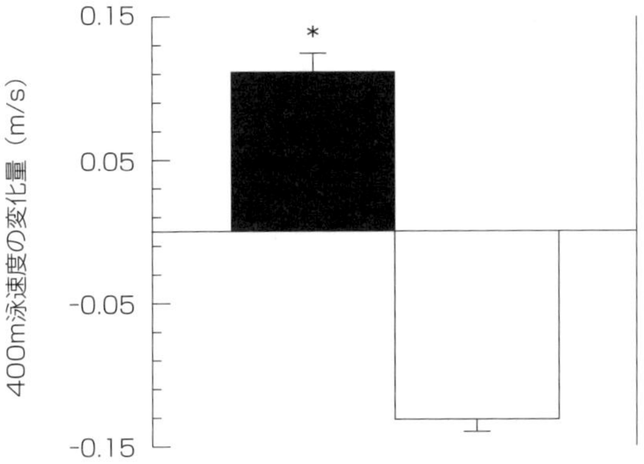

図8-7　強化トレーニング12週間前後の400m泳速度の変化量.
*$p<0.05$
（Vanheest JL, Rodgers CD, Mahoney CE, De Souza MJ.: Ovarian suppression impairs sport performance in junior elite female swimmers. Med Sci Sports Exerc 46: 156-166, 2014より引用改変）

報告している［65］. 性ホルモン濃度，エネルギー状態（エネルギー摂取量・消費量など）および運動パフォーマンス（400 m泳速度）を12週間，2週ごとに測定し，正常月経群と月経異常群に群分けして比較した．その結果，12週間の正常月経群と月経異常群のトレーニング量は同等であったが，強化練習後の400 m泳速度は，正常月経群で8.2％向上したのに対し，月経異常群では－9.8％低下した（図8-7）．同じトレーニングをしていたにもかかわらず400m泳速度の記録向上に差が生じた要因として，著者らは慢性的なエネルギー不足によって低代謝状態になっていることが関与しているのではないかと推察している．以上のことから，LEAによって引き起こされる低代謝状態は，トレーニングによる運動パフォーマンス向上を抑制する可能性があり，正常な月経周期を有し，健康を維持しながらトレーニングに取り組むことは，効率よくパフォーマンスを向上させるために重要だといえる．

おわりに

女性アスリートの三主徴やRED-Sは，短期間で回復することは難しい．ジュニア期から続く無月経が妊孕性へ影響することも懸念されており，思春期を迎える前からの予防が非常に重要となってくる．体重や体脂肪率の変動を目安に運動量やエネルギー摂取量を調整し，正常な月経周期を維持しながら，トレーニングに取り組むことが競技力向上にも有効であるといえる．

今後，EAを測定するための方法が標準化される必要がある．LEAはケガ，病気，心血管の危険因子となることは明らかであり，これらの症状を改善するための効果的な食事と運動の介入に関する研究はまだ不足している．また，アスリートを対象としてLEAについて検討している研究は，臨床的データが多く，安静時の値を用いて運動パフォーマンスへの影響について推察しているにすぎない．今後は，男性・女性アスリートを対象としてLEA状態が運動時生理反応に与える影響を観察し，運動パフォーマンスについて検討する必要がある．

[須永美歌子]

［文　献］

［1］ Ackerman KE, Cano Sokoloff N, DE Nardo Maffazioli G, Clarke HM, Lee H, Misra M.: Fractures in relation to menstrual status and bone parameters in young athletes. Med Sci Sports Exerc 47: 1577–1586, 2015.

［2］ Ackerman KE, Misra M.: Bone health and the female athlete triad in adolescent athletes. Phys Sportsmed 39: 131–141, 2011.

［3］ Ackerman KE, Patel KT, Guereca G, Pierce L, Herzog DB, Misra M.: Cortisol secretory parameters in young exercisers in relation to LH secretion and bone parameters. Clin Endocrinol (Oxf) 78: 114–119, 2013.

［4］ Ackerman KE, Slusarz K, Guereca G, Pierce L, Slattery M, Mendes N, Herzog DB, Misra M.: Higher ghrelin and lower leptin secretion are associated with lower LH secretion in young amenorrheic athletes compared with eumenorrheic athletes and controls. Am J Physiol Endocrinol Metab 302: E800–E806, 2012.

［5］ Allaway HC, Southmayd EA, De Souza MJ.: The physiology of functional hypothalamic amenorrhea associated with energy deficiency in exercising

women and in women with anorexia nervosa. Horm Mol Biol Clin Investig 25: 91–119, 2016.
[6] Berga SL, Daniels TL, Giles DE.: Women with functional hypothalamic amenorrhea but not other forms of anovulation display amplified cortisol concentrations. Fertil Steril 67: 1024–1030, 1997.
[7] Berga SL, Mortola JF, Girton L, Suh B, Laughlin G,Pham P, Yen SSC.: Neuroendocrine aberrations in women with functional hypothalamic amenorrhea. J Clin Endocrinol Metab 68: 301–308, 1989.
[8] Bullen BA, Skrinar GS, Beitins IZ, von Mering G, Turnbull BA, McArthur JW.: Induction of menstrual disorders by strenuous exercise in untrained women. N Engl J Med 312: 1349–1353, 1985.
[9] Christo K, Cord J, Mendes N, Miller KK, Goldstein MA, Klibanski A, Misra M.: Acylated ghrelin and leptin in adolescent athletes with amenorrhea, eumenorrheic athletes and controls: a cross-sectional study. Clin Endocrinol (Oxf) 69: 628–633, 2008.
[10] Counts DR, Gwirtsman H, Carlsson LM, Lesem M, Cutler GB Jr.: The effect of anorexia nervosa and refeeding on growth hormone-binding protein, the insulin-like growth factors (IGFs), and the IGF-binding proteins. J Clin Endocrinol Metab 75: 762–767, 1992.
[11] De Souza MJ, Lee DK, VanHeest JL, Scheid JL, West SL, Williams NI.: Severity of energy-related menstrual disturbances increases in proportion to indices of energy conservation in exercising women. Fertil Steril 88: 971–975. 2007.
[12] De Souza MJ, Nattiv A, Joy E, Misra M, Williams NI, Mallinson RJ, Gibbs JC, Olmsted M, Goolsby M, Matheson G.: 2014 Female Athlete Triad Coalition Consensus Statement on Treatment and Return to Play of the Female Athlete Triad: 1st International Conference held in San Francisco, California, May 2012 and 2nd International Conference held in Indianapolis, Indiana, May 2013. Br J Sports Med 48: 289, 2014.
[13] dos Santos RL, da Silva FB, Ribeiro RF Jr, Stefanon I.: Sex hormones in the cardiovascular system. Horm Mol Biol Clin Investig 18: 89–103, 2014.
[14] Dubey RK, Imthurn B, Zacharia LC, Jackson EK.: Hormone replacement therapy and cardiovascular disease: what went wrong and where do we go from here? Hypertension 44: 789–795, 2004.

[15] Estour B, Germain N, Diconne E, Frere D, Cottet-Emard JM, Carrot G, Lang F, Galusca B.: Hormonal profile heterogeneity and short-term physical risk in restrictive anorexia nervosa. J Clin Endocrinol Metab 95: 2203–2210, 2010.

[16] Falahati-Nini A, Riggs BL, Atkinson EJ, O'Fallon WM, Eastell R, Khosla S.: Relative contributions of testosterone and estrogen in regulating bone resorption and formation in normal elderly men. J Clin Invest 106: 1553–1560, 2000.

[17] Filaire E, Maso F, Degoutte F, Jouanel P, Lac G.: Food restriction, performance, psychological state and lipid values in judo athletes. Int J Sports Med 22: 454–459, 2001.

[18] Gordon CM.: Clinical practice. Functional hypothalamic amenorrhea. N Engl J Med 363: 365–371, 2010.

[19] Hackney AC.: Effects of endurance exercise on the reproductive system of men: the "exercise-hypogonadal male condition". J Endocrinol Investig 31: 932–938, 2008.

[20] Harber VJ, Petersen SR, Chilibeck PD.: Thyroid hormone concentrations and muscle metabolism in amenorrheic and eumenorrheic athletes. Can J Appl Physiol 23: 293–306, 1998.

[21] Hoch AZ, Lal S, Jurva JW, Gutterman DD.: The female athlete triad and cardiovascular dysfunction. Phys Med Rehabil Clin N Am 18: 385–400, 2007.

[22] Hoch AZ, Papanek P, Szabo A, Widlansky ME, Schimke JE, Gutterman DD.: Association between the female athlete triad and endothelial dysfunction in dancers. Clin J Sport Med 21: 119–125, 2011.

[23] Hooper DR, Kraemer WJ, Saenz C, Schill KE, Focht BC, Volek JS, Maresh CM: The presence of symptoms of testosterone deficiency in the exercise-hypogonadal male condition and the role of nutrition. Eur J Appl Physiol 117: 1349–1357, 2017.

[24] Ihle R, Loucks AB.: Dose-response relationships between energy availability and bone turnover in young exercising women. J Bone Miner Res 19: 1231–1240, 2004.

[25] Joy E, De Souza MJ, Nattiv A, Misra M, Williams NI, Mallinson RJ, Gibbs JC, Olmsted M, Goolsby M, Matheson G, Barrack M, Burke L, Drinkwater B, Lebrun C, Loucks AB, Mountjoy M, Nichols J, Borgen JS.: 2014 Female

athlete triad coalition consensus statement on treatment and return to play of the female ahlete triad. Curr Sports Med Rep 13: 219–232, 2014.

[26] Koehler K, Achtzehn S, Braun H, Mester J, Schaenzer W.: Comparison of self-reported energy availability and metabolic hormones to assess adequacy of dietary energy intake in young elite athletes. Appl Physiol Nutr Metab 38: 725–733, 2013.

[27] Koehler K, Hoerner NR, Gibbs JC, Zinner C, Braun H, De Souza MJ, Schaenzer W.: Low energy availability in exercising men is associated with reduced leptin and insulin but not with changes in other metabolic hormones. J Sports Sci 34: 1921–1929, 2016.

[28] 小清水孝子：産婦人科医による「エネルギー不足」改善に向けての栄養指導法の提案．日本産科婦人科学会雑誌 68（付録）：16–24, 2016.

[29] Lagowska K, Kapczuk K, Friebe Z, Bajerska J.: Effects of dietary intervention in young female athletes with menstrual disorders. J Int Soc Sports Nutr 11: 21, 2014.

[30] Lagowska K, Kapczuk K.: Testosterone concentrations in female athletes and ballet dancers with menstrual disorders. Eur J Sport Sci 16: 490–497, 2016.

[31] Laughlin GA, Yen SS.: Nutritional and endocrine-metabolic aberrations in amenorrheic athletes. J Clin Endocrinol Metab 81: 4301–4309, 1996.

[32] Lawson EA, Miller KK, Bredella MA, Phan C, Misra M, Meenaghan E, Rosenblum L, Donoho D, Gupta R, Klibanski A.: Hormone predictors of abnormal bone microarchitecture in women with anorexia nervosa. Bone 46: 458–463, 2010.

[33] Leder BZ, LeBlanc KM, Schoenfeld DA, Eastell R, Finkelstein JS.: Differential effects of androgens and estrogens on bone turnover in normal men. J Clin Endocrinol Metab 88: 204–210, 2003.

[34] Logue D, Madigan SM, Delahunt E, Heinen M, Mc Donnell SJ, Corish, CA.: Low Energy Availability in Athletes: A Review of Prevalence, Dietary Patterns, Physiological Health, and Sports Performance. Sports Med 48: 73–96, 2018.

[35] Loucks AB, Heath EM.: Induction of low-T3 syndrome in exercising women occurs at a threshold of energy availability. Am J Physiol 266 (3 Pt 2): R817–R823, 1994.

[36] Loucks AB, Laughlin GA, Mortola JF, Girton L, Nelson JC, Yen SS.: Hypothalamic-pituitary-thyroidal function in eumenorrheic and amenorrheic athletes. J Clin Endocrinol Metab 75: 514–518, 1992.

[37] Loucks AB, Thuma JR.: Luteinizing hormone pulsatility is disrupted at a threshold of energy availability in regularly menstruating women. J Clin Endocrinol Metab 88: 297–311, 2003.

[38] Loucks AB, Verdun M, Heath EM.: Low energy availability, not stress of exercise, alters LH pulsatility in exercising women. J Appl Physiol 84: 37–46, 1998.

[39] Loucks AB.: Low energy availability in the marathon and other endurance sports. Sports Med 37: 348–352, 2007.

[40] Mallinson RJ, Williams NI, Olmsted MP, Scheid JL, Riddle ES, De Souza MJ.: A case report of recovery of menstrual function following a nutritional intervention in two exercising women with amenorrhea of varying duration. J Int Soc Sports Nutr 10: 34, 2013.

[41] Marfell-Jones M, Olds T, Stewart A, Carter L.: International standards for anthropometric assessment, Potchefstroom: Isak, 2012.

[42] Melin A, Tornberg AB, Skouby S, Møller SS, Sundgot-Borgen J, Faber J, Sidelmann JJ, Aziz M, Sjödin A.: Energy availability and the female athlete triad in elite endurance athletes. Scand J Med Sci Sports 25: 610–622, 2015.

[43] Misra M, Klibanski A.: Endocrine consequences of anorexia nervosa. Lancet Diabetes Endocrinol 2: 581–592, 2014.

[44] Misra M, Miller KK, Bjornson J, Hackman A, Aggarwal A, Chung J, Ott M, Herzog DB, Johnson ML, Klibanski A.: Alterations in growth hormone secretory dynamics in adolescent girls with anorexia nervosa and effects on bone metabolism. J Clin Endocrinol Metab 88: 5615–5623, 2003.

[45] Misra M, Prabhakaran R, Miller KK, Goldstein MA, Mickley D, Clauss L, Lockhart P, Cord J, Herzog DB, Katzman DK, Klibanski A.: Weight gain and restoration of menses as predictors of bone mineral density change in adolescent girls with anorexia nervosa-1. J Clin Endocrinol Metab 93: 1231–1237, 2008.

[46] Mountjoy M, Sundgot-Borgen J, Burke L, Carter S, Constantini N, Lebrun C, Meyer N, Sherman R, Steffen K, Budgett R, Ljungqvist A.: The IOC consensus statement: beyond the Female Athlete Triad--Relative Energy

Deficiency in Sport (RED-S). Br J Sports Med 48: 491–497, 2014.
[47] Muia EN, Wright HH, Onywera VO, Kuria EN.: Adolescent elite Kenyan runners are at risk for energy deficiency, menstrual dysfunction and disordered eating. J Sports Sci 34: 598–606, 2016.
[48] Nattiv A, Loucks AB, Manore MM, Sanborn CF, Sundgot-Borgen J, Warren MP.: American College of Sports Medicine position stand. The female athlete triad. Med Sci Sports Exerc 39: 1867–1882, 2007.
[49] Okubo H, Sasaki S, Rafamantanantsoa HH, Ishikawa-Takata K, Okazaki H, Tabata I.: Validation of self-reported energy intake by a self-administered diet history questionnaire using the doubly labeled water method in 140 Japanese adults. Eur J Clin Nutr 62: 1343–1350, 2008.
[50] Ounis-Skali N, Mitchell GF, Solomon CG, Solomon SD, Seely EW.: Changes in central arterial pressure waveforms during the normal menstrual cycle. J Investig Med 54: 321–326, 2006.
[51] Papageorgiou M, Elliott-Sale KJ, Parsons A, Tang JCY, Greeves JP, Fraser WD, Sale C.: Effects of reduced energy availability on bone metabolism in women and men. Bone 105: 191–199, 2017.
[52] Papageorgiou M, Martin D, Colgan H, Cooper S, Greeves JP, Tang JCY, Fraser WD, Elliott-Sale KJ, Sale C.: Bone metabolic responses to low energy availability achieved by diet or exercise in active eumenorrheic women. Bone 114: 181–188, 2018.
[53] Reed JL, De Souza MJ, Williams NI.: Changes in energy availability across the season in Division I female soccer players. J Sports Sci 31: 314–324, 2013.
[54] Rickenlund A, Eriksson MJ, Schenck-Gustafsson K, Hirschberg AL.: Amenorrhea in female athletes is associated with endothelial dysfunction and unfavorable lipid profile. J Clin Endocrinol Metab 90: 1354–1359, 2005.
[55] Rickenlund A, Thorén M, Carlström K, von Schoultz B, Hirschberg AL.: Diurnal profiles of testosterone and pituitary hormones suggest different mechanisms for menstrual disturbances in endurance athletes. J Clin Endocrinol Metab 89: 702–707, 2004.
[56] Russell M, Misra M.: Influence of ghrelin and adipocytokines on bone mineral density in adolescent female athletes with amenorrhea and eumenorrheic athletes. Med Sport Sci 55: 103–113, 2010.

[57] Russell M, Stark J, Nayak S, Miller KK, Herzog DB, Klibanski A, Misra M.: Peptide YY in adolescent athletes with amenorrhea, eumenorrheic athletes and non-athletic controls. Bone 45: 104–109, 2009.

[58] Schaal K, Tiollier E, Le Meur Y, Casazza G, Hausswirth C.: Elite synchronized swimmers display decreased energy availability during intensified training. Scand J Med Sci Sports 27: 925–934, 2017.

[59] Schaal K, Van Loan MD, Casazza GA.: Reduced catecholamine response to exercise in amenorrheic athletes. Med Sci Sports Exerc 43: 34–43, 2011.

[60] Schorr M, Lawson EA, Dichtel LE, Klibanski A, Miller KK.: Cortisol measures across the weight spectrum. J Clin Endocrinol Metab 100: 3313–3321, 2015.

[61] Silva MR, Badaró AF, Dall'Agnol MM.: Low back pain in adolescent and associated factors: A cross sectional study with schoolchildren. Braz J Phys Ther 18: 402–409, 2014.

[62] Southmayd EA, Mallinson RJ, Williams NI, Mallinson DJ, De Souza MJ.: Unique effects of energy versus estrogen deficiency on multiple components of bone strength in exercising women. Osteoporos Int 28: 1365–1376, 2017.

[63] Støving RK, Veldhuis JD, Flyvbjerg A, Vinten J, Hangaard J, Koldkjaer OG, Kristiansen J, Hagen C.: Jointly amplified basal and pulsatile growth hormone (GH) secretion and increased process irregularity in women with anorexia nervosa: indirect evidence for disruption of feedback regulation within the GH-insulin-like growth factor I axis. J Clin Endocrinol Metab 84: 2056–2063, 1999.

[64] 田口素子，高田和子，鳥居俊，田中智美：日本人女性アスリートにおけるエナジー・アベイラビリティー利用の課題．日本臨床スポーツ医学会誌 26：5–11, 2018.

[65] Vanheest JL, Rodgers CD, Mahoney CE, De Souza MJ.: Ovarian suppression impairs sport performance in junior elite female swimmers. Med Sci Sports Exerc 46: 156–166, 2014.

[66] Viner RT, Harris M, Berning JR, Meyer NL.: Energy availability and dietary patterns of adult male and female competitive cyclists with lower than expected bone mineral density. Int J Sport Nutr Exerc Metab 25: 594–602, 2015.

[67] Warren MP.: Endocrine manifestations of eating disorders. J Clin Endocrinol Metab 96: 333–343, 2011.

[68] Welt CK, Chan JL, Bullen J, Murphy R, Smith P, DePaoli AM, Karalis A, Mantzoros CS.: Recombinant human leptin in women with hypothalamic amenorrhea. N Engl J Med 351: 987–997, 2004.

[69] Williams NI, Helmreich DL, Parfitt DB, Caston-Balderrama A, Cameron JL.: Evidence for a causal role of low energy availability in the induction of menstrual cycle disturbances during strenuous exercise training. J Clin Endocrinol Metab 86: 5184–5193, 2001.

[70] Williams NI, Leidy HJ, Hill BR, Lieberman JL, Legro RS, De Souza MJ.: Magnitude of daily energy deficit predicts frequency but not severity of menstrual disturbances associated with exercise and caloric restriction. Am J Physiol Endocrinol Metab 308: E29–E39, 2015.

[71] Yeager KK, Agostini R, Nattiv A, Drinkwater B.: The female athlete triad: Ddisordered eating, amenorrhea, osteoporosis. Med Sci Sports Exerc 25: 775–777, 1993.

9章

パラアスリートへの栄養指導・栄養サポート

障がい者にとってスポーツやエクササイズは，身体的には，治療や機能訓練などリハビリテーションの意味合いがあり，特に身体障がいにおいて重要となる [2, 19]．しかしそれだけではなく，精神的には生き甲斐や自信を身につけ，社会的には社会参加や仲間とのつながりを保つ意義もある [19]．また，知的障がいでは，運動参加の環境が危険の回避やコミュニケーション能力といった運動以外の生活能力を向上させることも期待される [19]．さらに現在では，競技スポーツとして成績やメダルを競う一面が注目されるようになった．近年，高いレベルでトレーニングや試合を行う障がい者の数が劇的に増加している [2]．

その影響もあってか，障がいのあるアスリートを対象とした調査研究が，近年，国内・国外ともに飛躍的に増加し，徐々にエビデンスが蓄積されるようになっている．もし障がいの要因や現在の身体状況において生理学的な違いがなければ，健常者に活用されているスポーツ栄養学の理論を障がいのあるアスリートに応用することが可能であり，難しくはない [2]．また，個人に合わせてサポート計画や方法に工夫を凝らすことは健常者でも行われており，障がいの特性を理解すれば十分対応できることもある [2]．このような場合，障がいのあるアスリートに携わる栄養スタッフにはスポーツ栄養学の基本的な技術だけでなく，相手をよく理解する力，様々なアイディアを提案できるような経験値，そして相手に合わせて計画やプログラムを改変する柔軟性も求められる．

なお障害者総合支援法では「障害者」として「身体障害者，知的障害者，精神障害者，発達障害者，難病患者，障害児」が定義されている [23]．身体障がいは図9–1に示すように大きく5つの分類に分けられ，このうち二重

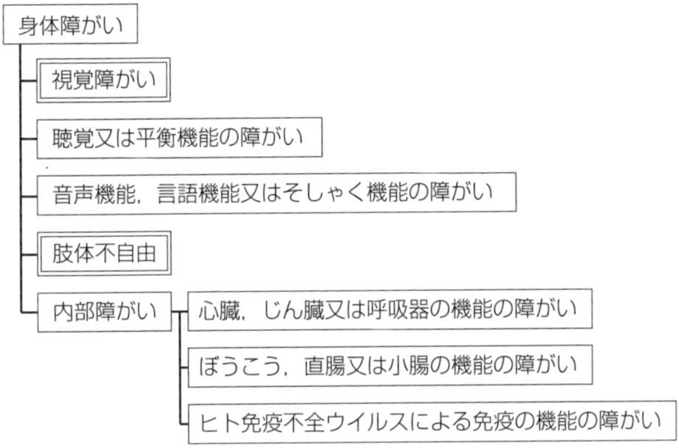

図9-1　身体障がいの種類（身体障害者福祉法別表より）．

線で囲んだ視覚障がいと肢体不自由，そして知的障がいが加わった3つが，現在パラリンピックに参加できる障がい種別である．この他，聴覚障がい者の国際大会として，オリンピック・パラリンピックの翌年に開催されるデフリンピックがある．またオリンピックにも障がい者が出場した実績はある．

よく「パラアスリート」という言葉が用いられるが，これは図9-2のように，広義では障がいのあるアスリート全般を指し，狭義ではパラリンピック種目に出場する障がいのあるアスリート（パラリンピックアスリートの省略形）を指すことが多い．この対比となる言葉として「健常のアスリート」という表現が使われることもある．また「車いすのアスリート」という言葉があるが，これは障がいがあり，車いす競技を行うアスリートのことであり，中には日常生活は自立歩行ができたり義足や杖を用いて移動したりする者もいる．「対麻痺のあるアスリート」は脊髄損傷や二分脊椎，脳性麻痺など両下肢に麻痺のあるアスリートを指す．

以上の言葉の定義のもとに，本章では狭義のパラアスリートの栄養サポートについて述べる．

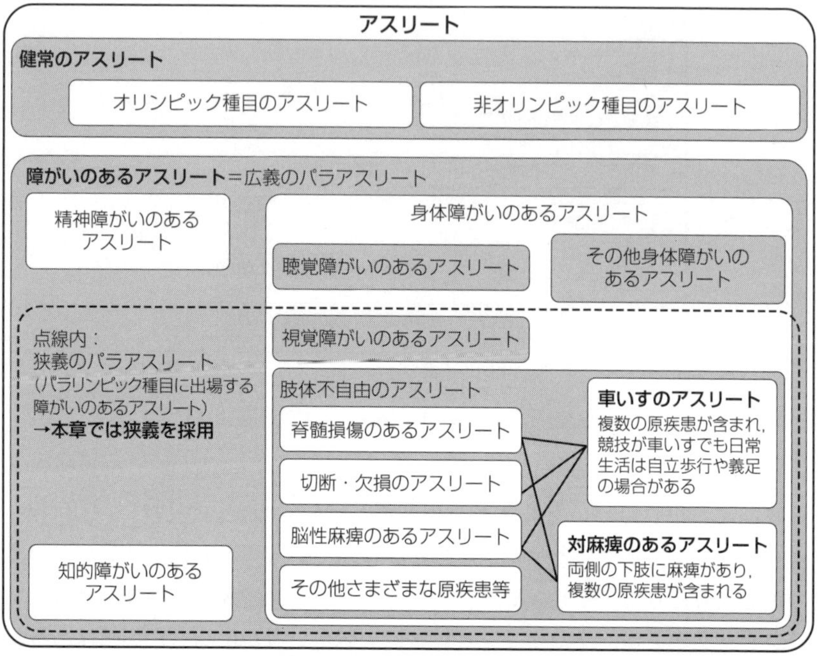

図9-2　本章における「パラアスリート」の言葉の定義.

1．アセスメントおよびモニタリング項目と留意点

栄養アセスメントは，栄養サポート計画の立案時に重要であり，それは障がいのあるアスリートでも同様である．ただし，障がい種別により配慮が必要なこともある．以下に，代表的なアセスメント項目である食事調査と，体重および体組成測定時のそれぞれの留意点について述べる．

(1) 食事調査

スポーツ栄養士が実践する最初のアセスメントは食事摂取状況調査(以下，食事調査とする）である [25]．特定の期間または典型的な1日でアスリートが食べたものを評価し，エネルギーおよび栄養素の摂取量を定量化したり，

食事の質（特定の食品を摂取することの妥当性，トレーニングや試合での食事のタイミング）の評価を行ったりすることができる［25］．食事を評価する場合にはサポートの目的に応じて様々な基準が用いられる．

1）食事調査の方法と注意点：食事調査は24時間思い出し法や秤量記録法などそれぞれ目的や状況に応じて方法を選択する［14, 25］．最近ではスマートフォンなどに内蔵されているカメラ機能を用い，食事調査に写真法と秤量法が併用されることが多い．しかし視覚障がいのあるアスリートにとって写真撮影は容易ではなく，自記式の記録用紙も適切ではない．そこで栄養士が合宿帯同できない場合には，同行しているスタッフに選手の食事写真の撮影や記録に協力してもらうと，スムーズに確認が行えるだけでなく，スタッフとも視覚障がいのあるアスリートの食事の問題点を共有できるメリットもある．

写真のない食事記録のみであれば，視覚障がいのあるアスリートでもメールやアプリケーションソフトを用いて栄養スタッフに報告することもできる．ただし五目野菜炒めや海鮮あんかけ焼きそばなど，いろいろな具が入っている料理については，食材の報告までしてもらうのは難しい．

知的障がいのアスリートでは，記録に時間がかかる，思い出すのが苦手である，話すのが得意ではないといった特徴をもっている可能性もある．この場合も視覚障がいと同様，スタッフや支援者（家族など）に協力を仰ぐのが良い．

2）食事調査結果の評価：定性的な評価では，「食事バランスガイド」［24］を用いたり，図9-3に示すような調査シートに食事を「主食・主菜・副菜・乳製品・果物」に分類し，カテゴリごとに摂取できたかどうかを確認したりする方法がある［21］．これらはエネルギーおよび栄養素の過不足を反映するのに不十分なこともあるが，アスリートが食事の基本を身につけるのに有用であり，ジュニアや知的障がいのアスリートでも記録しやすいツールとなり得る．

定量的な評価基準として，健常のアスリートでは炭水化物やたんぱく質の必要量は身体活動量や活動時間に応じて体重当たりなどで具体的に示されており［4, 37, 46］，エネルギー必要量の推定もおよそ視覚障がいと知的障がい

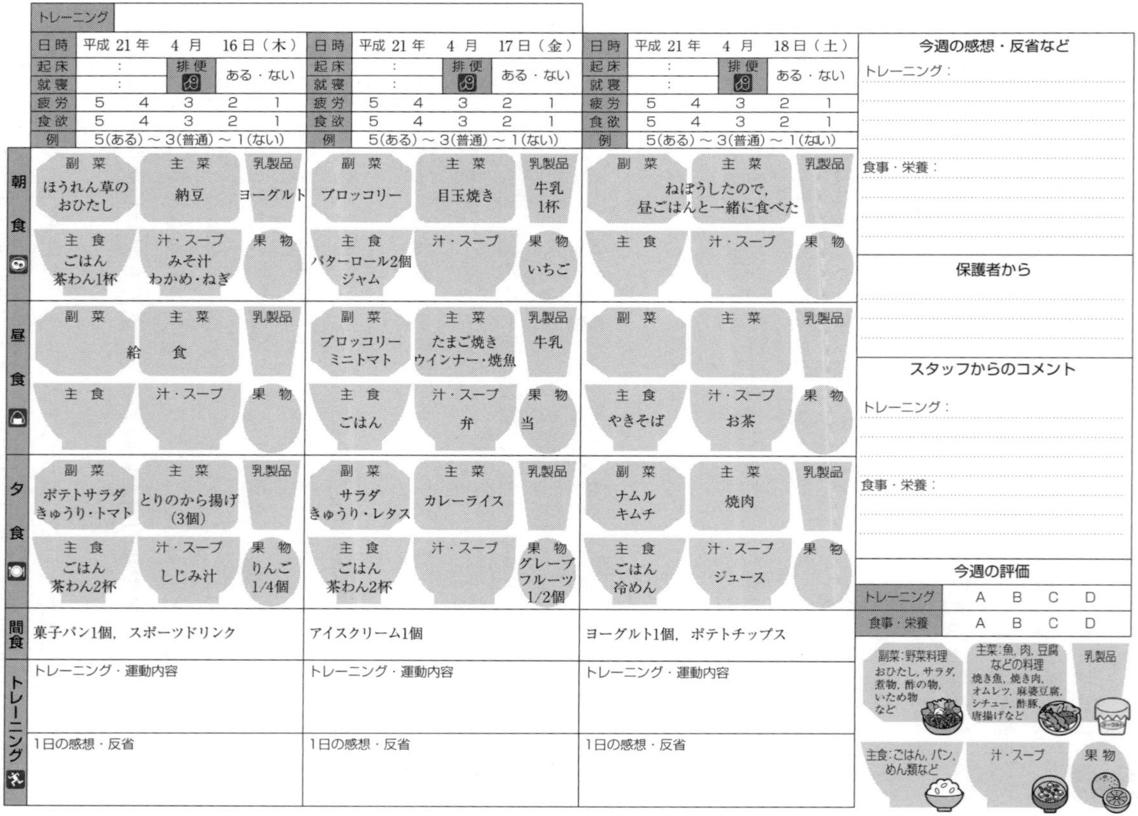
トレーニング
日時 平成21年 4月 16日（木）
起床 就寝 排便 ある・ない
疲労 5 4 3 2 1
食欲 5 4 3 2 1
例 5(ある)～3(普通)～1(ない)
日時 平成21年 4月 17日（金）
日時 平成21年 4月 18日（土）
朝食
副菜 ほうれん草のおひたし
主菜 納豆
乳製品 ヨーグルト
主食 ごはん 茶わん1杯
汁・スープ みそ汁 わかめ・ねぎ
果物
副菜 ブロッコリー
主菜 目玉焼き
乳製品 牛乳 1杯
主食 バターロール2個 ジャム
汁・スープ
果物 いちご
副菜 主菜 ねぼうしたので，昼ごはんと一緒に食べた
乳製品
主食
汁・スープ
果物
昼食
副菜 主菜 給食
乳製品
主食
汁・スープ
果物
副菜 ブロッコリー ミニトマト
主菜 たまご焼き ウインナー・焼魚
乳製品 牛乳
主食 ごはん
汁・スープ 弁当
果物
副菜
主菜
乳製品
主食 やきそば
汁・スープ お茶
果物
夕食
副菜 ポテトサラダ きゅうり・トマト
主菜 とりのから揚げ（3個）
乳製品
主食 ごはん 茶わん2杯
汁・スープ しじみ汁
果物 りんご 1/4個
副菜 サラダ きゅうり・レタス
主菜 カレーライス
乳製品
主食 ごはん 茶わん2杯
汁・スープ
果物 グレープフルーツ 1/2個
副菜 ナムル キムチ
主菜 焼肉
乳製品
主食 ごはん 冷めん
汁・スープ ジュース
果物
間食
菓子パン1個，スポーツドリンク
アイスクリーム1個
ヨーグルト1個，ポテトチップス
トレーニング
トレーニング・運動内容
1日の感想・反省
今週の感想・反省など
トレーニング：
食事・栄養：
保護者から
スタッフからのコメント
トレーニング：
食事・栄養：
今週の評価
トレーニング A B C D
食事・栄養 A B C D
副菜：野菜料理 おひたし，サラダ，煮物，酢の物，いため物など
主菜：魚，肉，豆腐などの料理 焼き魚，焼き肉，オムレツ，麻婆豆腐，シチュー，酢豚，唐揚げなど
乳製品
主食：ごはん，パン，めん類など
汁・スープ
果物

図9-3　定性的な食事評価で用いられるツールの例

のあるアスリートはそれに準じることができると考えられる．注意点として，全盲の視覚障がい者が一人で歩行する時は白杖を用いて慎重に歩くため，歩行速度が遅い者もいること，知的障がい者で多動がある者の中には，座っていてもそわそわして体を動かしてしまい，その場合安静とは判定できないことなどがあるため，その点も含めてエネルギー必要量を推定する．

肢体不自由のアスリートでは身体の状況によって筋肉を含む除脂肪量の分布や可能な身体活動が異なる．このため，エネルギーおよび栄養素の推定必要量の設定方法についてまだ確定されていないことから［32］，食事調査結果だけでなく体重や血液生化学検査などの指標もモニタリングしながら検証することが望ましい．

(2) 体重測定

体重はエネルギーの摂取量と消費量のバランスを評価する有用な指標であり［14］，また練習前後で体重の減少を見ることで脱水の指標としても扱えるなど，アスリートに関わらず栄養学的なアプローチを行う際に最も活用される項目である．健常のアスリートでは，海外遠征時にも自分で小型の体重計を準備し自分のコンディションを評価している者も少なくない［28, 44］が，障がいのあるアスリートでは，障がい種別ごとに下記について注意を払う．

1) 肢体不自由:肢体不自由のうち，立位姿勢を保持できる上肢の障がい（欠損や麻痺）の場合は，健常者用の体重計で特に問題なく測定できる．下肢の障がい（欠損や麻痺）があっても，測定時間内に姿勢を保持できれば，同様に測定が可能である．その場合は体重計の周囲に身体を支えられる壁や台があると安心である．

立位姿勢を保持できない車いす利用者の中には，やや大きめの体重計に自分でいざり寄って座るなどし，定期的に体重測定をしていることもある．しかし例えば脊髄損傷で腹筋がきかず自分で体重を支えられない場合や体重計に当たることで褥瘡ができることを気にする場合には，無理をせず，車いす用の体重計のある施設を確認し，利用時には必ず体重測定を行うようにする．

なお肢体不自由者が体重測定時に注意することとして，切断や欠損で常に義手や義足を装着している場合，その分の重量を差し引かないと，体重の増減の比率を過小評価する可能性がある．車いす利用者の場合，体重を測定する時に利用している車いすの重量を記録しておけば毎回車いす分の体重測定をせずに済む．ただし，車いすにドリンクや荷物を載せていることもあるので，その点も注意する．さらに，車いす利用者の中には排便や排尿の前後で体重が著しく変わる者もいるので，そのタイミングも確認すると良い．

2）視覚障がい：視覚障がいで肢体不自由との重複障がいでない場合，数値をスタッフに読み上げてもらうことを除けば，体重計を利用することはあまり難しいことではない．弱視者や視野狭窄のアスリートでも，体重計の表示画面が視線から遠いと自分で確認することが困難となるため，周囲のサポートがあると良い．音声ガイド機能のある体重計を壁際の定位置に置くことで，自分で体重計まで移動し測定するなど，自分自身でのモニタリングも可能となる．また記録を残す方法として，視覚障がいのあるアスリートの中には食事記録と同様にスマートフォンのアプリケーションなどを活用し，スタッフに数値を報告したり自分でデータを登録したりする者もいる．

一般的には，晴眼者に体重計のある場所まで誘導してもらう，体重計の数値を読み上げてもらうなどの方がスムーズであり，身近に常に補助者がいるわけではないなどの理由から，視覚障がい者では体重測定を習慣化しにくいのも事実である．

視覚障がいのあるアスリートが体重測定を行う意義の一つに，脱水状態の評価がある．晴眼者の場合は，自分で尿の色や尿比重計で確認することで脱水状態を評価することができる．しかし，視覚障がい者で特に全盲の場合，目視で確認することはできないため，脱水の指標としてカラーチャートを使うことも難しい．そのため，晴眼者と一緒に練習前後の体重測定を行ってコンディションを評価することが，意義あるものとなる．

3）知的障がい：知的障がいで肢体不自由との重複障がいでない場合は，一般的な体重計を問題なく利用することができる．ただ体重計を自分で操作させる場合，測定までに複数のボタンを押さなければならないような複雑な機器は避けた方が良い．また体重の記録表を体重計のそばに置き，測ったらすぐ記入してもらうようにするなど，毎日の生活のルーティンにうまく組み込めるように家族やスタッフと調整しておくと良い．

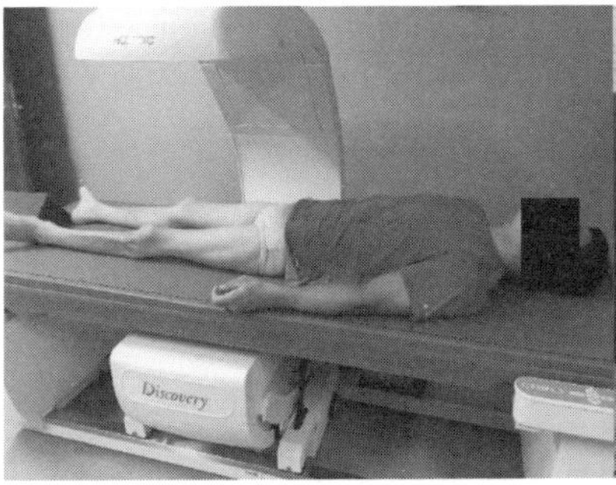

① DXA法

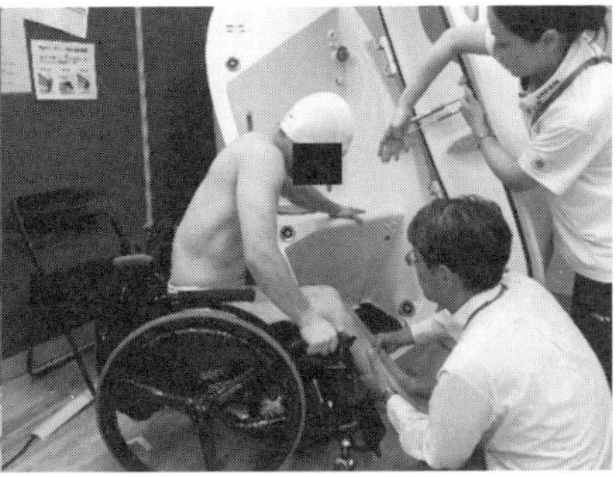

② 空気置換法

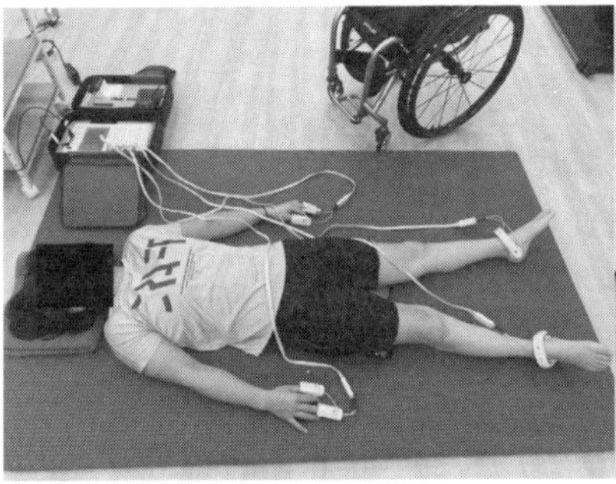

③ BIA法

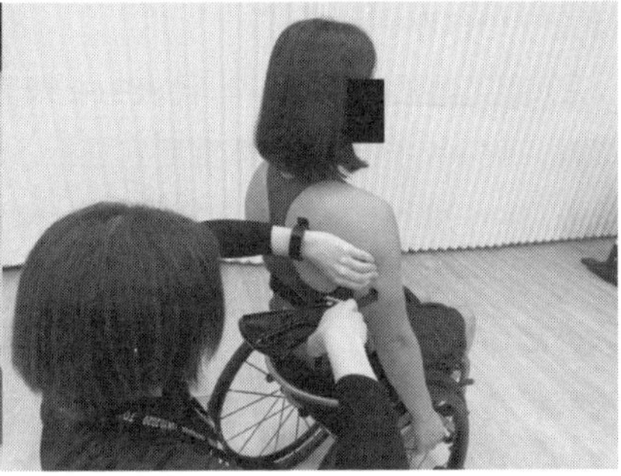

④ 皮下脂肪厚法

図9-4　パラアスリートの身体計測の様子.

(3) 体組成評価

体組成の評価方法は，研究的な環境では二重エネルギーX線吸収法（DXA法）や水中体重秤量法（UWW法），空気置換法（ADP法）や体水分法などがあり，サポートの現場では継続的なモニタリングに便利な生体電気インピーダンス法（BIA法）や皮下脂肪厚法などがある [18, 44]．以下に，代表的な方法において障がいのあるアスリートを測定する場合の留意点を述べる．また，各測定法による測定の様子を図9-4に示す．

1）DXA法：X線で骨量や脂肪量，骨格筋量を推定する方法であり，測定は5分程度の仰臥位姿勢で行う．注意として体内に金属があると，その金属部分の骨密度が過大評価され，体内に金属がない者よりも体脂肪率が過小評価される可能性がある．肢体不自由者の中で，障がい部位の固定や保護のために体内にチタンなどの金属が入っていることがある．そのため個人内で変化を追う際には問題ないが，同じ脊髄損傷の集団を対象にする場合，体内に金属のある者とない者の値を単純に比較することはできない．しかし健常者でも，例えば骨折部位の保護のために骨の部分を金属で固定しているケースは同様に過小評価されるので，その点は障がい者が特別であるとはいえない．

またもう1点DXA法の限界として微量ではあるが被爆を伴うことが挙げられる．そのため毎日測定することはできず，年間に測定できる回数も多くは設定できない．

2) 空気置換法（ADP）：代表的な機器であるBODPOD（COSMED SRL社）では，付属の体重計で体重測定を行った後，チャンバー内で安静座位姿勢を取り，体容積と肺気量の測定から身体密度を算出して体組成を推定する[44]．測定時，肢体不自由者の中にはチャンバーへの移動が困難である，チャンバー内の硬い座面が褥瘡のリスクになり得る，体幹を支えられずチャンバー内で姿勢保持ができない，測定時に障がいに起因した痙性が発生して体容積がうまく測れない，といった配慮を必要とする者もいる．また視覚障がいでモニターが見えない場合，肺気量測定時には呼吸の指示を出す際に声かけなど工夫を行うこともある．その他，知的障がいでは多動なくチャンバー内で安静に座位姿勢を保持できるかといった配慮を行うとともに，健常者であっても事前に閉所恐怖症でないかどうかの確認は必要である．

3) BIA法：現在最も一般的に用いられている方法の一つで，体内に微量の電流を流して体水分量を推定する．DXA法と同じく体内に金属がある場合に注意が必要で，その箇所の電気抵抗が低下し，体組成の過小評価となるため精度には限界がある［25］．個人内の変動を追う分には金属の影響は大きくないが，個人間の比較をする場合には注意しなければならない．また健常者でも体水分や体温といった変動要因を排除して測定を行う必要があり［25, 44］，1日の日内変動を追う方法としては適さないが，アスリートへの測定の負担が少なくすぐに数値が出ることもあり［25］，同一条件での継続的なモニタリングは体組成の変化を追うのに活用される［45］．

市販されているBIA法の機器では身体に装着する電極が両手のみ，両足のみ，両手両足などさまざまである．最近では立位姿勢をとれない障がい者や高齢者を対象に，仰臥位姿勢で測定できる機種も開発されている．ただし，注意事項として，いずれの機種も四肢欠損をはじめとする肢体不自由者を対象としたアルゴリズムの作成には至っておらず，あくまで健常者がベースとなっているため，結果がエラーとなる場合や身体の変化を十分に反映されない場合もある．

4）皮下脂肪厚法：特定の身体部位の皮下脂肪を専用の機器でつまんで測定する方法で，最近では健康・スポーツ医科学領域の国際基準とされているInternational Society for the Advancement Kinanthropometry（ISAK）による国際身体測定技師認定プログラムが良く知られている［18］．得られた数値を，各種回帰式を用いて体脂肪率を推定する方法と，各部位の値そのものや測定部位の合計値，周囲長と合わせて評価に用いる方法がある［18, 25］．肢体不自由者の場合でも，個人の変化をモニタリングするのであれば，実測値や合計値，推定値のいずれでも活用できると考えられる．

2．最近のトピックス

（1）利用可能エネルギー不足（low energy availability：LEA）

女性アスリートを中心に注目されていた「triad（三主徴）」であるが，2014年に国際オリンピック委員会が，男女ともにLEAが生理学指標やパフォーマンスに影響を及ぼすことから「スポーツにおける相対的なエネルギー不足（Relative Energy Deficiency in Sport：RED-S）」という用語に拡大し，スポーツ参加リスク評価を行うようになった［33］．その後も，この分野の研究は急速に進んでおり，近年では特に脊髄損傷のあるアスリートを対象としたレビューや報告がみられるようになった．

Blauwetら［1］やFigelら［5］は，脊髄損傷のあるアスリートを対象とした先行研究を調査し，彼らがLEAのリスクにさらされている可能性があることを示唆した．Brookら［3］は，2016年のリオデジャネイロパラリンピック大会および2018年平昌冬季パラリンピック大会出場を目指しているアメリカ人パラリンピックアスリートを対象にインターネットにて調査を実施し，さまざまな障がい種別で検証した．その結果，脊髄損傷のあるアスリートがLEAのリスクが高いと報告し，この要因として障がいによってエネルギー消費量が低下することとウエイトコントロールのプレッシャーから食事摂取量が減少することを挙げている［3］．

日本国内では，これまで公益財団法人日本障がい者スポーツ協会科学委員会および同協会日本パラリンピック委員会（JPC）による食事摂取状況調査結果が報告されている［17］が，消費量との比較や骨密度の検証はされておらず，triadに関する傾向は不明である．「JPC女性スポーツ委員会」の「リオ2016パラリンピック競技大会 女性アスリートへの 婦人科調査報告書」では婦人科に関する調査が主であり，triadに関する調査はなされていない．

Shimizuら［43］は，車いすバスケットボールの女性エリートアスリートを対象にtriadに関する調査を行い，一部の選手で婦人科系の課題があったこと，対象者を脊髄損傷と切断・欠損とに分類したところ脊髄損傷のあるアスリートの足の骨密度が低いことなどを報告している．またパラアスリートへのtriadの対策として，整形外科医や婦人科医，理学療法士や栄養士などでチームを組んでサポートにあたることの重要性も提言している［43］．

このように現在パラアスリートに関わる栄養スタッフが増加しており，サポート時のアセスメントも充実してきていることから，今後さらに日本人パラアスリートのLEAに関する知見が増えてくると期待される．

(2) 暑熱対策と水分摂取

2020東京オリンピック・パラリンピック競技大会が2021年8月24日から9月5日の暑熱環境下で開催されることから，パラアスリートに対する適切な対応が求められている［20］．障がいのあるアスリートが，運動中に適切に水分摂取を行うことは，コンディション維持やパフォーマンスの最適化に重要である．したがって障がいのあるアスリートは，その障がい種別により個別に水分摂取や暑熱対策に対する計画を立案する必要がある．

日本障がい者スポーツ協会科学委員会では，2020年東京パラリンピック大会に向けた暑熱対策調査研究も実施されている［20］．この中では個別の事例ではあるが，右下肢欠損の車いすアスリートが夏季に屋外の暑熱下で練習を実施した際の深部体温が39度であり，水分摂取量だけでなくその温度や飲料の種類も検討すべきと報告されている［20］．また競技団体の強化担当者を対象とした暑熱対策についてのアンケートでは，水分補給や練習時の脱水状態の把握，身体冷却などに取り組んでいたという結果が示されている．しかし多くは健常者を対象とした知見をパラアスリートに転用し，経験則を基にして行っていると推測している［20］．

以下に，パラアスリートを対象とした対策例について述べる．

1）脊髄損傷：脊髄損傷者では，損傷高位支配領域以下の発汗や皮膚血管拡張といった体温調節機能の麻痺がみられるため，脊髄損傷のあるアスリートの中には，交感神経による調節機能が失われ，自律神経系の働きが弱まり発汗作用の低下がみられる者もいる［20, 34］．特に脊髄損傷高位の高い四肢麻痺のアスリートは，損傷高位の低い対麻痺の選手よりも熱中症リスクが高いといわれる［34, 38］．

また四肢麻痺では喉の渇きや水分摂取量が，深部体温上昇の程度で大きく左右されるため「水分の飲み過ぎ」がみられる．これにより，尿中ミネラルの損失，自律神経反射異常や高排尿のリスクが高まるとされる［38］．さらに，発汗作用が低下して皮膚から水分が蒸散されないにもかかわらず，積極的に水分を摂取すると，試合後に体重が増加することもある．そのため，可能であれば通常練習時から，トレーニング前後の体重変化や水分摂取量を記録して適切な水分補給について検討することや，日常の体重を指標としてコンディションを把握することが望ましい．また，体重が計測できない場合は尿の色や尿比重から水分摂取を評価する方法もある．

発汗できない選手の場合には，外部から体温を下げる方法として，休憩時に霧吹きで全身を湿らせ，扇風機やうちわなどで風を送って熱放散を促す方法や，アイスベストや氷のうで脇や背中などを冷却する方法などが用いられる［20, 38］．

2）切断・欠損：切断や欠損では，四肢がある者と比べて熱を放散する皮膚表面積が少なくなるため，結果として深部体温が上昇するリスクが高くなる［38］．また同じ理由から，健常者と比べて脱水，過熱，筋肉の痙攣および熱射病の発症リスクも高くなる．特に両足切断者は，片足切断者以上に皮膚表面積が少ないため，体温調整に留意する必要がある［38］．また義肢を装着している場合は，皮膚との設置面を清潔に保つことも重要である．

水分摂取量について，練習前後の体重変化率から脱水状況を評価する場合には，義肢分の重量は差し引くようにする．

3）脳性麻痺：脳性麻痺のあるアスリートのうち，視床下部の機能に低下がみられる場合には体温調節が難しいことがある［38］．片麻痺の場合には，罹患側は罹患していない側と比べて発汗の増加および皮膚温度の低下がみられることもある［38］．また脳性麻痺に起因してコミュニケーションや認知機能が容易ではない場合，「体が熱い」「冷却部分が冷たすぎる」といった皮膚感覚をスタッフにすぐに報告できないこともあり得る．痙攣性障がいがみられる場合，過度の疲労やストレス，脱水状態は「痙攣」をまねくことがある．

以上の状況から，練習時に運動量が多く体温が上昇しやすい場合は，メディカルスタッフに脳性麻痺のあるアスリートの観察や水分摂取の補助を相談しておくと良い．重度の脳性麻痺者では嚥下障害のある者もおり［19］，日常の食事や水分の摂取についても確認しておく．

(3) サプリメント

オリンピック日本代表選手を対象としたサプリメント使用に関する調査では，80％以上がサプリメントを使用していた［29, 41］．Graham-Paulson らによる障がいのあるアスリート399名（イギリス，カナダ，アメリカ，スイス，ドイツ）を対象にしたサプリメント使用に関する調査では，58％がサプリメントを使用しており，使用されていたサプリメントは，プロテイン，スポーツドリンク，マルチビタミン，糖質補給などが多かった［12］．サプリメントの使用理由は，運動後のリカバリー，免疫機能への効果，エネルギー補給が多く回答された［12］．また，カナダの車いすラグビー選手のサプリメント使用率は，男性91％，女性77.8％であった［26］．日本のパラアスリートのサプリメント使用実態は明らかではないが，最近の日本のパラアスリートを取り巻く環境から，健常のアスリートと同様に多くのパラアスリートがサプリメントを使用していることが予想される．

一方，パラアスリートがサプリメントを使用する際には障がいによる影響を考慮する必要がある．前述したGraham-Paulsonらの調査によると，サプリメントを使用していた障がいのあるアスリートのうちの9%がサプリメント使用による消化器系の副作用を経験しており，健常のアスリートの推奨量を摂取したことが原因と考察している［12］．適切なサプリメント使用は有益になることもあるが，健康やパフォーマンスに悪影響を与える場合もあるため［15］，サプリメントを使用する前には，サプリメント使用の必要性を適切に評価し，またその使用量についても十分に検討する必要がある．

サプリメントは，栄養素の不足を補う目的で使用するダイエタリーサプリメントと，パフォーマンス向上を目的に使用するパフォーマンスサプリメントに大別される．2018年に発表されたIOC Consensus statementでは，それぞれについてサプリメントの使用を判断する際に確認すべきことがフローチャートで示されている［30］．パラアスリートも基本的にはそのフローチャートに従ってサプリメント使用を判断するが，障がいによる特性も考慮すべきである．

ダイエタリーサプリメントを使用する際には，医師や栄養士による栄養状態や栄養摂取量の評価を受けて，個人にあわせた使用量を検討すべきである．また，パフォーマンスサプリメントでは，その効果は参考とされる論文の調査対象においてみられたものであり，運動の種類や強度，時間，トレーニング状態，性別などにより異なることを理解しなければならない．

障がいの状況にもよるが，健常のアスリートと比べ全身の骨格筋量が少ない，トレーニング状態が異なる，自律神経障がいによる内臓系への影響などパラアスリートの特性があるため，特に使用量については健常のアスリートの推奨量をそのまま用いてよいか検討しなければならない．サプリメントの使用を考える際には，健常のアスリートと同様に，個人の適切な使用量とプロトコルを検討する必要があり，練習時に試す，試合に近い状況で試すなど，複数回のトライアルが必須である．

ここでは，最近注目されているカフェイン，クレアチン，ビタミンDの3つの成分について，パラアスリートに関する研究や調査を紹介する．ただし，これらのサプリメントの使用を推奨するものではない．

1）カフェイン：カフェインは，持久性運動，レジスタンストレーニング，繰り返しのスプリント運動などさまざまな運動に対する有効性が報告されており，低～中用量のカフェイン（3～6 mg/kg体重）の摂取は有用とされている［35］．

パラトライアスリートのカフェイン摂取に関する事例において，20 kmハンドサイクリングのタイムトライアルでは，カフェイン摂取（2，4および6 mg/kg体重）によりパフォーマンスが改善した［9］．一方，サイクリングとハンドサイクリングの10 kmのタイムトライアルでは，4 mg/kg体重のカフェイン摂取により，サイクリングのパフォーマンスは改善したがハンドサイクリングでは改善しなかったことが報告されている［10］．また，対麻痺と四肢麻痺のあるアスリートにおいて疲労困憊に至るまで行ったアームクランクテストでは，対麻痺のあるアスリートではパフォーマンスが改善したが，四肢麻痺では個人差が大きく全体としては効果が確認されなかったこと，カフェイン摂取後の血漿カフェイン濃度が健常および対麻痺よりも高かったことが報告されている［6］．別の研究では，車いすラグビー選手では，健常のアスリートと比較して血漿カフェインのピークまでの時間が長いことが示されている［11］．Graham-Paulsonらの報告では，体重1 kgあたり4 mgのカフェイン摂取により，車いすラグビー選手のスプリントパフォーマンスは改善したが，対象者12名のうち5名で痙縮の増加を認めた［13］．

このように，パラアスリートにおけるカフェイン摂取の効果は，障がいの状況や運動の種類により異なり，個人差もある．健常のアスリートにおいてもカフェインの副作用は認められており，9 mg/kg体重以上の摂取ではパフォーマンスへの効果は見られず，高用量の摂取では，吐き気，不安，不眠，情緒不安定などの副作用のリスクを高める可能性がある［35］．また，カフェインの感受性には個人差があるため［35］，使用を考える場合は，使用量，使用タイミングなどを十分に検討する．

2）クレアチン：クレアチンは，高強度運動を単回もしくは複数回繰り返すような運動時のパフォーマンスや，レジスタンスまたはインターバルトレーニングなどのトレーニングプログラムの効果を向上させ，除脂肪量，筋力，筋パワーを増加させる［35］．

脊髄損傷のある車いすアスリートを対象とした研究では，短期間のクレアチン摂取による車いす800 mのパフォーマンスへの効果は認められなかった[36]．一方，リハビリテーション中の脊髄損傷の患者では，クレアチンの摂取により上肢の作業能力が増加したことから，クレアチンの摂取が脊髄損傷の患者の運動能力を高め，運動トレーニングの効果を促進する可能性があるかもしれない［16］．また，クレアチンのローディングでは1～2 kgの体重増加が報告されている［35］．これらから，試合での使用を考える場合は，競技種目，トレーニング状況，体重増加による影響を考慮し，トライアルを繰り返して使用量や使用タイミングを決める．

3）ビタミンD：ビタミンDの主な作用は，カルシウムとリンの吸収を促進し骨の形成と成長を促すことであり，ビタミンD不足は骨折の危険因子となる［14］．ビタミンDは骨の健康を維持する上で重要な役割を果たすことに加えて，傷害のリスクを低減させること，筋たんぱく質合成の促進や炎症の減少なども報告されている［46］．また，上気道感染症の発生を減らすという報告もある［40］．

パラアスリートでは，ビタミンD不足のリスクが高かったことが報告されている［42］．脊髄損傷者では，血中ビタミンD濃度が欠乏または不足と評価される割合が健常者と比較して高い傾向がある［7］．また，パラアスリートを対象とした栄養摂取量の調査でも，男女ともにビタミンDの摂取量が推奨量を満たしていなかったことが報告されている［27］．ビタミンDは食事からの摂取以外にも紫外線照射によって体内で産生されるため，血中のビタミンD濃度は日照の影響を受ける［14］．脊髄損傷のあるアスリートの血中ビタミンD濃度は，秋・冬では41～51％が不十分，15％が不足であった［39］．また，血中ビタミンD濃度が基準値を下回った屋内競技の車いすアスリートにビタミンDサプリメントを摂取させた研究では，12週間のビタミンDサプリメント（6,000 IU）の摂取により血中ビタミンD濃度が最適レベルに上昇したことが報告されている［8］．

パラアスリートはビタミンD不足のリスクが高いことが報告されているが［42］，ビタミンDをサプリメントにより摂取する必要があるかどうかは，血中ビタミンD濃度，食事からの摂取量，日照曝露時間等を複合的に評価し判断する.

4）サプリメント使用時の留意点：サプリメントは，適切に使用されなければ健康やパフォーマンスに悪影響を与えることもある．パラアスリートにおいては，健常のアスリートとは異なる効果や副作用もみられることから，より慎重に判断すべきである．ダイエタリーサプリメントの場合は，栄養士が栄養評価を行いサプリメントが必要であるかを検討するとともに，医師の診断や臨床検査が実施されることが望ましい［30］．使用を開始した後は，使用を継続するかどうか使用開始前と同様に評価する．また，医師や薬剤師，生理学の専門家らとの連携も大切である．さらに，試合での使用を検討する場合は，普段の練習時に低用量で試すことから始める．その際，アスリート自身が体重や体調，トレーニング内容（強度・量など），食事内容等をモニタリングし，自身の状態を把握する習慣があることが，サプリメントを有効に活用する上で必要である．

ただしいずれのサプリメントにおいても，ドーピング禁止物質の混入のリスクが伴うことを忘れてはいけない．そのリスクがあってもサプリメントを使用すべきかどうかは十分に検討した方がよい．

3．実際の栄養サポート

実際の栄養サポートでは，まずはアセスメントを実施し，栄養サポートの目的や運動内容・量等から，選手ひとりひとりに合わせた栄養補給計画を立てる．その後アスリートと相談しながら，栄養補給計画で立案したエネルギーおよび栄養素を摂取するための食事内容を検討する．その際，スケジュールや生活環境に合わせることは健常のアスリートと同様であるが，パラアスリートの場合は，障がいや身体状況を考慮し，実践できることを提案することが求められる．また，パラアスリート特有の課題もあるため，食事に関する提案やアセスメント・モニタリングではひとりひとりにあわせた工夫が必要となる．

(1) 視覚障がいのあるアスリートの栄養サポート

視覚障がいがある場合は，視覚から情報が得られないことによる食生活上の課題がある．例えば，スーパーマーケットやコンビニエンスストアなどに1人で行くことはできても，食品や栄養表示などを自分で確認することができないため，晴眼者のサポートが必要となる．同行者がいる場合は同行者がサポートするが，いない場合は店員にサポートしてもらう．

アスリートにおいては（健常のアスリートでも，障がいのあるアスリートでも），トレーニングや試合のスケジュール，トレーニング時間や量，強度，トレーニング後のリカバリーの面から，時間的な余裕がない場合が多い．視覚障がいのあるアスリートは，晴眼者のサポートがあれば，外食をすることや食品を購入することは可能であり，中には自炊する者もいる．しかし晴眼者に比べてこの一連の「食事の準備」に時間がかかる傾向がある．そのため，できるだけ食事準備の負担（時間）を減らすための工夫が必要となる場合もある．工夫の例として，日常的に利用する飲食店や宅配業者の協力を得ることで食環境を整えることができる [47]．具体的には，飲食店に選手に合った食事提供を依頼することで，必要な食事量を確保することができる．またトレーニングスケジュールを考慮し，食欲や嗜好にあわせた食事提供も可能となる．また乳製品の宅配業者を利用することで，乳製品の消費期限が管理しやすくなる．

食事に関するアドバイスの内容は，アスリート本人と一緒に食事をとる機会のあるチームスタッフや日常生活に関わる関係者に共有しておくとよい．必要な食事量や内容を伝えておくことで，食事や食品購入をサポートする場合などに協力してもらえる [47]．また，栄養スタッフが日常的に利用する飲食店や店舗に同行し，その場でメニューや食品の選択に関する情報やアドバイスを伝えることも有効である [47]．

(2) 脊髄損傷のあるアスリートの栄養サポート

脊髄損傷のあるアスリートの体重を評価する際には，浮腫や排便の影響を考慮しなければならない．例えば，長時間のフライトや自動車での移動により麻痺部に浮腫がみられ体重に影響することもある．また，排便も体重に影響する．下剤や浣腸，洗腸などで排便を行う場合や，排便回数が週に1～2回程度の場合などは，そのタイミングを確認した上で，体重を評価する必要がある．

車いす用のトイレが少ない，介助が必要であるなど，トイレへのアクセスが容易ではないことが水分摂取量に影響を与える場合がある．また，雪上競技（スキー，スノーボードなど）や水上競技（カヌーなど）など，競技環境によっては，トイレまでが遠く時間がかかる，トイレの数が少ないなどの理由から水分摂取を控えることもある．暑熱環境下の運動では，発汗による脱水により体温上昇やパフォーマンス低下のリスクが高くなるため，運動中の適切な水分補給が必要である [22]．ただし，障がいによっては発汗などの体温調節機能の低下がみられることから，個々の状況を把握しておく必要がある（2.（2）暑熱対策と水分摂取を参照）．

水分補給は運動後のリカバリーにおいても重要である．それは，暑熱環境下だけでなく，寒冷環境下においても同様である．寒冷環境下においても脱水は起こり，その原因として，運動による発汗，空気の乾燥による呼気からの水分喪失の増加，寒さによる利尿，口渇感の低下などが挙げられる [31]．寒冷環境下の運動では，発汗などによる体重減少のパフォーマンスへの影響は明らかではないが，喪失された水分が回復されずに脱水状態が続くことでコンディションを悪化させる可能性がある．

脱水状態から速やかに回復させるためには，トレーニングやレース終了後からの速やかな水分補給を促し，翌日までに脱水状態から回復できているかを評価する．その際，翌朝の体重や尿の色，尿比重のモニタリングが有効である [48]．

水分の摂取量や摂取する時間によっては，夜間の尿量が増え睡眠に影響することから，水分摂取量を調節する者もいる．運動による体重変化，水分摂取量，尿量等をモニタリングし，個人にあわせた水分補給を考える．

パラアスリートの栄養サポートにおいては，排尿や排便の状況についても確認する必要があるが，そのためにはアスリートとそのような話を日常的にできる信頼関係を築くことが求められる．

おわりに

「障がい者」と一言でいっても，その障がいの内容やできること，できないこと，工夫が必要なことは多岐にわたり，これまでは現場スタッフしか知らないようなことや，科学的な裏付けがないまま対応していることが少なからずあったのではないかと予想される．しかしながら近年，障がい者の国際競技大会の一つであるパラリンピックが非常に注目されるようになり，その結果，パラアスリートのサポート活動および研究成果報告が，徐々にではあるが，確実に増えてきている．

今まで暗黙知であったことが形式知となることで，パラアスリートへのサポートの内容や質がより一層進展することが期待される．

［元永　恵子・吉野　昌恵］

［文　献］

［1］Blauwet CA, Brook EM, Tenforde AS, Broad E, Hu CH, Abdu-Glass E, Matzkin EG.: Low Energy Availability, Menstrual Dysfunction, and Low Bone Mineral Density in Individuals with a Disability: Implications for the Para Athlete Population. Sports Med 47: 1697–1708, 2017.

［2］Broad E, Crawshay S.: Special needs: the Paralympic athlete. In: Burke L, Deakin V, Eds.: Clinical Sports Nutrition. 5th ed, McGraw-Hill Education pp.707–729, 2015.

［3］Brook EM, Tenforde AS, Broad EM, Matzkin EG, Yang HY, Collins JE, Blauwet CA.: Low energy availability, menstrual dysfunction, and impaired bone health: A survey of elite para athletes. Scand J Med Sci Sports 29: 678–685, 2019.

［4］Burke LM, Hawley JA, Wong SH, Jeukendrup AE.: Carbohydrates for training and competition. J Sports Sci 29: S17–S27, 2011.

［5］Figel K, Pritchett K, Pritchett R, Broad E.: Energy and nutrient issues in athletes with spinal cord injury: Are they at risk or low energy availability? Nutrients 10: E1078, 2018.

［6］Flueck JL, Liener M, Schaufelberger F, Krebs J, Perret C.: Ergogenic effects of caffeine consumption in a 3-min all-out arm crank test in paraplegic and tetraplegic compared with able-bodied individuals. Int J

Sport Nutr Exerc Metab 25: 584–593, 2015.
[7] Flueck JL, Perret C.: Vitamin D deficiency in individuals with a spinal cord injury: a literature review. Spinal Cord 55: 428–434, 2017.
[8] Flueck JL, Schlaepfer MW, Perret C.: Effect of 12-week vitamin D supplementation on 25[OH]D status and performance in athletes with a spinal cord injury. Nutrients 8: E586, 2016.
[9] Graham-Paulson T, Perret C, Goosey-Tolfrey V.: Case study: Dose response of caffeine on 20-km handcycling time trial performance in a paratriathlete. Int J Sport Nutr Exerc Metab 28: 274–278, 2018.
[10] Graham-Paulson T, Perret C, Goosey-Tolfrey V.: Improvements in cycling but not handcycling 10 km time trial performance in habitual caffeine users. Nutrients 8: E393, 2016.
[11] Graham-Paulson TS, Paulson TA, Perret C, Tolfrey K, Cordery P, Goosey-Tolfrey VL.: Spinal cord injury level influences acute plasma caffeine responses. Med Sci Sports Exerc 49: 363–370, 2017.
[12] Graham-Paulson TS, Perret C, Smith B, Crosland J, Goosey-Tolfrey VL.: Nutritional supplement habits of athletes with an impairment and their sources of information. Int J Sport Nutr Exerc Metab 25: 387–395, 2015.
[13] Graham-Paulson TS, Perret C, Watson P, Goosey-Tolfrey VL.: Improvement of sprint performance in wheelchair sportsmen with caffeine supplementation. Int J Sports Physiol Perform 11: 214–220, 2016.
[14] 菱田明, 佐々木敏監修：日本人の食事摂取基準2015年版. 第一出版, pp.21–31, pp.45–87, pp.170–175, 2014.
[15] International Olympic Committee Expert Group Statement on Dietary Supplements in Athletes. Int J Sport Nutr Exerc Metab 28: 102–103, 2018.
[16] Jacobs PL, Mahoney ET, Cohn KA, Sheradsky LF, Green BA.: Oral creatine supplementation enhances upper extremity work capacity in persons with cervical-level spinal cord injury. Arch Phys Med Rehabil 83: 19–23, 2002.
[17] JPC女性スポーツ委員会:2016年度「女性アスリートへの婦人科調査報告書」https://www.jsad.or.jp/paralympic/jpc/pdf/womens_report.pdf（2020年1月29日）
[18] 香川雅春：カラダをハカル：身体計測の活用法と将来の連坊. 日本食生活学会誌 28：235–245, 2018.

[19] 公益財団法人日本障がい者スポーツ協会編：新版障がい者スポーツ指導教本　初級・中級．ぎょうせい，pp.41–49, 2016.
[20] 公益財団法人日本障がい者スポーツ協会科学委員会：平成30年度JSC競技力向上事業パラアスリート暑熱対策研究事業　暑熱対策に関する実証測定およびインタビュー調査．公益財団法人日本障がい者スポーツ協会日本パラリンピック委員会，pp.1–19, pp.21–25, 2019.
[21] 公益財団法人全日本スキー連盟：ライブラリー【スノーボード】スロープスタイル・ビッグエア強化育成プログラム2020年1月7日版　http://saj-wp.appmlj.com/wp-content/uploads/SB-Slopestyle-BigAir-Development-Program_Ver.1.0_200107xx.pdf（2020年1月29日）
[22] 国立スポーツ科学センター：暑熱対策ガイドブック　https://www.jpnsport.go.jp/jiss/Portals/0/jigyou/pdf/shonetsu-24-43pp.pdf（2020年1月28日）
[23] 厚生労働省：障害者の範囲（参考資料）　https://www.mhlw.go.jp/shingi/2008/10/dl/s1031-10e_0001.pdf（2020年1月29日）
[24] 厚生労働省：食事バランスガイド　https://www.mhlw.go.jp/bunya/kenkou/eiyou-syokuji.html（2020年1月29日）
[25] Larson-Meyer DE, Woolf K, Burke L.: Assessment of nutrient status in athletes and the need for supplementation. Int J Sport Nutr Exerc Metab 28: 139–158, 2018.
[26] Madden RF, Shearer J, Legg D, Parnell JA.: Evaluation of dietary supplement use in wheelchair rugby athletes. Nutrients 10: 1958, 2018.
[27] Madden RF, Shearer J, Parnell JA.: Evaluation of dietary intakes and supplement use in Paralympic Athletes. Nutrients 9: 1266, 2017.
[28] 松本なぎさ，飯塚太郎，朴柱奉：バドミントン日本代表選手における海外遠征中の食事管理に関する栄養サポート．日本スポーツ栄養研究誌 10：70–76, 2017.
[29] 松本なぎさ，亀井明子，上東悦子，土肥美智子，赤間高雄，川原貴：ソチ冬季オリンピック選手における食意識とサプリメント使用状況．日本スポーツ栄養研究誌 8: 45–49, 2015.
[30] Maughan RJ, Burke LM, Dvorak J, Larson-Meyer DE, Peeling P, Phillips SM, Rawson ES, Walsh NP, Garthe I, Geyer H, Meeusen R, van Loon L, Shirreffs SM, Spriet LL, Stuart M, Vernec A, Currell K, Ali VM, Budgett RGM, Ljungqvist A, Mountjoy M, Pitsiladis Y, Soligard T, Erdener U, Engebretsen L.: IOC Consensus statement: Dietary supplements and the

high-performance athlete. Int J Sport Nutr Exerc Metab 28: 102–125, 2018.
[31] Meyer NL, Manore MM, Helle C.: Nutrition for winter sports. J Sports Sci 29 (Suppl 1): S127–S136, 2011.
[32] 元永恵子：障がい者のエネルギー必要量の設定．体力科学 67：365–371, 2018.
[33] Mountjoy M, Sundgot-Borgen J, Burke L, Carter S, Constantini N, Lebrun C, Meyer N, Sherman R, Steffen K, Budgett R, Ljungqvist A.: The IOC consensus statement: beyond the female athlete triad-relative energy deficiency in sport (RED-S). Br J Sports Med 48: 491–497, 2014.
[34] 内藤貴司，林聡太郎：脊髄損傷者の体温上昇抑制に有効な身体冷却法の検討．体育学研究 63: 1–11, 2018.
[35] Peeling P, Binnie MJ, Goods PSR, Sim M, Burke LM.: Evidence-based supplements for the enhancement of athletic performance. Int J Sport Nutr Exerc Metab 28: 178–187, 2018.
[36] Perret C, Mueller G, Knecht H.: Influence of creatine supplementation on 800 m wheelchair performance. Spinal Cord 44: 275–279, 2006.
[37] Phillips SM, Van Loon LJ.: Dietary protein for athletes: From requirements to optimum adaptation. J Sports Sci 29: S29–S38, 2011.
[38] Pricthett K, Pritchett R, Broad E.: Cooling and hydration for the para athletes. In: Broad E, Ed.: Sports nutrition for Paralympic athletes. 2nd ed, CRC Press, pp.87–101, 2019.
[39] Pritchett K, Pritchett R, Ogan D, Bishop P, Broad E, LaCroix M.: 25 (OH) D Status of elite athletes with spinal cord injury relative to lifestyle factors. Nutrients 8: 374, 2016.
[40] Rawson ES, Miles MP, Larson-Meyer DE.: Dietary supplements for health, adaptation, and recovery in athletes. Int J Sport Nutr Exerc Metab 28: 188–199, 2018.
[41] Sato A, Kamei A, Kamihigashi E, Dohi M, Komatsu Y, Akama T, Kawahara T.: Use of supplements by Japanese elite athletes for the 2012 Olympic Games in London. Clin J Sport Med 25: 260–269, 2015.
[42] Scaramella J, Kirihennedige N, Broad E.: Key nutritional strategies to optimize performance in para athletes. Phys Med Rehabil Clin N Am 29: 283–298, 2018.
[43] Shimizu Y, Mutsuzaki H, Tachibana K, Hotta K, Wadano Y.: Investigation

of the Female Athlete Triad in Japanese Elite Wheelchair Basketball Players. Medicina 56: 10, 2020.
[44] 田口素子責任編集：アスリートの栄養アセスメント．第一出版，pp.21–31, pp.45–87, 2017.
[45] 田澤梓，大野尚子，金子香織，石井美子，亀井明子：女性アスリートの育成・支援プロジェクトによる栄養サポート報告．Journal of High Performance Sport 4: 20–27, 2019.
[46] Thomas DT, Erdman KA, Burke LM.: American college of sports medicine joint position statement. Nutrition and athletic performance. Med Sci Sports Exerc 48: 543–568, 2016.
[47] 吉野昌恵：視覚障がいのある競泳選手に対する増量を目的とした栄養サポート．Journal of High Performance Sport 4: 154–164, 2019.
[48] 吉野昌恵，袴田智子，元永恵子，石毛勇介：パラアルペンスキーナショナルチームに対する栄養サポート：脱水予防と体重管理を中心としたコンディショニングに関する一考察．Sports Science in Elite Athlete Support 3: 79–92, 2018.

索引

[な]

[は]

2020年版スポーツ栄養学最新理論
定価（本体2,900＋税）

2020年10月19日　初版1刷発行
2021年10月 8日　　　2刷発行

編著者　寺田 新
発行者　市村 近
発行所　有限会社 市村出版
114-0003 東京都北区豊島2-13-10
Tel 03-5902-4151
Fax 03-3919-4197
http://www.ichimura-pub.com
info@ichimura-pub.com

印刷・製本所　株式会社 杏林舍

ISBN978-4-902109-55-9 C3047
Printed in Japan
